儿童行为与精神障碍症状表现及其干预

王文强 ◎ 著

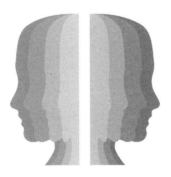

厦门大学出版社 国家一级出版社
XIAMEN UNIVERSITY PRESS 全国百佳图书出版单位

序言一

尽管我自认为是一位合格的精神科大夫,但对儿童精神病学的认识还处于初级阶段,而且主要研究兴趣还是在成瘾医学上。作者邀我写序,盛情难却,便欣然应允,但我只是从编者与读者的角度对大作做点评价。

其实编书与任何其他工作一样,心里一定要装着服务对象。通俗地说,作者一定不能"太任性",一定要想着读者群的特点、想法与需求,然后提供系统、综合、平衡、可读性强的信息。显然,按照此标准,此书可读,值得推荐。

我曾经把"专家"分为几个档次:第一档次是知识丰富,侃侃而谈,别人知道的,他也知道;但别人不太明白的,他也不太明白,此档次的专家是知识专家,只要记性好、有较好的逻辑思维能力,都能成为该档次专家。第二档次是在自己领域里很是明白,有自己的工作与独特的想法。显然,并不是所有的学者都是专家了。第三档次的专家不但明白自己的领域,有自己的工作与想法,而且登高望远,引领方向。显然,这样的专家就更少了。从这个标准上看,作者至少是第二档次的专家。因此,此书可读,值得推荐。

我可能是该书的第一个读者,本书共三部分九大章,从基础到症状表现再到临床干预,虽然不像教科书那样经典、面面俱到,不像参考书那样反映了最新进展,但满足了我作为一个不是儿童精神病专家的需求。当然,读者群还可以包括儿童心理学家、社会工作者等,甚至是高中及以下的老师、儿童患者的家长也能从中受益。因而可以说,此书可读,值得推荐。

当然,该书肯定还存在一些问题,希望读者能够积极反馈,特别是"负反馈",好让王文强教授有机会"百尺竿头,更进一步"。

是为序。

医学博士

精神病学教授

中国医师协会精神科医师分会第二任会长

中国药物滥用防治协会副会长

联合国国际麻醉品管理局委员

WHO 酒精与药物滥用专家委员会委员

序言二

2012 年 4 月,我在河南省精神卫生中心参加第三届生物精神病学论坛时与王文强医生相识,他热情地邀请我去厦门看看。2013年,我如约到了厦门,厦门美丽的自然风光与人文气息给我留下了深刻印象。他勤奋好学、谦虚谨慎、不断追求卓越的责任感,让我们成了相见恨晚的朋友,两个团队也因此成了友好合作的单位。厦门仙岳医院也从 2013 年起定期选派人员到阿尔伯塔大学精神卫生系进修学习。一个偶然的机会读了这本有关儿童行为发育与精神障碍症状学的初稿,我便欣然应邀写了这个序言。

《儿童行为与精神障碍症状表现及其干预》具有以下几个特点:

"新":国内已经出版了不同版本的儿童与青少年精神病学等相关的著作,但还没有专门就儿童青少年发育与精神障碍症状学做重点讨论的专著出版。作者结合自己的从医经验,对一些问题有独到的看法,如对学习困难儿童的行为与心理干预提出了有特色的"三给予"治疗,对心理治疗的副作用进行了探讨,同时对一些症状(如攻击行为、激惹症状等)介绍了自己积累的丰富治疗经验。症状的识别、分析是疾病诊断与干预的基础,也是精神科医生的核心技术,从心理行为的基础知识到症状表现,再到临床干预,是这本书颇具特色之处。

"简":科学研究的最好方式是用最简单的方法诠释一个复杂的科学问题。学术专著也是一样,能用简单的、通俗易懂的语言把学术专业的问题解释清楚,让它适合阅读,是对作者专业功底和文字表达能力的考验。基于此书虽专业但又通俗易懂的特点,适合多种人群的阅读。儿童精神科医生、儿童心理卫生工作者、发育行为儿科医生、儿童心理治疗师与心理咨询师、老师、家长以及关注儿童青少年心理健康的人员等,均可通过阅读本书得到不同程度的启发或提高。

"专":面对有 3 000 多万受情绪和行为问题困扰的青少年患者,国内仅有的 200 多个儿童精神科医师是远远不够的。儿童青少年精神医学人才紧缺,本书可对儿童精神科医生的培养与提高做出重要贡献。

以此作序,推荐这本专著给我的朋友和同行们。

MD,PhD,FRCPC
Professor and Chair,Department of Psychiatry
Capital Health Chair in Mental Health Research
Faculty of Medicine and Dentistry,University of Alberta
Edmonton,Alberta,Canada
Email:xinmin@ualberta.ca

前　言

　　早在几年前就萌生要写一部本专业书籍的想法,但缘于懒惰的习性与忙于琐事,迟迟没有行动。这两年来,看到不少前辈仍然笔耕不辍、著书立说、培养新人,与之对比,甚感羞愧,遂拿起笔来实施写作计划。经过大半年的努力,拙作终于问世,虽几经修改,但仍不甚满意。后请两位精神病学大家斧正并予以评价,他们均给予本人热情的鼓励、支持和帮助,并在百忙之中为本书作序。郝伟教授还对本书中的些许不当之处提出了中肯而精准的修改意见,使本书的专著味道更浓,"含金量"更高。远在加拿大的李新民教授也对此书给予了极大肯定。这些无私的帮助坚定了我把书呈现给大家、不怕露丑接受同行检验的勇气和信心。所以此书的出版,最应该感谢的当属郝伟教授和李新民教授! 同时,厦门大学出版社宋文艳总编与李峰伟编辑,为此书的顺利出版创造了各种有利的条件,在书籍的编排、设计、校对等方面付出了辛勤的汗水,也是我需要感恩铭记的老师。此书出版之时,恰逢厦门市第八批拔尖人才评选结果公布,蒙各级领导和评审专家的厚爱与帮助,本人幸运当选。另外,厦门市优秀人才学术技术交流及出版专业论著的基金资助了本书的大部分出版费用,也让拙作增色不少,借此一并予以感谢。

　　众所周知,儿童精神医学是精神医学中最为薄弱的亚专业,专业人才的紧缺与巨量的服务对象之间形成了巨大的反差。这不仅缘于儿童问题的复杂性,让很多有志于儿童精神医学的医生望而却步,同时也是由于儿童专业发展的不平衡性与专业的弱竞争性所致。要让本专业有发展、有竞争优势,首先就要培养一支令人信任的亚专业队伍,而专业队伍的培养,疾病与行为症状的识别、分析与处理是基本功,它涉及基础知识、思维模式与方法、临床治疗决策等精神科医生的核心技能。基于此,本书从介绍一般健康知识入手,在第一部分的基础篇中,重点介绍了儿童的心理与行为发育特点,为理解第二部分的症状学表现、分析症状产生的原因奠定了基础,也为第三部分的干预做了铺垫。第二部分为症状表现篇,从新生儿期开始,对各年龄段儿童的行为发育与精神障碍的症状表现做了较为详尽的描述。与此同时,也对症状诊断的评估途径、方法、工具、标准等做了相应的介绍,为诊断和鉴别诊断提供服务。第三部分为干预篇,重点介绍了心理治疗与躯体治疗,以及目前的一些非药物干预方法的进展,并在最后以补充阅读的方式介绍了能够把上述各节内容与治疗结合在一起的一个疾病——儿童学习困难,使读者对儿童问题的干预有了一个较为全面的、较为准确的了解,操作性、实用性较强。全书共分9章,具体结构如下:

第一部分 基础篇,包括4章:第一章 行为与健康的知识,第二章 儿童行为与心理发育特点,第三章 青少年心理行为特点,第四章 高中生的心理发展特点。第二部分 症状表现篇,由2章组成:第五章 各年龄段儿童的常见行为症状,第六章 症状评估与诊断。第三部分 干预篇,由3章组成:第七章 心理治疗简介,第八章 躯体治疗,第九章 儿童学习困难的诊断与干预。

全书约25万字,适合儿童精神科医生、发育儿科学医生、儿童心理卫生保健医生、儿童心理治疗师与心理咨询师、中小学老师、儿童社会工作者、家长等阅读。最后笔者期待各位读者朋友对本书提出宝贵意见,此书若能起到抛砖引玉的作用,出版的目的也算达到了。

王文强谨识

2015 年 7 月 16 日

目　录

第一部分

基础篇

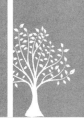

第一章　行为与健康的知识

行为（behavior）是指人类表现出来的、可以被他人观察到的（或通过特殊的方法才能获知到的）外在的和/或内在的举止、动作或表现。人的行为常常和人的心理变化密切相关，以至于有学者甚至将行为等同于心理表现，认为行为即心理，心理即行为。但仔细探究，两者仍然是有区别的，尽管两者均有外显与内隐的特征，但心理侧重于描述大脑内部运行的隐蔽的过程，而行为则更多地表现为外显的动作或结果。按照不同的区分方法，行为可以有不同的种类，如按照表现形式区分，可以分为外显或外在行为与内隐或隐蔽行为，宏观行为与微观行为等；按照时间区分，可以分为既往行为、目前行为/当前行为、未来行为，以及暂时行为和长期/持久行为等；按照行为所涉及的领域区分，可以分为生活类行为（饮食行为、睡眠行为、性行为、运动行为等）、事业类行为（常规行为、创新行为、冒险行为等）、人际交往类行为（退缩行为、回避行为、主动行为等）、思想类行为（感知行为、思维/思考行为、决策行为等）；按照行为的目的性区分，可以分为生物性/本能行为、社会性行为等。不管是何种区分方法，人类的行为始终是围绕着人类生存的质量（高低/优劣）和数量（多少/长短）来进行的。也就是说，人的行为与健康关系紧密，临床上可以看到不同的行为类型与相应的疾病密切相关，如 A 型行为与冠心病/高血压、B 型行为与消化性溃疡、C 型行为与癌症肿瘤等，无不影响着人类追求生存的质量以及生命长度（寿命）的过程。

A 型行为属于笔者认为的"不用扬鞭自奋蹄"的"自我激励型行为"。A 型行为是美国著名心脏病专家弗里德曼（Friedman）和罗森曼（Roseman）于 20 世纪 50 年代首次提出的概念。他们发现许多冠心病人都表现出共同而典型的行为特点，如雄心勃勃、争强好胜、醉心于工作；但缺乏耐心，容易产生敌意情绪，常有时间匆忙感和时间紧迫感等。他们把这类人的行为表现特点称之为"A 型行为类型"（type A behavior pattern，TABP）。A 型行为类型被认为是一种冠心病的易患行为模式。调查研究表明冠心病人中有较多的人属于

A 型行为类型,而且 A 型行为类型的冠心病人复发率高,预后较差。

A 型行为特征有以下几点:①有时间紧迫感,容易紧张,行为急促,工作速度快,不仅怕误时,而且总想提前,脾气急躁,缺乏耐心,常因急于考虑做什么事情彻夜不眠,甚至半夜起床做事情;②争强好胜,性急暴躁,常常是雄心勃勃,目标远大,措施强硬,行为刚毅,果敢勇猛,只想到奋斗目标,不顾不良后果,有时甚至一意孤行,独断专横,走路办事匆忙,说话快、急,声音响亮,常带爆破性音调;③敌意,总是把周围的人看成自己的竞争对手,把外界环境中不利因素看得重,有很强的他人和环境控制欲。

关于 A 型行为与冠心病的关系,当前存在着两种对立的观点,一种为肯定的观点,认为 A 型行为与冠心病有必然联系,甚至是其"倾向个性"或其"易患行为模式",这类观点较为普遍;另一种为否定的观点,认为将 A 型行为与冠心病联系在一起的简单模型是不适宜的,强调 A 型行为者个性因素中与冠心病有关的有害核心是对外界的敌意和高度生气发怒联合作用,没有敌意的 A 型行为者(忙忙碌碌地工作),不属冠心病的危险性为,而高敌视的性格是冠心病的高危因素。还有学者对上述的争论持反对观点,认为研究结论的不同是否与研究的群体不同有关,还需更长时间的临床研究。目前国内已有较多冠心病、心律失常、高血压、糖尿病、脑血管病、胆囊炎、精神病等与 A 型行为关系的研究报道,有关的结论尚需更深入的研究。

B 型行为类型(type B behavior pattern,TBBP):与 A 型行为恰恰相反,表现得悠闲自得,不争强好胜,对自我无过高的要求,容易满足,总是想在生活上过得舒服一些,与世无争,随遇而安,无时间紧迫感;在工作和生活上表现为按部就班,不加班加点,双手不颤抖,放松地坐着谈话,把生活看成某种享受,而不是战斗。安宁、松弛、随遇而安、顺从、沉默、声音低、节奏慢、不好与人交往、缺乏创造力等,这类人患消化性溃疡的概率较高。从容不迫是 B 型行为的人格倾向。这类行为模式,笔者称其为"随遇而安型"。

B 型行为的特点有以下几点:①从未感到为时间所迫,也未因时间不够用而感到烦恼;②除非万不得已,从不在人面前自夸;③凡事逆来顺受,不对别人产生敌意;④消遣时,尽兴而返;⑤消遣时,即松弛身心,心旷神怡,与世无争;⑥休息时,不会有罪恶感;⑦不易被外界事物所搅乱;⑧做事常常不了了之,很容易放下未完成之事,稍作休息或另觅生活情趣。

B 型行为模式的人,比较倾向于安宁、松弛、随遇而安,且其松弛性并不仅只限于休闲时光,即使是在工作,他们也存有松弛、安宁的心理。由于对自己期望值过低,以至于在心理和生理上的负担都十分轻松。他们被自己松散的个性所驱使,抱着"当一天和尚,撞一天钟"的信念,随遇而安地度过生命的每一天。由于他们长期生活在自己设定的松弛的节奏之中,使其思想、信念、情感和行为形成了独特模式,处于无远大目标,做事有始无终的状态。

C 型行为类型(type C behavior pattern,TCBP)笔者称其为"癌症行为",因为 cancer(癌)、carcinoma(恶性肿瘤)的第一个字母均是 C。所谓 C 型行为就是容易使人患癌症的心理行为模式。其主要表现为过度压抑情绪,尤其是不良的情绪,如愤怒、悲伤等,不让它们得到合理的发泄。1988 年巴尔特鲁施(Baltrusch)首先提出 C 型行为,认为其主要特征是:①童年形成压抑、内心痛苦不向外表达及克制的性格,如童年丧失父母、父母分居、缺乏双亲抚爱等,这种压抑性格可使正常细胞原癌基因转变为癌基因,并称之为遗传性致癌因素。②行为特征为过分合作、协调、姑息、谦虚,不过分自信,过分忍耐,回避矛盾,调和行为;愤怒不向外发泄而压抑,屈服于外界权势,压抑自己的情绪,焦虑,应急反应强。③伴有生理、免疫改变。压抑愤怒,导致体内细胞免疫和体液免疫功能降低;社会依从性增高,使交感神经活化,皮肤电位升高;内源性阿片能神经活化,通过改变甲状腺、肾上腺、性腺功能,使循环、消化、呼吸、行为免疫功能发生相应变化;通过降低免疫功能、减少内脏器官血流量、代谢障碍、DNA 自然修复损伤等诱发癌症。

2000 年以来,科学家已经从多个方面研究了 C 型行为与癌症的关系:C 型行为是一种容易患上癌症的行为模式。研究发现,C 型行为的人癌症与恶性肿瘤的发生率比一般人高 3 倍以上,并可促进癌的转移,使癌症病情恶化。肿瘤行为学的研究起源于 1977 年,英国学者发现压抑消极情绪,淋巴细胞功能减退,免疫力低下,易生癌瘤。以后经过许多学者的研究,认识到社会因素、心理因素通过人脑、神经递质、内分泌影响人体全部生理机能与免疫系统活动。近 10 年来大量动物实验及临床实验均证实压抑愤怒导致的脑、神经递质、内分泌、免疫细胞、各种生理活动的变化与癌的发生有关。

C 型行为发生癌症的免疫机制和转化途径,研究已经证实了巴尔特鲁施有关 C 型行为与癌症关系的推断,归纳起来有如下几点:①C 型行为的人通过5 种机体调节系统途径使人体免疫机能低下,癌瘤得以发生;②压抑、紧张等可损伤 DNA 自然修复过程或使细胞增殖分化导致肿瘤发生;③压抑可通过多系统使内脏器官供血减少、代谢障碍,为癌细胞发生创造条件。C 型行为的提出对癌的预防、发病、治疗,对人行为的规范,均有重要意义。

因此我们可以这样说,古往今来、古今中外,追求健康长寿一直是人类的一个普遍而持久的梦想。要实现这个健康长寿的目标,心身健康是关键。但人的心身健康不是凭空产生的,儿童时期的行为模式、心身健康状况和水平对成年以后的心身健康状态起着重要作用。从理论上讲,行为体现心理,心理决定健康。由于受传统认识和观念以及旧的生物医学模式的影响,长期以来,人们一直以为只要身体(体格)不生病就是健康的。在这种观念的影响下,医学模式也是围绕着人躯体的"疾病"进行着,较少考虑疾病的发生是在复杂的综合的因素影响下导致的。由此健康的概念也被简单地理解为体格或躯体上"无病、无伤、无残",只有"生病"(有临床上的症状表现时)才寻求医生的帮助。事实上,身体健康与否不可能仅仅只从外表加以评价,因为健康与疾病之间不存在明确的界限,从完全健康到死亡,是一个连续的发展变化过程(完满康宁—康强—健康良好—正常—健康不良—疾病—死亡)。一个外表看似健康的人并不意味着真正的健康,如约半数的高血压患者不知道自己患有高血压病,而已知自己患有高血压的患者中,也由于缺乏医学保健知识,自己觉得症状不严重而不就医求治和坚持服药,最终导致脑卒中、偏瘫、冠心病等严重后果。除此之外,还有大量的被界定为"亚健康"的人群,他们并不认为自己已经处在不健康或疾病的边缘,以为自己仅仅只是累了、承受的压力大了。那么什么是健康呢? 下面简单加以介绍。

第一节　健康的概念

世界卫生组织(World Health Organization,WHO)《组织法》明确指出:"健康不仅是身体没有疾病或不虚弱,而且是身体的、精神的健康和社会适应的完美状态或完全安宁(complete well-being)。"在《阿拉木图宣言》中,WHO重申了这一健康定义,并指出:"达到尽可能高的健康水平是世界范围内一项最重要的社会性目标,而其实现则要求卫生部门及社会各部门协调行动。"我国宪法明确规定,维护全体公民的健康和提高各族人民的健康水平,是社会主义建设的重要任务之一。从以上有关健康的定义中,我们不难看出,现代的健康观,至少要包括三大方面:体格(躯体/身体)健康、精神健康(由此引申出心理健康的概念)、社会适应能力良好,并达到三者的和谐统一,并不要求达到绝对的十全十美和尽善尽美。

我国医学心理学工作者在多年研究的基础上，提出了关于健康和疾病的4 个观点。

一、心身灵统一的观点

就个体而言，一个完整的人应该包括心理、体格、精神（或心灵）3 个部分，三者是互相联系而又统一的。心理与精神活动通过心身中介机制影响生理功能，如心理紧张不安容易引起心跳加快、手脚心出汗、做事容易出错；反过来，生理活动的变化也会影响心理功能，如心跳突然加快或大脑突然缺氧会引起人心理恐惧、紧张不安、注意力不集中。又如人心灵空虚、精神颓废就会感到人生无趣，转而追求有刺激性的人、事、物，可能因此而引起行为紊乱，导致疾病；相反，如果人心灵充实、精神饱满，就会感到人生充满乐趣与追求，就会热爱生活、行事谨慎、举止得当，不容易沾染恶习，心身自然健康。国外曾有学者做过研究，发现有宗教信仰的人与没有宗教信仰的人相比，前者明显更加长寿、极少患病；即使患上了疾病，两者相比前者的康复程度和康复速度，也远远地超过了后者。因此，在考虑个体的健康和疾病时，应注意其心身灵几个方面的影响。

二、社会对个体影响的观点

从社会学的角度讲，一个完整的个体具有生物性和社会性两重属性，其周围的客观自然环境、特定的社会环境（如人际关系、社会风气等）对个体的健康必然产生影响。由于现代化、工业化过程加快，竞争日益激烈，容易使人压力增加，心身健康水平受到明显影响。因此，在研究个体的健康和疾病时，要注意其所处的自然环境、文化背景、教育修养、经济状况、职业及社会地位、家庭关系、宗教信仰等多种因素的影响。

三、认知和自我评价作用的观点

社会与外部环境因素的变化作为外因能否影响个体的健康或导致疾病，除了外部环境与社会因素外，最重要的就是个体对这个外因如何认知、评价、归因，赋予它多大的作用和影响力（外因如何通过内因起作用）。也就是说，社会与环境因素（外因）是通过心理中介机制（内因）来影响个体的健康和疾病的。例如，两个好朋友在一次重要的竞赛考试中均出现了失误而致成绩不理想，面对辅导老师或家长的帮助或劝导，两个人可能会出现明显不同的反应：

一个人积极主动调节自己的学习与应考行为,准备在下一次竞赛中取得好成绩,而另一个人则认为上述的劝导和帮助是含沙射影地攻击自己没有好好学习,因而消极对抗、我行我素等,其原因就是这两个人的认知和自我评价、归因有明显的不同。

四、主动适应和调节的观点

人作为一个生命体要对社会、自然环境以及个体内环境的变化随时主动适应和调节,以保持与内外界环境的动态平衡,从而促进自身健康,抵御疾病;如果不能主动适应和进行调节,往往会引发心身健康问题。例如,面对天气的突然变化,要及时增减衣服,否则很容易着凉感冒或受热中暑;生病之后要及时休息调养和治疗,否则身体就不容易康复;等等。

第二节　心理健康的概念与标准

通过前面对健康概念的介绍,我们不难对心理健康做出界定。心理健康(mental health)是指具有正常的认识能力、适宜的情绪体验、健全的人格、正确的自我意识及和谐的人际关系,是指个体在自身及社会条件许可范围内所能达到的最佳功能状态,而不是指绝对的十全十美。要确保心理健康,就必须注意心理卫生。在一些专业书籍中,有学者把心理卫生与心理健康视为同一概念,事实上两者是不一样的。心理卫生(mental hygiene)是指以积极有益的教育和措施,积极有效的心理活动,平稳的、正常的心理状态,对当前和发展着的社会和自然环境以及自我内环境的变化,具有良好的适应能力和调节能力。心理卫生的任务是按照个体的不同年龄发展阶段的心理特点和心理发展规律,通过多种有益的教育和训练,以及家庭、社会的良好影响(即社会化)来培养和维护健全的人格、健康的心理和社会适应能力,使人在学习、工作、生活和创造性活动中保持心身健康。

关于心理健康的标准,美国人本主义心理学家马斯洛提出了10项标准,得到了较为广泛的认可。这些标准是:①有充分的适应能力;②充分了解自己,并对自己的能力进行恰当的估计;③生活目标能切合实际;④与现实环境保持接触;⑤能保持人格的完整和谐;⑥有从经验中学习的能力;⑦能保持良好的人际关系;⑧适度的情绪发泄与控制;⑨在不违背集体意志的前提下,有限度地发挥个性;⑩在不违背社会规范的情况下,个人基本需求能恰当满足。

我国心理学家还从适应能力、耐受力、控制力、意识水平、社会交往能力、康复力、愉快胜于痛苦的道德感等方面阐述了心理健康的标准。其中有 5 条标准最为重要,这就是智力正常、情绪良好、人际和谐、社会适应和人格完整,下面简单加以介绍。

一、智力正常

智力正常即具有正常的智力,这是心理健康的首要标准。它包括观察力、想象力、思维与判断能力、记忆力等活动能力。很难想象一个智力不正常的人会是一个心理健康的人。

二、情绪良好

情绪良好是指要成为情绪控制的主人。人的情绪本身具有波动性、突发性、一过性的特点,控制情绪就是不过分压抑或过分放纵自己的情绪反应,而对其进行适度调节,避免狂喜狂怒、忽喜忽悲,心情经常保持乐观、开朗,避免不必要的心理紧张感和不安全感。

三、人际和谐

人际和谐就是指具有和谐的人际关系。一个人的心理健康状况主要是在他与别人的交往中表现出来的,和谐的人际关系,既是心理健康不可缺少的条件,又是获得心理健康的重要途径。人际和谐集中表现为稳定而广泛的人际关系,同时又不乏知心朋友(也就是说具有良好的社会支持系统),在交往中能保持独立而完整的人格,有自知之明,不卑不亢,能客观地评价别人,取人之长补己之短,宽以待人,与人友好相处,助人为乐,不盲目地与别人攀比或做比较,与人交往积极的态度多于消极的态度。

四、社会适应

社会适应意即具有良好的适应和改造现实环境的能力。适应能力是指个体对环境(自然环境、社会环境、个体的内环境等)变化的应对处理和顺应能力。这种适应能力不仅包括被动地应付,而且还包括主动地适应。也就是说个体在学习、生活、工作等实践活动中,能够主动/能动地改造周围环境以满足自身的需要。这里所说的对现实环境的能动适应和改造,是指有积极的处世态度,与社会广泛接触,对社会现状有较清醒正确的认识,其心理行为能适应社会文化的进步趋势,勇于改造周围现实环境,从而达到自我实现与社会奉献、社会发展的协调统一。

五、人格完整

人格完整是指具有完整与健康的人格。人格是一个人稳定的、习惯化了的行为方式(如待人接物、待己处事等的行为模式)与心理特征的总和,是指一个人整体的精神面貌。人格是一个人心理特质中最重要的心理特征,人的心理健康在很大程度上是指人格的健康。一个人没有心理疾病,还不能说明其有健康的人格,健康人格的形成和发展是一个持续、渐进、不断完善的过程。心理健康的最终目标是使人保持人格的完整性,培养健康的人格。健康人格所包括的内容有 7 个方面:①自我意识延伸。能把自己的兴趣爱好延伸到工作以外的其他领域,保持自我意识的独立完整。②自我与他人关系融洽。与他人保持一个良好的沟通和有益的、有效的、互助的人际关系。③有情绪安全感。对自己充满自信,不盲目地骄傲自满或自卑,没有莫名的情绪紧张恐惧感。④知觉客观。能客观公平公正地认识自己和他人以及客观世界,有理性的判断能力,不随波逐流,不人云亦云。⑤有多种技能,能专注于工作。具有多种生活与工作的技能,能自食其力地生活,能专心致志地工作。其中,能专注地工作是人格健康的一个重要标志。⑥自我形象是现实客观的。有自知之明,不过分在意别人对自己的评价,理性地、客观公正地认知自我形象,在理想自我、现实自我、他人评价三者之间找到恰当的平衡点,不过分偏颇。⑦人生观统一,人生观意即个体对人生的看法与根本态度。人生观、世界观(对世界的根本看法与态度)是人格中最重要的因子之一,它为人格的发展提供动力和方向,具有社会评价的意义。因此,人生观、世界观的正确与好坏与否,也使人格具有了社会评价的意义。

第三节 心理健康促进

心理健康促进是一项长期的、全方位的、系统性的工程,要做好促进心理健康的工作,应该遵循以下的原则和工作方法。

一、促进心理健康的原则

（一）自我意识良好

从心理卫生方面讲,自我意识良好的核心是自知和自爱。自知包括自我观察、自我认定、自我判断、自我评价、自我教育等。自爱包括悦纳、爱惜、保护自己,重视自身健康,珍惜自己的品德和荣誉等。自爱以自知为基础,自尊、自信、自强、自制是自爱的内涵。

（二）社会适应自如

社会适应自如,即个体为满足其生存需要而与周围社会环境发生的调节作用。社会适应的方式或是积极地改造环境以使环境适应个人的需要(主动适应),或是调整自己以适应环境的要求(被动应对)。心理健康则要求个体能结合自己的实际,恰当地选择适应方式,做到社会适应自如。

（三）人际关系良好

人际关系是指在人际交往过程中形成的人与人之间的社会关系,有亲疏、远近及好坏之分。良好的人际关系是人们在相互认同、相互体验中形成的一种以情感为基础而联系起来的社会心理关系。相互交往是人际关系建立的基础,也是人际关系的基本组成部分。语言与信息交流是交往的主要内容和方式之一。交流的方式主要有言语交流和非言语交流(即躯体语言、动作交流),获得良好交流的方式是言语交流与非言语交流同时、恰当地灵活运用。在人际交往过程中,躯体语言和动作所起的作用要远大于语言的作用。

（四）劳动实践积极

劳动创造了世界,劳动创造了人类,劳动创造了财富,劳动带来了发展,劳动也是人类社会进步和发展的必要条件。劳动不仅仅只是一项体力活动,它也是一项强身健体、健康长寿的体能与体格锻炼,同时也是一种压力、负性情绪的释放与宣泄途径。通过劳动实践,一方面可以促进个体的心身发展,另一方面也可以为社会做出贡献,从而使人认识到自己存在的价值,并与社会现实保持良好的接触,促进心身健康。

二、促进心理健康的措施和方法

(一)管理措施和方法

1. 立法

从法律角度对促进国民心身健康做出法律规定,依法实施健康教育与健康促进。

2. 建点

建立促进大、中、小学生心理健康的服务网络和专门机构,从人员、经费、机构上予以保证,开展日常工作。

3. 管理

把心理健康与综合素质培养纳入各级学校的综合考评体系,以避免片面追求高分数、高升学率,忽视素质教育的倾向。

(二)宣传教育

利用多种社会媒体、学校课堂、网络平台等多渠道、多途径、多方式地宣传心理卫生保健及身体健康的知识,使心理卫生保健知识入家庭、入校园,人人知晓,并自觉自愿地进行心理卫生保健工作。

(三)改造社会环境

尽可能地减少可能会引起个体人格偏差或心理疾病的所有社会压力,尽最大可能给每一个人提供健全的生活环境,如足够的娱乐场所,住宅改造,烟酒及药物、毒品的控制,性病的防治,环境污染的治理,家庭良好心理环境的营造,方便、就近的社区宗教信仰场所,规范的压力缓解与心理咨询机构等。

第二章 儿童行为与心理发育特点

儿童是一个不断发展和变化着的个体,不同年龄的儿童不仅身体发育水平不同,而且他们的认知水平、情绪和社会成熟度也各不相同。儿童时期(18岁以前)是人一生中生理、心理变化最大的时期,也是生长发育最旺盛的时期。个体从一个完全依赖成人方能生存的弱小婴儿,逐渐成长为一名能为社会创造价值的成人,心理活动随年龄增长而发展,由形态到本质,由简单能力到复杂能力,深度、广度均有所加强。此种生理与心理的变化过程是逐渐发生的,不过有时快一些,有时慢一些,在一定的年龄阶段,有其独特的行为特点,即心理与行为发育呈现一定的阶段性。换句话说,不同年龄儿童的心理与行为表现不尽相同,衡量一名儿童行为是否正常,必须考虑到不同年龄的发育情况。例如,一岁以内的婴儿,尿床是正常行为,但到了七八岁后,还频繁尿床,则不能视为正常行为。儿童的行为与心理发育内容很多,本章重点介绍儿童行为与心理发育特点。

第一节　1～6岁幼儿行为与心理发育特点

一、新生儿期心理与行为发育特点

从胎儿出生时断脐那一刻算起到满28天,这一时期叫新生儿期。其中,前10天称为早期新生儿,后10天称为晚期新生儿。新生儿期在心理学上是一个具有质的飞跃特点的时期。

(一)胎儿从生理上的寄居生活,转变为新生儿的独立生活

靠寄居生活的胎儿,其营养、呼吸、排泄等新陈代谢机能都是通过母体来实现的。胎儿出生后,开始与外界直接发生关系,他必须独立地进行生理活

动,这是一种新的矛盾。由于这种新的矛盾,就引起了儿童主体适应客观现实、独立调节自身行为的需要,为儿童行为的发生提供了直接的基础。

(二)心理现象开始发生

心理现象包括一般心理(基础心理或普通心理)过程与个性心理两个方面。心理不是先天的东西,它是人脑对客观现实的反映。新生儿时期的心理现象的发生,是个体心理活动的起点。

(三)本身的软弱性和发展的巨大可能性

新生儿是软弱无能的,适应环境的能力很差,处处需要成人的关怀和照顾。

新生儿的基本行为就是吃和睡(每天可以睡眠 20~22 小时),心理开始发育,这可以用以下的事实加以说明。例如,胎儿出生后,用氨水(具有强烈刺激性臭味)放在新生儿鼻前,新生儿可嗅到氨臭味,而出现啼哭反应;对强度大的声音,可有原始性听反射,如瞬目、全身弹动等,但听觉不敏感;新生儿对光的刺激也有反应,受到强光刺激时会闭眼,色彩艳丽的物品放在其眼睛前 20~30 cm 的地方,可引起凝视,视线随物体缓慢移动等。新生儿时期,眼帘、口、额、手掌、足底等部位的触觉已发育,如触摸口唇及舌尖可引起吸吮动作,触摸口周可引起开口动作。但触觉定位能力发育较晚,约 7 个月以后,才会用手去摸抚被触感的皮肤。在对温度的感知方面,新生儿对冷比较敏感,如在室温低时会啼哭,甚至颤抖,而放置于温热水中后能立即安静下来。与成人相比,儿童不能自助,在新生儿时期自助能力最低,需要成人全方位的帮助。当生存环境突然改变时,常常使新生儿有一种被"抛弃"或"遗弃"的感觉,因此在心理与行为上,他们总想尽办法寻求成人的帮助与交流,最直接的方式就是哭闹。从事儿科的医务人员都有这样的体会,当新生儿吃饱喝足时,若没有原因的哭闹持续不断,这就表明孩子需要与成人尤其是要与母亲交流了。此时若母亲温暖的大手放在孩子肚脐上或将孩子抱起,母婴目光对视交流、心心相印,母亲那熟悉的心跳声与安全的臂膀,能使孩子的哭声很快停止。通过这种躯体交流的接触方式,孩子感到又回到了母亲的怀抱,一种心理上的满足感和安全感,促使他们不再啼哭和害怕。因此,新生儿的哭泣声不仅具有表达躯体不适的生物学意义(如尿床的不适感、发热等),而且更具有渴望心理安全感、渴望被爱抚的心理学需求。

二、婴儿期心理与行为发育特点

婴儿期主要通过无(非)条件反射及本能(主要指吃、喝)行为(活动)与外界保持平衡,如生理反射,声、光顺向性反射等。此期有几个特殊的或者说是重要的非(无)条件反射需要注意:达尔文反射(即抓握反射、握持反射)、摩罗反射(即围抱反射、拥抱反射)、巴宾斯基反射、行走反射(踏步反射)、游泳反射(将新生儿置于水中,手脚出现类似游泳协调动作,不会溺水)等。这些反射的缺失或异常,往往预示着婴儿早期神经功能与体格发育的异常,从而引起行为异常。

此期婴儿的心理发育的特点有以下几点。

(一)各种感觉迅速发展

感觉是人对客观事物个别属性的反映,如 3 个月的婴儿可以区分温差在 2 ℃的热水,可以注视 4～7 m内活动的东西;6 个月婴儿可以追视、注视远距离的物体。

(二)开始出现知觉

知觉是人对客观事物整体属性的反映,是人体各种分析器官协同活动的结果,一般在半岁左右开始出现。较明显的知觉有图形知觉(4～6 个月的婴儿对面部形态产生一种偏爱——图形偏爱)和深度知觉(对眼前深浅不一的长度、深度的感知,可以通过悬崖或视崖实验加以验证)。

(三)记忆开始发生

半岁左右婴儿发生的明显记忆是形象记忆,如认人,6～9 个月、18～24 个月是婴幼儿认人的两个高峰时期。记忆包括识记、保持、恢复(含再认、再现或回忆两个过程,再认是初级阶段,再现是高级阶段)3 个过程。再认是指个体感知过的人和物体再次出现时,可以被识别出来的过程。再现是指个体感知过的人和物体即使没有出现,也可以通过回忆或回想而把其较为准确地描述清楚的能力和过程。婴儿的记忆只有再认过程,还没有再现过程。

(四)情　绪

在婴儿期已有各种情绪反应,如喜悦、厌恶、惊恐、气愤、欲求、痛苦等,但消极的情绪多于积极的情绪,否定的情绪多于肯定的情绪,情绪的记忆也多为与己有关的负性情绪的记忆。

(五)个性特征

对婴儿个性特征的发展有两种不同的观点:①无差别论,认为婴儿出生后个体无个性差别;②有差别论,认为婴儿虽然没有明显的个性特征表现,但已有明显的气质类型的个别差异,如有些婴儿吃奶方式不同、入睡方式不同、哭泣声音不同、适应性(对尿不湿反应等)不同。卡干认为婴儿有 4 种气质类型:易护理型,占 40%;慢反应型,占 15%;难对付型,占 10%;混合型,占 35%。思维想象、意志活动在此期不明显。

(六)动作的发展

婴儿的很多动作都是以应物能(对物体的感知和判断)为参照考察的,动作带有认知的特点,是智力大厦的砖瓦,触摸觉与视觉结合判断物体的大小是其主要特点。此期婴儿动作的发展遵循着下述规律:①从上到下、从头到脚,首—尾律;②从中心到周围、从身体的中轴到四肢活动,近—远律;③从大到小、从大肌肉群的动作到小肌肉群的精细动作、从整体到分化,大—小律。手动作的发展经历了 4 个阶段:第一阶段为手的不随意抚摸动作(3 个月内);第二阶段为随意的抚摸动作(4 个月后);第三阶段为手眼协调动作(5 个月后);第四阶段为五指分工,从一把抓向拇指与四指对立抓握,继而向拇指与食指、中指对立抓握发展,7 个月以后出现两手动作。全身动作的发展正如民间谚语所言:"二抬四翻六会坐、七滚八爬周会走",意即 2 个月抬头,4 个月翻身,6 个月会独自坐,7 个月会翻滚,8 个月会爬,1 周岁会走。需要注意的是,婴儿学习爬行动作的时候是先向后爬,再向前爬。

(七)言语的发生发展

婴儿言语的发展经历了 3 个阶段:

(1)简单发音阶段(0~3 个月)。为生理发音阶段,是愉快情绪的表现,咿呀学语;是生理性反应,多为单韵母音,声母音很少。

(2)连续发音阶段(4~8 个月)。特点有三:①发音数量增多,单韵母—辅韵母;②出现同音节的连续发音如"爸爸""妈妈",也属于生理性发音;③对个别词开始反应,如"欢迎""拍手""灯灯""狗狗"等。

(3)学话的萌芽阶段(9~12个月)。特点有三:①增加了不同音节的发音,如"a—i";②近似词的音增加了,如"u—ou";③开始主动发出有意义的音,如看图像时发出相应的音。

三、婴幼儿期行为发育特点

婴幼儿期是指0~3岁的儿童,又由于这是学前期以前的一个阶段,因此又有学者称此时期为先学前期。这一时期是在前一时期所获得的发展成就的基础上发展起来的。通过前一时期的发展,儿童开始能初步地独立活动,能理解和运用最简单的言语。在这些成就的基础上,环境和教育就有可能向儿童提出新的要求,要求儿童能够自由地独立行走、操纵物体进行言语交流,并且初步理解周围事物。当这些新的要求变成儿童的需要,并且跟儿童已有的发展水平发生矛盾时,就推动儿童心理和行为向新的、更高水平发展。这样,儿童生活范围逐步扩大了,活动能力日益提高,独立性开始有了明显的表现,因而从本质上改变着儿童与周围事物和人的关系。

在这一时期儿童的心理行为发展有了极其重大的变化:

(1)在这一时期内,儿童学会了随意地独立行走,这就扩大了他的生活范围,手的活动能力、手的动作也有了相当的发展,可以准确地玩弄和操纵他所熟悉的物体。

(2)儿童的言语迅速发展,不但能理解成人的言语,也能够用语言与成人交流。词的概括作用和对行为的调节作用(遵从成人指示)也初步发展起来。言语的发育,对行为的发育起了重要的作用。

(3)由于动作和言语的发展,儿童开始出现了最初的游戏活动,同时逐步有可能开始进行最简单的模拟活动和自我服务性的劳动,独立行为的倾向逐渐增加(如要求自己吃饭、自己走路、自己的东西自己拿等),并开始能把自己与外界环境区分开来,有了自我意识。这种独立行为,为儿童有目的、有意识地活动,提供了有利的条件,在儿童心理发展上有着重大的影响。

(4)在儿童初步的独立行动中,儿童心理有了进一步的发展。在玩弄物体和参与游戏及其他活动的过程中,儿童能产生更好的知觉和理解事物,特别是在言语的帮助下,儿童开始能对事物的性质进行最初步的结合和概括,从而加深了对事物和现象的认识。最原始的学习也是从这一时期开始的(如2岁时可学会画直线或圆圈,3岁时可画十字)。但由于他们的经验还比较贫乏,言语能力比较差,因而各种心理活动都有明显的直觉行动性。也就是说,各种心理活动,总是受他当前直接感动的事物和实际活动所制约,认识的抽象概括性和计划预见性还很差,思维活动简单,可短时抑制自己,出现一些意识行为,注意力短暂,可暂时记住一些简单事情,情绪很不稳定,常常喜怒无常,或易哭,或易笑。此时期的儿童开始有了简单的分辨是非的能力,有了自己的喜好。而2～3岁,正是上幼儿园的年龄,因此教育的任务就是依照国家对幼儿教育的要求和儿童的实际情况,逐步引导儿童心理向较高的水平发展。

四、1～3岁幼儿行为与心理发育特点

总结婴幼儿的行为与心理发育特点,主要有以下几点。

(一)活动方面

从单手活动向双手活动转变,爬、跳、攀、登等动作得到了发展。出现了简单的游戏活动(简单、原始、水平低的游戏活动),其特点是:①游戏离不开具体的实物,常以实物作为"道具"代替人或动物或物;②游戏的内容简单、贫乏,想象成分少,同一动作反复重复得多;③游戏时各人之间互不联系,各干各的,缺乏统一组织和协调。这些特点与儿童游戏发展的3个阶段是一致的:即平行阶段(各干各的)、集体阶段(3～5个人游戏)和协作阶段(多人大范围的游戏)。

(二)言语方面

此期幼儿的言语在婴儿期的基础上进一步发展,从言语的过渡期发展到真正形成了言语能力,表现为:

(1)语言的概括作用加强了。用同一个词概括同一类的事物,如苹果、梨都是好吃的"水果"。

(2)语言调节作用加强了。能按成人的言语指示活动了(此时多要求、多沟通、多交谈、讲故事);能用自己的言语调节自己的行动,如"宝宝要乖、要听话,要睡觉了"。

(3)在没有直接的具体事物刺激的条件下,可以理解新词的意思或意义,如通过旧词理解新词:游泳=水中走、跑,飞就是在天上走。

1～3岁幼儿言语发展经历了两个发展阶段:第一阶段为单词句阶段(1～1.5岁),只有一个词汇,其特点是单音重复,以音代物,如爸爸、妈妈、车车、灯灯,用"嘀嘀"声代表汽车,以"汪汪"声代表狗等;一词多义,以词代句,如用

"吃"代表"我要吃饭""我要吃水果""我要吃冰淇淋"等。第二阶段为多词句阶段(1.5～3岁),此阶段又细分为两个阶段:①简单句阶段(1.5～2岁),逐渐掌握了本民族的语言即母语,主谓句、简单的谓宾句、简单的主谓宾句等均可以出现,复杂的主谓句也可以夹在其中,到2岁末幼儿可以认识200多字;②语句阶段(2～3岁),基本上掌握了母语,句子中常有两个小分句,如"爸爸走开,我要睡觉""妈妈关门,我要上厕所"等,句子中含有7个以上的字,到3岁末幼儿可以认识800～1 000字。

(三)心理过程

感知觉较婴儿期已经有了明显的发展,本处不再赘述。其他的心理过程特点如下所述:

(1)记忆。有两个特点,一是开始出现回忆(再现),会背诵儿歌、讲故事;二是再认的潜伏期延长了,从1岁时的几天至十几天,到此时为几周至半年或数月。但此时的记忆多有情绪色彩(多为负性情绪的记忆),无意记忆多,短时记忆多。

(2)思维。1岁后开始说话时幼儿的思维活动开始活跃起来,最初的思维以直觉行动思维(也称直觉动作思维,即通过动作来进行思维,思维过程常常与具体的动作或行为联系在一起)为主,思维离不开具体的东西和动作是其特点。思维的概括性很低,对物体从色彩(颜色)到形状(形体)的变化往往不能区分。与此同时,思维的直觉行动性很强,如果小儿不活动,其思维活动也就停止了。

(3)想象。幼儿想象的最初状态为自由联想,但带有很大的直觉性,受感觉、知觉的影响。此时的想象多是记忆上的迁移,想象的内容很贫乏、简单、零散,会出现幻想性或想象性说谎行为(如幻想性说谎、私拿别人东西等)。

(4)情绪、情感。有关幼儿情绪分化的理论有多种,目前多数理论认为:幼儿的情绪在1岁的基础上继续分化,在2岁末时已分化出20余种情绪反应,积极的情感、社会性情感不断发展(道德感、自豪感也开始出现)。出现情绪分化的原因有二:其一是言语的发展,幼儿从成人那里得到了语言的强化(即语言强化);其二是动作强化,幼儿活动范围的扩大使动作不断得到发展,促使出现了各种情绪体验(即动作或行为促进了情绪的分化)。

(5)意志过程。此期幼儿的意志特点尚不明显,但在游戏中可见一点倾向或显露端倪,如有的幼儿搭积木很有耐心,即使失败也不放弃,而有的幼儿不能忍耐搭积木失败的挫折,很容易放弃、发脾气等。

（四）个性特征

幼儿期个性开始萌芽,表现在 3 个方面:

(1)表现出最初的个性倾向,如唱、静、动,活泼—文静,唱歌—跳舞,机智敏感等。

(2)自我意识开始萌芽。自我意识包括自我感觉、自我认识、自我评价、自我教育(自我监督、自我控制)等。3 岁前自我意识只有前 3 个阶段,自我感觉:能区分主体和客体,用"我""你""他"区分自己与他人的关系,如"这是我的""那是你的"等。自我认识:能初步认识自己的力量,产生自信、自豪感,从用名词(如宝宝)称呼自己转为用"我"来称呼自己,用"不""我自己来"等显示自我的独立和不愿被大人控制、指挥。自我评价:自己对自己有一个判断和评价,自我评价是 3 岁前自我意识发展的最高阶段,带有很大的主观性,如幼儿的行为若受到大人的赞扬就很高兴、很有自信,否则就很容易生气而灰心。

(3)个性特征逐渐明显。个性倾向性的好奇心迅速发展,主动性表现也很突出。有的爱交际,有的陌生感强;有些好动、爱笑、爱唱歌,有些则喜欢安静;有些孩子的集体性、合作性也表现出明显的差异。3 岁左右也是孩子第一次"闹独立"——反抗的阶段,出现了所谓的"第一反抗期"——"顶牛、对立""与大人对着干"。这种"闹独立"和"对着干"的心理学意义非常重要,它标志着儿童开始了独立自主的成长过程和价值判断,如果此期成人引导不当,将出现不良的后果。

五、幼儿期(3 至六七岁,学龄前期)的行为与心理发育特点

幼儿期是指 3 至六七岁的儿童,这是儿童正式进入学校学习之前的一个重要时期,也叫学龄前期。又因为这一段时间是儿童进入幼儿园学习的时期,所以也称为幼儿园期。此时期儿童已能走会讲,独立生活能力较婴幼儿期有了明显增长,儿童要求独立参加社会实践的愿望也日渐迫切,而且逐渐由不自觉、无意识的活动发展为意识行为,为以后的学习、劳动等行为打下基础。此时期儿童的行为与心理有以下特点:

(1)儿童渴望独立参加社会实践活动,这种新的需要与从事独立活动经验和能力水平之间产生了重大矛盾。进入学龄前期的儿童,由于心身各方面的发展,初步产生了参加社会生活的愿望。同时,由于考虑到儿童独立生活能力

的增长,成人也对儿童提出了比以前更高的要求,开始要求儿童独立地担负些简单的职责,如自己穿衣、吃饭、收拾玩具、当值日生打扫卫生,开始要求儿童从事一些力所能及的社会活动等。学前儿童也渴望参加成人的社会实践活动,但因经验还非常缺乏,所以还不能很好地控制自己,使自己的行为服从于比较远大的目标。这是学前期儿童心理上的主要矛盾。而进行游戏活动,就是解决这一矛盾的主要活动形式。在游戏活动中,儿童心理的主要矛盾逐步得到解决,从而也就推动了儿童心理不断向前发展。例如,3 岁儿童给布娃娃喂食,仅是简单地把匙子放在娃娃的嘴角或嘴边而已;而 4~5 岁儿童,同样的游戏,则模仿着社会生活中成人之间的关系,在游戏中自己扮演妈妈的角色,学"妈妈"给孩子喂食,还常伴有一些简单的爱抚行为。类似的游戏活动还有很多,如交警指挥汽车、警察抓小偷、农民种地、工人干活、开飞机、开汽车、开火车等。儿童喜欢与其他小朋友一起做游戏,而且游戏开始有了计划性,有简单的规则,但自己常常不能坚持规则。5~6 岁后,儿童游戏的内容更加复杂,游戏的规则也更加严格,执行也较认真,常常反映出当时社会环境的影响,如生活在学校环境中的儿童,喜欢集体扮演老师给学生讲课、教学生学习的游戏;生活在医院宿舍环境中的儿童,喜欢扮演医生给患者看病、护士给患者打针的游戏;生活在公安局宿舍环境中的儿童,会扮演警察巡逻、抓小偷的游戏;生活在军队后勤环境中的儿童,喜欢扮演解放军列队、持枪站岗的游戏;等等。各种各样的游戏活动,对于提高学前儿童的注意力、理解力等心理活动,发展社会行为很有好处,从而推动儿童心理不断向前发展。

(2)学前儿童的各种心理过程,常有明显的具体形象性和不随意性,而抽象概括性和随意性,只是刚刚开始发展。学前儿童由于知识经验的贫乏,由于言语的不够发达,因而主要以直观表象的形式来认识外界事物。他们一般不能给事物下抽象的定义,而只能用功用性的定义,如花是好看的,苹果是好吃的,椅子是坐的东西等。学前儿童也能掌握数的概念和进行计算(4~5 岁的儿童可掌握 10 以内的数,5~6 岁的儿童可掌握 20 以内的数),但是同样需要直观形象的不断支持和强化,否则就会遇到很大的困难。

同时也正由于学前儿童知识经验的贫乏和言语的不够发达,儿童还不能经常有意识地控制和调节自己的行为,一般心理过程都带有很大的随意性,心理活动也常有很大的不稳定性。因此,在很大程度上,学前儿童还是受外界印象的调节支配的,他们很容易受外界新颖事物的吸引,而改变自己的心理活动与行为,有目的、有系统的独立思考能力很差。当然在整个学前时期内,在教育的影响下,这种特点,正在逐渐发生着改变,一般说来,从中班开始,特别是到了大班的时候,儿童的各种心理过程的随意性和稳定性都在不断地增长。学前儿童心理过程的随意性和稳定性的不断增长,为儿童进入学校学习准备了重要条件。

(3)从这个时期起,学前儿童开始形成最初的个性倾向。婴儿的行为,主要是受直接作用于他的事物所支配的,把这些事物都挪开了,儿童的心理活动也就随之而停止或改变;到了学前时期,儿童由于在教育的影响下,皮层抑制的发展和言语系统初步发展,因而行为的自觉性就逐渐发展起来,能逐渐使自己的行为服从较远的目标。这就为形成儿童最初的个性倾向,提供了主要条件。这种最初的个性倾向,在人的一生中,都会保留它的痕迹,因而在人的心理发展上具有一定的作用。

值得注意的一点是,学习不是学龄前儿童的主要任务,大多数儿童是在游戏过程中不知不觉地学习。因此,应鼓励小儿开始健康有益的游戏活动。对于幼儿教育工作者和父母来讲,应当从儿童很小的时候起,就培养儿童良好的个性品质、道德行为,使儿童的个性从一开始就能沿着正确的道路向前发展。

从发展心理学的角度看,此期儿童心理发育特点可以归纳如下。

(一)神经系统的发展

质与量并重,主要体现在以下两个方面。

1. 神经结构的发展

大脑重量,从出生时的390 g迅速增加到1 280 g;神经纤维延伸,3 岁以前神经纤维多为水平方向的延伸,3 岁后多向交叉、纵深方向发展;鞘膜化水平,此期已经完成;大脑皮层的成熟区不断扩大,大脑皮层按一定顺序成熟,从枕叶开始,逐渐向颞叶,继而顶叶,再到额叶成熟;若从脑电图的改变来看,在7 岁时 α波在枕叶应占 70%以上。

2. 神经过程功能加强

功能过程加强,意志功能增强,控制行为能力提高,能区分各种行为的后果,但不能要求皮层过度兴奋,如六一儿童节放假玩耍过度,晚上容易兴奋难入睡,多梦或尿床;条件反射过程加快且能巩固下来,如认字过程,反复练习认字就可记住;第二信号系统的调节作用加强了,通过第二信号系统来影响第一信号(具体刺激物)系统的强度,从开始通过大人的语言逐渐过渡到通过自己的语言来进行调节,但第二信号经常要通过第一信号系统的刺激来发挥作用,两者相比,第一信号系统占优势。

(二)活动的发展

活动是儿童心理发展的主导力量。游戏已发展成为在儿童心理发展中起主导作用(指对儿童心理过程产生深远的影响,并不一定指时间长)的活动,游戏是最符合幼儿心理发展水平的活动,只有通过游戏才能使其心理过程得到发展,它是解决儿童心理内部矛盾的主要的、根本的途径和最佳的方法。此期的幼儿极想参与成人的活动,这一新的需要只有在游戏中才能得到满足,而孩子最开心的事就是与父母一起做游戏。此期游戏的特点有:

(1)游戏是一代替的活动(假装的、假想的活动),可以以人代人、以物代物(以眼前的某一物体代替想象中的不在眼前的东西)、以动作代动作(以最简单的动作代替生活中最复杂的活动)。

(2)游戏能满足好奇、好动、好模仿的儿童心理与行为发育特点。

(3)有助于提高智力水平:游戏是儿童最开心、愉快的活动,可以提高儿童的智力水平。苏联对儿童游戏的研究发现:视力感知度,游戏中的实验组儿童比对照组儿童可提高 $15\%\sim30\%$,记忆力可以提高一倍;游戏可以提高想象力,是发展儿童想象力的第一所学校。游戏可以促进和提高儿童思维的发展:①游戏活动促进了儿童由具体动作思维向抽象逻辑思维的过渡,类比推理、对偶联系能力提高了。②游戏活动有利于克服孩子思维中的自我中心化(以自我为中心,不考虑周围的环境,情感重)的倾向,如以角色的要求来要求自己,协调与同伴的关系;游戏使儿童与别人站在同一角度去看待问题和事物。③游戏活动有利于调动幼儿思维的积极性,分配角色,添置游戏材料,组织安排游戏活动等都是对儿童思维与能力提高的正确有效的方法。

(4)游戏有助于儿童非智力因素的发展:儿童在游戏中所展现出的健康的情感、坚强的意志、广泛的兴趣等,是高度创造化的活动,能在游戏中反映出儿童的性格特点;在游戏中儿童能抒发自己的情感,通过游戏可以树立良好的个性特点,克服不良的个性,如热情、活泼大方、爱劳动、爱交往、肯吃苦、耐挫折等。

(三)言语的发展

从发展心理学的角度看,此期是儿童言语功能与语言发展的关键时点,4 岁是发音器官定型的时期,5~6 岁是词汇发展的定型关键期,具体简述如下。

1. 语音

①语音意识逐渐明显;②掌握了母语的发音特点;③能发出母语中的全部语音(如汉语:400 个)。

2. 词汇

①词汇量不断增加,此时的词量从 800 个可增加到 3 000～4 000 个;②词类范围不断扩大,从实词向虚词过渡;③对词义的理解逐渐加深,抽象、概括的词开始出现;④积极的词汇(能听懂、能理解、能用会用的词汇)不断增加;⑤消极的词汇能听懂,但不能用、不敢用或不会用。

3. 语法

运用语句(句子)的能力得到了发展,其趋势是:①从简单句向复合句过渡;②从一种形式向多种形式过渡;③从无修饰句向有修饰句过渡;④从不完整句向完整句过渡。

4. 表达能力得到进一步的发展

表达能力的发展经历了 3 个阶段:①从情境性的言语(借助动作,没有逻辑性的语言)过渡到连贯性的言语。瑞士心理学家让·皮亚杰(Piaget)认为 4 岁前儿童情境性的言语占 66.5％,7 岁占 42％。②从对话的言语过渡到独白的言语,其典型的表现就是复述故事。③初步掌握了说话的技巧(如语速、声调、形容词等)。

5. 内部言语的产生(思考言语的产生)

内部言语的产生特点有三:①发音非常隐蔽,是无声的默语;②语言是压缩的、简略的;③具有分析综合的自我调节功能,是言语的高级形态。内部言语产生的过程有两种形式:一是内部言语的原始形态,自言自语,这是最初的阶段。皮亚杰认为,4 岁儿童自言自语占内部言语的 48％,4 岁后下降到 28％,然后再进一步的下降,直至内部言语的产生。自言自语的形式有二:游戏言语,即游戏中的言语,小班学生居多;问题言语,感到困惑、怀疑、难办时的言语,以大班学生居多。问题言语是内部言语的高级形式,带有探索、释疑解惑的特点。

6. 书面语言的掌握

幼儿园期可以学习书面语言,但正规的教学大纲不提倡学语言、学师范课程(拼音)。要学习,可以用非正式的游戏形式学习,不能求数量,而应求质量。

7. 言语发展的差异

言语发展的差异有性别差异、年龄差异、个别差异等,性别上女优于男。

这表现在：①讲话的时间上，女、男相差 4 个月左右，女孩早 4 个月，男孩迟 4 个月。②表达能力上，女孩言语的流畅性好于男孩。③用词不一样：男孩喜欢用抽象概括的词，女孩多用形容词。男女在言语发展上的这种性别差异一直可以延续到青春期。产生这种差别的原因是：①大脑偏侧性功能发展速度不同。女孩左脑半球（与语言知觉的学习有关）的发展快于男孩，男孩右脑半球（与空间知觉、抽象概括、方位知觉有关）的发展快于女孩。②环境影响差异。父母平时多与女孩说话，与男孩说话少。此外，女孩爱交往（如穿上漂亮衣服与同伴玩），男孩爱实物（如喜欢手拿刀枪棍棒舞弄）。

（四）心理过程的发展

1. 注意发展

注意发展有两个特点：①无意注意高度发展，表现为易被强度大、变化多、新颖性强的刺激物所吸引，容易被感兴趣的事物所吸引。②有意注意初步发展，表现为注意时间开始延长（中班6 min，大班15 min，小学一年级20 min，初中30 min以上），能初步服从于一定目的、任务的要求，逐步开始学会维持自己注意的一些方法。

根据这些特点，对学龄前儿童的教学上要多用直观教具且要科学使用；要增强教学语言的艺术性；要灵活利用两种注意的转换，注意运用有意后注意（指不需要意志努力的有意注意，如一边蹬脚踏车一边说话等）来完成教学任务。

2. 感知觉发展

视觉的发展：视敏度（视力），随年龄增长而不断提高；辨色力，辨别基本色的能力发展早于对混合色的辨别，对颜色色彩的认识分化早于对色彩名称的掌握；视觉的目的性、方向性不断发展，有意性提高（眼动轨迹与图形轮廓的吻合率提高了，从 50％～80％提升到 100％）；视觉的作用不断加强，用眼睛看物体的主导作用从 20％上升到 80％。此时会出现视觉镜像（倒视）现象，即书写文字或数字等好像其在镜子中反射照出来的形象一样，看书看画册时倒过来看，在三四岁与六七岁儿童中可以看到，这是一种正常的心理现象，缘于大脑皮层的调节机能差所致，如把"天"写成"夫"、把"千"写成"干"、把"毛"写成"手"、把 36 写成 63、把 19 写成 91 等。空间知觉：指对物体空间特性的认识。最常见的就是方位知觉，3 岁基本上能反映上、下，4 岁能分清前、后，5 岁能以自身为中心开始分左、右，6 岁能灵活地、熟练地区分自己的左、右，7 岁或 9 岁才能初步掌握左、右方向的相对性。时间知觉:是指对物体存在的延续性、顺序性的认识。其特点有:3 岁前时间知觉是模糊的,3 岁后才开始出现;对有熟悉活动的概念容易掌握(如早晨和晚上),反之亦然;用具体的活动理解时间;对短的时间概念或长的时间概念不易掌握;时间知觉更易受情绪的影响,主观性明显(如一个 4 岁的儿童为了缩短等待时间而很快获得爸爸的礼物,就每天撕几张日历,撕掉 30 张后就自认为一个月也过去了等)。

3. 记忆发展

记忆发展特点有四:①无意记忆占优势,有意记忆才开始发展。②识记的内容直接反映孩子的兴趣并带有强烈的情绪(多为负性情绪)色彩。③记忆方式多用机械记忆,这是由于儿童经验少、分析能力差所致。④擅长形象记忆,而语词记忆发展较差。针对以上的注意发展特点,对于此期儿童的培养,要注意以下几点:①要组织多种感官活动,进行综合记忆。②要尽量充分利用理解记忆,要做到新旧知识挂钩,要讲清道理,说明后果;要运用人文的意义,即要使记忆的东西意义化,使孩子把一些小的零件变成一个有意义的体系,如"蒸"字的写法可用蒸馒头形象说明,"辛"字的写法可用在太阳底下农民干活的样子说明等。③要合理组织复习,根据先快后慢、先多后少的遗忘规律,课后或学习后的复习要及时、分散及趣味化。

4. 思维发展

此期儿童的思维发展特点:①直觉行动思维发生了质的变化。概括化的程度提高了,言语的作用加强了;从先做后说或只做不说变成了边做边说或先说后做(向具体形象思维占优势过渡)。②具体形象思维占优势。有两个表现:表象活动多,不是用本质的联系分析日常事务;考虑和分析问题时更多的是反映外部联系。③开始出现一些概念思维,逻辑思维(抽象思维)开始萌芽。开始了解一些简单的因果关系,认识一些本质性的特点,如颜色与质地、形状与大小等,中后期思考问题比较复杂、合理,提出的问题难度、档次也提高了(爱多问"为什么",而少问"是什么"),回答问题时更多地减少了情景的干扰。

5. 想象发展

想象很活跃但水平不高。①从目的上讲:无意想象占主导地位,有意想象开始萌芽;想象受周围的情景影响较大;对想象过程感兴趣,不太关心结果;想象中易受暗示的影响(幼儿初期多出现),同时也开始关心想象的结果;绘图画画从三四岁的涂鸦阶段变成图式阶段(出现有意义的造型,多以自我为中心,受情绪干扰大)。②从创造性看:再造想象占主要地位,创造想象开始发展;想象过程更多地依赖成人语言的影响,想象活动更多地依靠游戏活动展开。③想象与现实混淆不清,表现有:等同,把想象中的东西当成是现实中真实存在的东西;脱节,喜欢脱离现实生活的童话故事,这一情况在中班后开始减少,这反映出儿童在做游戏时是双重身份。此期的儿童会出现"幻想性的说谎"或类似成人的现实解体、人格解体的一些行为表现。因此,对此期幼儿进行的想象力训练要注意以下几点:①重视游戏在培养中的作用。知识与智力是两个不同的概念,知识的传授与智力的培养不能混淆和互相代替;游戏中要设计一系列要孩子解决的问题;游戏要激发孩子的好奇心、想象力。②重视问题在培养中的作用。要积极回答孩子的问题,正确回答孩子的问题,鼓励孩子发现问题,鼓励孩子提出问题,激发其积极的思维。③注意培养思维的灵活性(培养孩子的发散性思维)。一题多解,一物多用,一形多物;讲故事,进行连词游戏,猜谜语等都是好办法。④鼓励孩子大胆设想。实践证明,有高创造力的孩子一般都是淘气的孩子;要解放头脑,解放眼睛,解放嘴,解放双手,解放孩子的空间,解放孩子的时间,使孩子有相对的活动自由。

6. 情感发展

情感发展特点有三:①不稳定。变化快,有易变性;容易受感染,有情景性;易冲动性,多以激情的方式表现出来,来势猛,去得快。②容易外露。喜怒哀乐溢于言表,通过动作、面部表情表现出来。③内容较肤浅。有表面性和片面性;道德感(帮人助人)、理智感(好奇好问、成功感)、美感(爱美)等在幼儿园高年级时开始出现;用情感的表情外露作为交往的一种手段,表达自己的思想。

7. 意志发展

意志特征表现为自觉性不强,坚持性不够,自制力较差,但从总体上看,幼儿期的意志表现不明显。

(五)个性发展

幼儿期是个性初步形成的时期,表现(标志)有:

(1)表现出明显的兴趣特点。出现明显的、浓厚的认知兴趣,容易对具有主观价值的事物感兴趣,性情出现了个别差异。

(2)表现出一定的能力差异。①类型上的差别。具体地说有一般能力(智力)与特殊能力两种,每个人这两类能力都有所不同。②水平上的差异。能力在水平上有高、中、低 3 个档次的区分。③时间上的差异。有的人少年早慧、人才早熟,有的人则是大器晚成,能力发展在时间上表现出了截然不同的特点。

(3)显示出明显的气质特征。有的儿童有条不紊、慢条斯理,有的则激动活跃、兴奋大方等,显示了气质特征的明显差异。

(4)形成了初步的性格特点。如自私与无私,霸道与公平、公正等。影响幼儿性格形成的因素有:①气质类型。影响孩子性格特点形成的速度,使性格具有明显的个人色彩。②环境与教育。主要指家庭和幼儿园。家中父母的养育态度、幼儿园中老师的态度对孩子性格的形成,起决定性的作用。幼儿园老师的态度有 3 种类型共 5 种表现,对孩子的性格起决定性作用,见表 2-1。

表 2-1　幼儿园老师的态度类型及表现

肯定型	积极肯定型:对幼教事业充满激情,对儿童充满爱心和耐心,工作认真负责有创造力,班上孩子活泼开朗、有主见、爱交往、有创造性等
	消极肯定型:按时上下班,把工作作为谋生手段,缺少激情,工作尚能认真负责,班上孩子变得老实、听话、情绪稳定、无创造性等
否定型	明显否定型:既不喜欢幼教事业,也不喜欢儿童,仅仅为就业而上班,"当一天和尚撞一天钟甚至不撞钟",排斥、拒绝孩子,对孩子没有耐心,班上孩子则表现为反抗性强、较主观、急躁、固执等
	不明显否定型:与明显的否定型老师相比,此型表现不明显,不仔细观察往往发现不了,该老师班上的孩子不关心集体、无责任心、较冷淡、急躁等
不肯定型	对孩子好行为不表扬、坏行为不批评,没有是非原则,班上的孩子则浮躁、无耐心、坚持性差、容易反抗等

家庭对孩子的养育方式对孩子的性格形成也有巨大影响。①保护型的家庭:孩子依赖性强,难以适应环境。②溺爱型的家庭:孩子自私、霸道、幼稚、好攻击、报复心强、性情暴躁、以自我为中心、好恶作剧、逆反性强、胆小等。③支配型的家庭:孩子怯弱、胆小、消极服从、缺乏独立性等。④民主型的家庭:孩子活泼开朗、兴趣广泛、有主见、独立性强、合群、有创造性等。为什么会有这样不同的结果?从儿童发展心理学的角度来看,这是因为前 3 种的家庭养育方式总体上对儿童淡漠、不敏感、不了解,是家长按着成人的喜好推行了不适合孩子成长与特点的养育方式,从而干扰甚至是阻碍了儿童的正常发展(发展心理学称其为拟合劣化,fit to bad)。而民主型的养育方式是家长充分了解子

女的特点,对孩子敏感,关心孩子的苦乐酸甜,提供给了孩子适合他们特点的养育方式,从而促进了儿童健康顺利地成长(发展心理学称其为拟合优化,fit to good)。

第二节　童年期(六七岁至十一二岁) 儿童的心理行为特点

此期也称学龄初期,是指六七岁至十一二岁的儿童。这时期儿童进入学校学习,学习成为他们的主导活动,身体发育、学习文化科学知识、心理成长成为此期儿童的三大任务。从教育心理学上讲,学龄初期大致相当于小学教育阶段,这一时期儿童的心理行为特点如下:

(1)从这个时候起,儿童开始进入学校,从事正规的、有系统的、有计划的学习,学习逐步成为儿童的主导活动。学习和游戏是不同的,学习是在老师的指导下,有目的、有系统地掌握知识技能和行为规范的活动,是一种社会义务。学生的学习与成人的劳动具有同等的社会意义。在学习过程中,儿童必须掌握认知技能,养成适应学校集体(班集体、少年先锋队、全校集体)的个性品质。他不仅要学习自己有兴趣的东西,而且还要学习他虽不感兴趣,但必须要学的东西,这就是说学习和游戏比较起来,不但有更大的社会性、目的性和系统性,而且从某种意义上讲具有一定的强制性。在学校,儿童的学习和儿童的心理、行为总是相互促进、相互发展的。儿童心理行为的发展,给儿童的学习提供了可能性,儿童的学习又反过来促进儿童心理行为的发展。在学习过程中,儿童的各种心理过程的有意性和抽象概括性,言语能力,特别是书面语言能力,积极自觉克服困难的能力,完成学习任务的能力和符合集体要求的个性品质,就能更好地发展起来。

(2)逐步掌握书面语言和思维向抽象逻辑思维过渡。儿童进入学校从事正式的学习后,他的首要任务就是掌握读、写、算这些最基本的认识技能,以便为进一步掌握人类的知识打下最初的基础。在掌握读、写、算这些最基本认识技能的过程中,同时发展了儿童的书面语言能力,发展了儿童的抽象逻辑思维能力,也发展了儿童各种心理行为进程的有意性和目的性。

从小学起,言语,特别是书面语言成为儿童学习的专门对象。儿童在识字、阅读、作文、数学等学科中,掌握书面语言,扩大知识范围,这就为儿童进一步掌握人类知识经验开辟了广阔的道路。

在掌握书面语言、扩大认识范围的过程中,也就发展着儿童的各种心理过程。这时儿童不但要去思考,解决各种问题(如算术应用题),而且还要去记住那些应该记住的东西,要注意如何去识记和熟记,以便于记得好些。这就促使儿童要掌握要领,进行判断推理,抽象思维能力也随之发展起来,同时也就发展了各种心理过程的有意性和自觉性,如有意知觉(观察)、有意注意、有意识记、有意想象等。

(3)有意识地参加集体生活。儿童入学后,"小学生"这个称号已和"孩子"这个称号不同了,这就意味着他已开始成为参加社会集体生活的成员,他从事的系统学习,是为参加祖国建设做准备。从此,他在家庭和学校里的地位,他和周围人的关系,都发生了本质的变化,这突出地表现在儿童的新的义务和权利上。

儿童进入学校后,行为有了一定的规律性,按一定时间睡眠、起床、完成作业。在上课时,儿童必须端正而安静地坐着,用心听讲,不能随便走动,也不能随便玩耍,要守规矩,要及时完成作业,要很好地掌握知识技能,获得优良成绩。他和周围人的关系,开始以他对这些新的义务完成情况如何来判断、来转移,完成出色,他就会得到周围人的肯定评价,否则他就会得到消极评价。

儿童在担负新的义务的同时,开始享有新的权利。儿童入校学习后,就要求成人,特别是家长,以正确的态度对待他们的学习,如给他们固定的学习地点,保证他们的学习时间,学习时要求周围环境保持安静,无干扰,要为他们按需要准备学习用品等。

当然,学龄初期儿童,关于集体生活的意识是逐渐形成和发展起来的。刚入学的儿童,还不能清楚地意识到自己的学习义务,意识到自己是这个集体的成员。在老师的影响下,儿童逐步意识到自己和班集体的关系,逐步意识到班集体的荣誉也就是自己的荣誉,而自己的成绩和全班的成绩息息相关。以后,通过少年先锋队集体,通过学校集体,通过各种社会活动,儿童和集体的关系越来越密切了,儿童集体生活的范围也越来越大了,儿童的集体意识也就越来越强了。

儿童在和周围人新的关系的形成和发展的基础上,在集体生活和集体意识不断发展的基础上,也就发展了儿童新的个性品质,发展了儿童的意志和品质,发展了儿童真正的友谊和人际关系,发展了儿童的高级情操,如道德感、责任感、正义感、美感等;对自己感情的控制能力,也日渐增强,意志力也逐渐增强,如主动性、创造性、坚持性、果断性等不断发展;对自己行为活动的社会意义、动机和目的,逐渐有所认识,道德行为开始发展,自我意识与人性特点也更加清晰。此期的儿童已能逐渐从事一些简单的劳动,参加简单的生产劳动。劳动能培养儿童的独立生活能力、集体观念以及勤劳的好习惯。此时的劳动虽不可能创造多少生产价值,但对儿童品德的培养却是不可缺少的。此期儿童的各种心理活动都带有明显的过渡性特点,如:

①注意。逐渐由无意注意转向有意注意,且以有意注意为主,大约持续15~20 min。

②记忆。逐渐过渡到有意记忆为主,语词记忆发展非常迅速。

③思维。从以具体形象思维为主过渡到以抽象思维为主阶段。

④想象。有意性、创造性迅速增加。

⑤个性。进一步显现、稳定,但没有定型。以自我评价为核心的自我意识逐渐发展,从轻信成人的评价过渡到独立的自我评价,从较主观的评价过渡到较客观的评价,自我评价的批判性增强;从对人外部行为的评价过渡到对其内心品质的评价,评价的深刻性发展了。

此期的儿童中,有少部分人可能因为身体发育较快而会出现女性月经初潮、男性遗精的现象,这种生理现象往往会伴随着明显的心理与行为特征的改变,"成人感""成人意识"变得更加明显,主要内容将在后面的章节中陆续叙述,此处从简。

第三节　少年期(十一二岁至十四五岁)儿童的心身发展特征

一、总体特征描述

此期是指十一二岁至十四五岁的儿童,又称学龄中期,相当于初中阶段的学生时期。少年期以及以后的青年期,个体在生理上、心理上均趋向成熟,开始成为独立的社会成员。而少年期,不论从生理上,还是从心理上都是儿童期(不成熟)向青年期(成熟)的过渡时期,因此此期又叫过渡期。此期的主要特点在于:这是一个半幻想、半成熟的时期,是独立性和依赖性、自觉性和创造性错综矛盾的复杂时期。也就是说,少年期具有过渡性,过渡期的年龄特点,在于具有一半儿童、一半成人的心理。少年还像一个儿童,他热烈地汲取一切印象,身体和精神都在生长着,他感到了这种生长,并从中获得力量和勇气,但是,他还不知道自己力量的程度。同时少年已不是儿童,他已经有很多的生活经验,他已经不像儿童那样,充满幻想地生活着,他已经有另外的兴趣了,正如有的心理学著作所描述的那样,在少年与成人的关系上,少年正处在"听话的道德"向"平等的道德"的过渡阶段。

此期的儿童行为特点是既成熟又不成熟,既独立又依赖的一个错综矛盾的时期。此期的儿童已比较习惯于集体生活,能遵守校规班纪,但行为常常带有冲动性,对很多问题似懂非懂,加上道德观念也不成熟,若受了坏的影响,易出现一些不端行为。因此国外有人称此时期为儿童心理发展过程中的"危险期",但这种看法,国内心理学界并不认同。我国学者认为,儿童进入初中以来,表面看来仍然以学习为主导活动,但是和小学时期比较起来,无论在学习生活的性质和内容上,或者在集体生活的关系和要求上,都有本质不同的新的特点。

(一)学习活动的变化

1. 在学习的内容方面

学科分类比以前显著地增加了,而且每一学科的内容比以前扩大和加深了,在学科的系统上,已经接近于科学体系。学科的内容是以反映事物的一般规律、有系统的科学认识为主的。少年的抽象逻辑思维出现迅速发展。

2. 在学习的方法方面

所学科目的增多,要求少年学会主动地安排自己的学习计划。在学习上,少年必须具有很大的独立性、自觉性,只有这样,才能适应新学习环境的变化。

(二)集体关系的变化

1. 在学校集体生活方面

老师特别是班主任,在很大程度上,是通过积极分子来实现对班集体的领导,这就要求少年有较大的独立性、主动性和积极性。

2. 在少年先锋队集体生活方面

初中时期的少年先锋队队员,大多数是年龄较大的队员,他们一般担负着更加复杂的社会工作,在完成这些工作的过程中,学生之间发生各种不同的关系,有时是领导者,有时是共同工作的参与者。在这些集体关系中,就形成了少年新的个性品质,如同志感、义务感、责任感、纪律性等。

3. 在家庭集体生活方面

少年在家庭中的地位发生了显著的变化,随着少年的成长发育,"成熟感"愈加明显,他们正日益成为家庭生活中具有一定独立自主性的成员。同时随着智力和体力的发展,他们日益学会关心家庭中所发生的事情,积极分担家庭中的某些劳动任务。

(三)生理方面的变化

从医学角度讲,少年期是人体生长发育的第一个飞速发展时期。这种飞速发展表现在以下几个方面:

(1)体格迅速增长。昔日的"小孩子",经过这一时期的突然变化,成为高大健壮的小伙子或体态丰腴的大姑娘,体格上的这种突然的、显著的变化,增加了少年在自我意识上的一些新的体验。

(2)神经系统尤其是大脑皮层发生了巨大变化。大多少年的发育已近似成人,为日后学习、生活提供了智力条件。

(3)性成熟期开始。这是本期最为明显的变化。一般来说,女孩的性成熟期的开始和结束都比男孩早1~2年。男孩音调变低变粗,上唇出现胡须,喉结变大,长出阴毛和腋毛,有梦中遗精或受刺激后射精现象。女孩音调变尖,乳房隆起,臀部变大,月经来潮,长出阴毛和腋毛。男女儿童在体格发育上出现的上述与性别有关的体表特征,在医学上称为"第二性征"。第二性征的出现,标志着性成熟的开始。性成熟现象也引起了少儿心理上的变化,少年开始意识到自已向成熟期过渡,开始意识到性的存在,开始理解性所包含的含义,对性产生了关注,意识到两性差别,并对异性产生好奇心,产生接近异性的倾向。另外,他们感受到了性的兴奋和冲动。在这个问题上,老师和父母要及时给予正确的关怀和照顾,如正确组织文体活动,避免不良刺激,以及指导女孩经期卫生与保健等。儿科心理卫生医护人员,在遇到此期的患者时,也要充分考虑其性别特点,言语、动作要规范,避免给小儿造成不良影响。

二、此期儿童具体的生理、心理行为特点描述

(一)生理特点

少年期是人生历程中重大的转折期,具有承上启下的作用,这种生理上的

迅速变化也引发了相应的心理变化。因此,此期在心理学上有多种称谓,如危机期、危险期、迷茫期、团帮结伙期等。其生理发育的特点有:

(1)迅猛。生理发育快,突然来临,如女孩突然有一天来了月经,原先无任何征兆;男孩在一次偶然的事件或睡梦中出现了遗精现象等,还有体型、声音的突然改变等,都是生理发育迅猛的突出特征。

(2)全面。是指生理发育涉及全身多个系统和器官,不仅仅局限于某一系统和器官。从内容上说,涉及面广,躯体的、心理的、灵魂的均有涉及。

(3)趋向成熟。神经系统、性器官发育等逐渐成熟。这里的趋向成熟是一种全面的发育,但更重要的是指神经系统的成熟和性器官的成熟。以表示大脑功能成熟程度和发育程度的脑电图为例,婴儿期多为 δ 波、θ 波,十三四岁多为成熟的 a 波等,大脑功能的成熟为从事更高级的学习任务和适应环境变化奠定了基础。女孩月经初潮、男孩梦遗现象的出现标志着从儿童向少年的转变,同时也标志着人类性发育和生殖功能开始逐渐成熟。这是一个对少年来讲很关键的时期,如果处理不好有关问题,将对人的一生产生重大影响。笔者曾接触过一位患者,他来咨询时已经 35 岁了,但却一直不结婚,谈了几个女朋友,均未成功,深感自卑和无望,在一次与同事发生矛盾后服药自杀,被发现抢救成功后,情绪极度低落,被家人带来看心理医生。在经过最初几次的访谈后,他向医生坦白目前的自卑和无望竟和他幼年的一次特殊经历有关:军(即这位患者的简称,下同)来自某省农村,从小学起一直学习优秀,性格开朗,颇有人缘,与军同班学习的一位女生,住在军家隔壁,年龄上长军一岁,两个小朋友学习上互相竞赛,放学后一同回家,游戏时不分男女,转眼间到了上初中的年龄。在一次嬉戏打闹中,女孩突然从大腿内侧流下了殷殷鲜血,两个孩子大惊失色。女孩回家后告诉家人这是和邻居军玩耍时发生的,女孩的父母闻听此言勃然大怒,以为军侮辱了他们的女儿不由分说地找上门来,打得军遍体鳞伤,并让军为其女儿今后的幸福负责,军的父母在不明事实真相的情况下也惩罚了军,并依对方家长的要求给两人定下了"娃娃亲"(北方语:即订婚)。此事在军心中留下的阴影一直未能消除,上了大学后,面对自己心仪的女性不敢表白,因为自己有"婚约"在身。直到有一年元旦欢庆后,痛苦的军在酒后向好友诉说了心事,好友鼓励他勇敢地面对现实,去解决因过去那所谓的"错误"而订下的婚约,两家人也因此成为"仇人",他也与那位已长大成人的女青年成了陌路人,对方在家乡、在学校散布军种种"错误"和品格上的"污点",让军在大学校园羞得无地自容。大学毕业后,军分配到远离家乡的一个城市工作,因表现突出连年受到表彰,而赢得了女性的青睐,先后谈了 3 位女朋友,皆因为女方来月经时被他看见而诱发严重的紧张不安和恐惧,常常在不预先告知的情况下丢下女友逃跑,恋爱也因此终止。内心痛苦的他自杀未遂,被朋友、家人带来看心理医生,经过几次的心理治疗后,军逐渐恢复了对女性、对人类性、对女性月经等的正确看法,也能够正确地剖析自己为何会出现一些不当行为,变得开朗、乐观起来了。

(4)发育的不平衡性。这种不平衡性主要表现为身体发育有一定的顺序,如从上到下,从体积到容量等;在动作方面,会出现动作的暂时不协调,青春期暂时的笨拙、动作毛糙(尤其在异性面前,表现得不知所措,动作失误较多,与心理变化也有一定关系)。此外在认知与情感、意志与行为方面也会出现发育中的不协调,如在还不完全明白"爱情"的真正含义的情况下却过早地"恋爱"了,嘴上经常说着要努力实现自己的远大理想和抱负,但却在面对一道难题时不愿动脑、不愿克服困难,意志与行为明显脱节等。

(5)生理发育的加速现象。这是指人类生理发育速度、年发育速度等都加速了。这种发育加速主要体现在提前发育、年发育增速、寿命提高。年间发育量提前是指提前达到上一代人的发育水平,如在近 100 年内,女孩月经初潮年龄提前了 2~3 年,莫斯科青少年身高增高了 23 cm,但增加到一定程度后即保持稳定。笔者在儿童青少年心理门诊咨询中发现,女孩最早在 9 岁 8 个月来月经,男孩在 11 岁时即出现梦遗现象。那么为什么会出现这种生理发育的加速现象?中外专家有以下观点:①日光照射。即日光照射量、照射时间的增多是生长增速的一个原因。②刺激丰富。心理学家认为,早期丰富的刺激有利于儿童心理与体格发育;现代化、信息化时代的儿童所接受的刺激信号远远多于他们的先辈。③体育锻炼。体育锻炼有利于体格发育。④营养丰富、经济发展。经济发展带来了全面而丰富的营养,而生活富裕、营养充足而全面,对处于生长发育阶段的初中生来讲,无疑是很有益的和必要的。⑤远族通婚。遗传学上认为地理位置离得越远的人结婚,其后代基因优势互补越明显。根据初中生(少年)的这种生理发育特点,在生理卫生方面,要注意做好科学的营养调配、发展体育运动、预防疾病以及进行大脑保健 4 个方面的工作。

(二)心理特点

1. 心理发展速度快

心理发展出现了全面发展的高峰时期。

（1）智力方面：从整体而言，智力发育速度与年龄成正相关关系，智力发育水平已接近成熟水平。智力中各成分（如记忆、观察、分析、思维、想象等）都得到了飞速的发展。①青少年期是记忆力发展的全盛和黄金时期，记忆力中的逻辑记忆显著提升（人类记忆力在 35 岁以后缓慢下降，35～60 岁降低 5％，60 岁以后下降 10％）。②想象力：丰富、有意性强；富有创造性，概括性强；想象力常与对未来美好生活的向往联系在一起——以幻想、理想的形式出现（14 岁后想象力的潜力很难再发挥出来，对其今后智力、创造力成熟的影响很大，所以，14 岁以前要大力发展想象力）。③思维：思维是智力的核心，此时是抽象逻辑思维占主导地位的关键时期。从发展过程来看，初一开始抽象逻辑思维占主导地位，高中时已全部发展成为抽象逻辑思维，但在高一时辩证逻辑思维又飞速发展。

（2）情感方面：包括情绪和情感两种体验。其具有 4 个特点：①富于激情，情感体验强度大。激情是一种强烈的、短暂的、暴发式的情绪状态。由于初中生容易兴奋于情绪体验，理智抑制能力较差，所以激情是时常发生的。一般来说，激情主要是由对学生有重大意义的强烈刺激所引起的，如那些长期压抑的情绪突然得到释放，渴望已久的愿望得到满足，日思夜想的期望突然破灭，合理的主张被无故歪曲，人格受到侮辱等，都有可能激发初中生的激情。所以激情既有积极的一面，又有消极的一面，注意保护和激励初中生具有积极意义的激情，是教育的目标之一。②内心体验丰富多彩，情绪体验迅速。初中生情绪活动在内心体验上是很丰富的，各种内心感受均可出现，在反应时间上的特点是情绪体验迅速，他们的情绪反应来得快，去得也快，维持的时间相对较短。尤其在初中低年级学生身上，老师和家长可以经常看到他们会像儿童那样，刚才还"痛哭流涕"，转眼间却会因一句笑话而"破涕为笑"的现象。这种特点也显示了初中生情绪活动具有不稳定的特点。这种特点要求家长和老师对初中生可能出现的情绪问题要做到有预见性，防患于未然。③高级情操迅速发展，真、善、美情感发展显著，其中道德感、理智感、美感迅速发展。道德感是根据社会行为准则来评价自己和他人的行为时所产生的态度体验。自己和他人的行为、思想、意图等，如果符合自己掌握的道德标准，则产生满意、愉快等肯定性的情感；否则，则产生不满意、厌恶等否定性的情感。理智感是人在探索客观世界过程中以及进行智力活动过程中产生的情感体验。例如，若老师讲课内容丰富生动、方法灵活、分析透彻，那么学生听课时就会兴趣浓厚，为知识长进而感到满意，产生愉快体验的同时欲求更深的学问，这就是初中生理智感的体验。初中生的理智感主要体现在其学习过程中,具有以下的特点:成功、愉快的体验占主导地位,自觉地确立自己的学习目标,体验相对平衡,正确对待成功。美感是人根据自己的审美标准,对客观事物做出评价时的情感体验。人对美的追求,自古有之,自幼即有"见解"。小婴儿会对愉快的音乐产生高兴的反应,4～5岁的孩子就明白"漂亮"与"不漂亮"。在文化教育的影响下,初中生一般已经开始注意自己外表的美化,力求使自己做到外表美与内心美的统一。但在日常生活中,似乎女生比男生更注意打扮自己,希望自己更漂亮一些。那些"酷哥""帅哥""靓妹"比其他人表现出更多的自信心和优越感,也易比一般同学获得老师和同龄人的好感,因而更容易得到老师的鼓励。因此美感的发展,对初中生的成长也有重要的作用。④情绪体验有两极性。首先表现在初中生对同一事物,同时出现两种对立的内心体验,如参加初中升学考试,既兴奋又不安,兴奋是带有跃跃欲试的心情,不安可能就是有一些担心,而考试完毕就会感到一阵轻松,但在轻松的同时难免对成绩好坏产生担忧。这种快乐与悲哀、愉快与忧愁、肯定与否定的情绪体验,从性质上说应该是互相排斥、绝对对立的,然而在初中生的情绪活动中却同时表现,而且也显示出协调与统一的一面。

(3)意志方面:在这一时期,初中生确定行为目标的自觉性远高于儿童,是初中生的一个立志时期,与此同时实现既定目标的自主能力也有所增强,是判断其毅力、意志力的一个好时期。此期的意志特点主要表现在:①短暂性的动机占主导地位。初中生对学习目的的理解还是较为肤浅的,尽管家长和老师对他们经常进行远大理想的教育,但在他们的理解和体会中,还很难将自己的行为同远大目标真正连在一起,他们在执行家长和老师布置的多项任务时,想得最多的还是如何按时完成任务,而不是想到完成任务的意义。最重要的情况就是:今天的考试失败了、某某人的成绩超过了自己、自己被这件事触动、决心下一次考试要赶上去或超过他(她);或者今天老师(家长)向他(她)提出了某个要求,他(她)会努力照办,但如果明天不再强调了,他(她)很可能也就不再重视这些要求了,家长或老师被迫反复重复要求,却被他(她)认为是"唠叨""烦人"等,从而形成情感上的沟通障碍。这些情况在初中生的身上是屡见不鲜的。②决心大、计划多,但行动少,而且较难持久。最常见的例子是期中考试以后和放暑假前,学生给自己制订了众多的学习计划和活动计划,但真正能够照此计划做的学生却微乎其微。据研究,80%的初中生根本没有按照计划行动,15%左右的学生开始按计划做了几天,一周后就将计划扔在一边不理会了,只有大约3％的初中生执行了计划中的一部分。③缺乏意志调控能力,耐挫折能力较差,不善于同各种各样的困难做斗争,易受外界诱惑而"贪玩"等,这一点比高中生更易发生。④行动上具有盲目性和冲动性的特点,这一点往往比高中生更为常见,如看了《少林寺》就离家出走习武,看了《还珠格格》就试着弃学去做"小燕子"等。

为了帮助家长、老师以及初中生自己来了解初中生的意志特点,下面介绍一些简单的判断方法。需要指出的是,这些评定材料只有建立在长期观察的基础上才具有重要参考价值,如果只以一两次的表现或偶然的行为给孩子下结论,那就不对了,也是不科学的。

A. 通过日常生活了解初中生的意志特点:

a. 作息时间,是否按时起床,是否经常睡懒觉;

b. 日常生活中,是否缺乏主见,经常需要别人帮其拿主意;

c. 是否凭兴趣做事,不感兴趣的事从来打不起精神;

d. 是否能长时间做一件重要的但却是枯燥无味的事情;

e. 当天(头一天)晚上想好或想到急着要做的事情,到了第二天却变得不紧不慢无所谓了。

B. 通过学习生活来了解初中生的意志特点:

a. 遇到较复杂难做的作业,是否能坚持到底独立完成;

b. 对不容易理解的课文内容,是否有强烈的搞明白的决心;

c. 对学习成绩是不是看得很重,是否常常为不好的考试成绩难过几天;

d. 对自己目前的学习状况评价如何,对现状是否满意;

e. 是否理解当前的学习和自己将来的志愿之间存在着相应的关系。

C. 通过文体活动了解初中生的意志特点:

a. 在学习一项新的活动内容时,学生的兴趣和对待困难的态度怎样;

b. 当文化课学习与娱乐活动发生冲突时,学生是以何种方式处理的;

c. 长跑时是否咬紧牙关,坚持到底;

d. 学生理解文体活动意义的深刻性如何;

e. 对自己不感兴趣的活动是否照常参加,并认真对待。

D. 通过学生的交往活动了解初中生的意志特点:

a. 能够和同学宽容相处,在小事情上能够做到谦和礼让;

b. 在和别人争论时,是以理服人还是以势逼人;

c. 同别人闹了别扭,是责怪对方还是经常反省自己;

d. 交往面如何,处在群体中的什么位置;

e. 同陌生人交往,是落落大方还是胆小怕羞。

(4)个性方面:进入少年期后的初中生,标志着已进入了个性初步定型期。从出生到童年结束是一个人个性初步形成期,个性的可塑性大。个性形成的年龄阶段大致可以如下描述:从十四五岁到十七八岁是个性形成的初期,一个人的性格特点在此期已基本形成框架,但可塑性依然很大[在中(十七八岁至二十二三岁)、末期(二十二三岁至二十七八岁)是进一步定型期,进入成人(二十七八岁后)后是个性的稳定期;60 岁、70 岁、80 岁又各经历一次个性更年期];价值观念、自我意识的变化更为迅速——进入所谓自我发现期,知、情、意、行几个方面均有明显的变化,"我是谁?""我从哪里来,我要到哪里去?"这些疑问指向中学生自己(即主体),希望有关方面能给予帮助,从而认识自己、改造自己。

2. 性意识开始觉醒

中学生的性意识包括对性的认识,对自己性别的认识,对异性性别的认识,对两性的区别与联系的认识等。从性意识的觉醒到具有成人性意识,大约要经过 4 个阶段 10 年的时间。①第一时期,性的抵触期:从小学毕业到初中前阶段,对性半懂不懂,处于朦胧状态,出现疏远甚至厌恶(如男女同桌,在桌子中间画"三八"线作为分界),女孩这时还爱管男孩、爱告男孩的状。②第二时期,性的好感期:从初中末到高中前阶段,两性间有友好欣赏的态度,但没有密切交往的迹象,带有向往的特点,背后不由自主地议论对方。③第三时期,性的依恋期:从高中末到大学初阶段,两性愿意密切交往,而且行动上已经交往起来了(有美好的内心体验)。这有两种作用——即制约作用和激励作用:都想在对方面前得到肯定,都在打扮、修饰外表,喜欢表现,尤其在对方面前愿意表现,是一种泛爱过程。④第四时期,性的钟情期:大学二年级后,是一种特指向某人的过程——即恋爱。

从目前儿童心理与行为发展的实际情况看,从觉醒期向好感期、依恋期的发展速度加快了,时间也明显缩短了,第一期的时间很短。但是性意识要发展、要成熟,必须具有性的适应能力,即性适应能力,它是指对性意识、性需求暂缓、延迟满足过程的一种适应能力(对性的自控力),早恋、早期性行为是一种性适应能力低下的表现,但同时也是迅猛而来的强烈的直接的性刺激,使中学生在短时间内(有时甚至只有几十分钟)的性意识过度膨胀而又缺乏有效控制力的结果。因此黄色、色情等不良影视作品或书画、图片等,对中学生的性心理健康和健全人格的形成是极为有害的,要坚决予以取缔和打击。

3. 吸收能力强,辨别能力差

青少年好奇心强,促使其认识有些事物,吸收能力强[人的好奇心强在不同的年龄段有所不同:婴儿(幼儿)——对经验中没有的东西感兴趣;少年——指向任何事物(现实的、未来的、书本上的、实践上的等);成年——对自己所从事的活动感兴趣;老年——指向其一生中未经历过的事物]。但是辨别能力差,就像一块海绵,不能进行有批判性的吸收,因而爱趋新、赶时髦、从众;对事物的看法常是武断的、片面的、偏颇的,甚至对父母也是这样。所以少年期易犯错误。

4. 独立性强,依赖性也强

独立性强,依赖性也强是少年期一个很有特色的心理特点。进入少年期后迅速出现了强烈的独立倾向,渴望从成人种种的管教和控制中解放出来。其原因有:①生理上迅速发育(主要指性征发育,身体形态发育)使少年产生了"成人感";②社会评价对"成人感"还进行了强化,使少年产生了"成人意识"。社会评价主要由3个方面组成:①社会期望。学校、老师、父母、大众媒体对初中生提出了较多的要求和期望。②社会赞美。在肯定、欣赏初中生的一些"成人意识"的表现后,又对其提出了进一步的期望,使其"成人化"过程加速。③社会批评。如"都长大了怎么还像个孩子似的"的评论,让初中生感到了自己已不是从前的自己,自己长大了,应该有长大的样子。少年(初中生)的这种"成人感"或"成人意识"的主要表现方式有:a. 宣传。表现为口头和行为宣传,在社交场合或家人聚会时最反感大人说其孩子时的特点,与大人对抗、违拗。b. 要求有自己活动的准则,反感成人絮絮叨叨的管教。这从他(她)的口头禅中就可略见一斑了,"爸爸(妈妈)说的"——幼儿时语,"老师说的"——小学时语,"我说的"——初中至高中时语,"老爹(老爷子)或老妈(老太太)说的"——成年后语。c. 渴望自立和自治,反感成人过多的控制和干涉。在有限的范围内尽量争取权力,希望自己动手解决问题。这些特点被心理学家称为"心理上的断奶(乳)"——第二次"断乳"。伴随着上述的这些特点,此期的初中生又表现出了个性的另一面:即在追求独立的同时又过分地依赖成人,即依赖性很强。产生这一矛盾现象的原因主要有:①少年的心理、身体、社会价值还不成熟,还不能准确地把握自己、处理问题和矛盾;②家庭教育溺爱,成人喜欢无微不至地代替子女做事,子女独立分析和处理问题的能力没有得到很好的培养和提高,使此期的少年心理上对自己的期望很高,而实际操作或应对能力却相对较差;③学校教育观念偏差,应试教育模式下的升学率引发教育过程中重才轻德,重分数轻素质,不注意心理培养;④中国传统观念对青年人、少年人的偏见,如"嘴上没毛,办事不牢"即是典型的传统观念,导致对年轻人的缺点或失误不恰当地夸大。1999 年,我国心理学家曾经研究发现,初中生中有 13.5%、高中生中有 18%、大学生中有 25%的学生有心理偏差(心理问题),现在这个问题可能更为严重。

5. 渴望理解的愿望十分强烈

少年希望社会、同龄人、大人站在他们的立场上理解他(她),希望理解的条件越来越高,要求对他们:

(1)全面理解。既了解优点,又了解缺点,且要了解所有的、各种各样的优点。

(2)深入理解。不仅要看表面,而且还要了解内心世界,不要被其表面现象所迷惑。

(3)敏感。要对他们敏感,极易把握他们的变化、愿望,理解要及时、敏感、迅速。

(4)预测。要预测到他们的变化,他们没有说出的那一部分,希望大人能知道,能预测到他们的愿望(想法、要求、需要等)是什么,免得他们自己开口而为难。

6. 坦率性减弱,闭锁性增强

此时的心理活动具有曲折、矛盾的性质,因而不坦率,不天真。闭锁性表现在:①出现了内心秘密。希望自己有一个相对不公开的活动世界、场所、桌子、抽屉,以表达他自己的内心秘密。最典型的表现是自己记日记,但都锁起来不让大人看。②与人交往过程中不坦率,考虑的问题多、复杂。但对中学生心理的闭锁性要有正确的认识,不能认为闭锁性就是消极的,这是因为:①闭锁性是儿童心理发展的一个必然过程;②闭锁性是儿童思维、智力发展、自我意识发展的表现,不一定会发展成为世故圆滑或是"宅男""宅女";③闭锁性也是儿童适应社会生活的一种表现形式。了解这些特点及其定义之后,有利于家长、老师以及中学生同龄人之间的互相理解与相互尊重,避免引发人与人之间的矛盾和冲突。

7. 与同龄伙伴的关系逐渐超越了与父母的关系

从与父母的关系转向与伙伴的关系,父母对子女的影响下降。原因有:①心理机制发生变化。父母对子女的影响方式主要有:榜样、理解、强化、关怀、爱护、体贴等,但这些方式的内容已有一定的变化,如多强调守时、守纪,加强学习、监控交友等。因此父母与子女之间互相对对方的看法发生了一定的变化,在孩子眼里,父母是保守的;在父母眼里,子女是激进的。子女要自己理想型的父母,认为现在的父母有些守旧、保守,不能紧跟时代前进的步伐,不能做到与时俱进,不能理解年轻人的心理行为变化;而做父母的则认为子女没有思想,盲目地追赶潮流,有些赶时髦,行为举止不适合自身身份等。这就会导致父母与子女之间情感交流或心理沟通上的障碍,也可能是亲子关系进一步恶化的一个重要原因,很易形成所谓的"代沟(generation gap)"——即两代人在沟通与交流方面的鸿沟。②父母对子女影响的方式以及子女对这种方式的要求变化了,条件提高了。爱集体、珍惜友谊是在少年期开始的,这也是此期伙伴关系迅速发展的心理学基础。从青少年的交友过程来看,此期开始交的朋友,方可称得上是真正的朋友。幼儿园期——游戏玩耍的朋友,儿童期——生活中的朋友,少年期(中学阶段)——心灵的朋友。从这一角度来看,对中学生尤其是初中生的交友对象、交友过程给予适当的引导和帮助是很有必要的,以免交友不慎,对健康成长造成消极影响。

第三章　青少年心理行为特点

第一节　青少年期的生理心理特点

青少年期从年龄上讲是指十二三岁至十七八岁的儿童;从学习上讲,就是从初中到高中阶段的学生;从心理学角度讲,这一年龄是从少年向青年过渡的阶段(青春发育期至青年早期)。由于此期年龄跨度大,既有少年期也有青年早期,故在上一章描述的基础上,本章再把青少年的某些重要特点做一强调和简要的陈述。

一、突出的 3 个生理特征

从生理学上来讲,青少年期是人类身体与心理行为发育的第二个高峰时期,此期身体全面发育,突出地表现在以下几个方面。

(一)内分泌机制更加完善

下丘脑—垂体—肾上腺轴系统、下丘脑—垂体—甲状腺轴系统、下丘脑—垂体—性腺轴系统、下丘脑—垂体—生长系统、下丘脑—垂体—免疫系统等的功能日臻完善,激素分泌与相关功能实现了完美结合,如下丘脑分泌生长素,促肾上腺皮质激素释放激素(corticotropin releasing hormone,CRH),腺垂体分泌促肾上腺皮质激素(adrenocorticotropic hormone,ACTH),继而促进肾上腺分泌肾上腺皮质激素,同样地,促甲状腺激素促进甲状腺素分泌、促性腺激素促进性激素分泌等。这些激素促进了青少年体格发育、免疫功能与性功能的成熟。

(二)生理机能逐步增强

随着身体发育的迅速成熟,生理功能也逐步增强,大脑形态与大小、重量、功能等与成人已经没有明显差别,并随着第二信号系统功能的加强,语言对心理行为的调节作用也大大增强。

(三)第二性征出现

男性出现腋毛、阴毛、胡须,喉结发育,声音变粗等;女性出现腋毛、阴毛,乳房发育,身材丰腴性感,声音甜美等。

二、突出的心理特征

心理迅速走上成熟,但尚未达到完全成熟,主要体现在 3 个方面。

(一)智力发展显著

感知觉、记忆、思维迅速发展,思维从抽象逻辑思维占主导发展成为辩证思维以及更多的理论思维,思维有更多的独立性、批判性以及创造性。

(二)自我意识增强及矛盾凸显

1. 自我意识(自我本身,环境)

具有强烈的自我控制倾向与自我意识,个人与他人以及环境之间的界限泾渭分明、不容混淆。

2. 自我意识增强

向内认识内在的自我,关注自己的言行。

3. 自我评价

容易出现自我评价过高,或过低/自卑现象。此外对环境评价容易出现片面、情绪性(受情绪状态影响)、波动性(受他人影响而改变)变化,而周围人或环境对他/她评价的反应则是要么是过敏的,要么是被动的。

4. 矛盾

自我意识明显增强的同时又出现了明显的矛盾,表现为:①因自我意识增强而出现的自我管理及孤独感与强烈交往需要之间的矛盾。青少年自我意识明显增强的同时自尊心也显著提高,同时生活空间的明显扩大使其产生了强烈的交往需要,如果得不到长辈与同辈人的理解则容易感到孤独而闭锁。②独立性与依赖性之间的矛盾。青少年正处于由他律阶段向自律阶段的过渡,而成人感、独立感所致的心理断乳现实,使其独立性不完全,在知识经验、传统习俗、经济实力、择业、择偶等方面需要大人的帮助,即在追求独立的同时又产生对大人的依赖。③求知欲强与低识别力之间的矛盾。青少年求知欲极强,希望探索世界,但经验阅历少,思维模式还不完全成熟,所以识别力低,这两者也构成了一对矛盾。④情绪与理智之间的矛盾。情绪是机体受到刺激,根据生物需要是否获得满足而产生的暂时性的较剧烈的态度及其心理体验,具有情境性的特点。而理智(理性)则是指个体把握了事物内在联系的认识阶段,也指判断和推理能力,具有稳定性、理性的特点。两者是不同的。⑤幻想与现实之间的矛盾。幻想是指与生活愿望相联系并指向于未来的想象,其中合乎客观发展规律者为理想,反之则为空想。青少年理想的自我与现实的自我之间常常存在差距,这种差距也常常造成青少年自我意识发展的矛盾。⑥强烈的性意识与社会规范之间的矛盾。青少年期性器官基本成熟,性意识觉醒,对性的强烈好奇,对性心理渴望满足的强烈愿望,常常使青少年出现幻想性的、情境性的性冲动。这种冲动与当下的学习任务和目标不符,也与社会规范要求相悖,由此而产生了矛盾,对青少年性心理发展是一个考验。不少青少年通过手淫释放性能量、满足性需求,已经不是一个少见的现象了。⑦反抗与屈从、自负与自卑、自信与气馁之间的矛盾。这些矛盾均与青少年心理发展的跨越性、快速而不平衡性、不稳定性有关。

(三)其他心理特点

其他心理特点也很突出,正反两方面同时存在,如富有理想、向往真理、积极向上与胸无大志、听天由命、得过且过等特点可以同时出现在一个人身上。

(1)青少年期是一个朝气蓬勃、勇往直前的时期,但若处理不当就会走向反面,容易冲动,失去理智,爱惹是生非等。

(2)学习和实践活动主动积极、勇于创新,但若固执己见则易走向反面,出现片面和错判。

(3)新需要大量涌现,憧憬美好生活。这表现在独立自主、接受新的社会活动、关心政治、文化生活丰富、交际交往频繁、建立异性亲情等,但同时也容易出现反向特征,如不满、发牢骚、偏激、绝望、意志消沉等。

(4)情绪反应强烈、情感内容丰富。青少年常以自身的情绪状态度量和处理现实或其他事物,在情绪的强度上表现为反应强烈,在情感的内容上则丰富多彩,导致青少年容易出现情绪不稳、冲动性的行为,如激情肇祸、打架、放纵自我等。

第二节　青少年性心理需求

　　青少年的性心理需求,是青少年期不同于其他各成长时期的一个显著特点。由于体格与身体各器官各项生理功能的日臻完善,尤其是性功能的发育成熟,青少年心理发展出现了一个新的飞跃,性心理的需求也日益强烈,主要表现在以下几个方面。

一、对性的好奇与对性知识的需求

　　对性的好奇与对性知识的需求是人类性别器官发育和心理正常发展的必然结果。从心理学层面上说,人的外貌特征、形体的显著变化,必然会引发人对此投入相当的注意力,以判断人体发生了什么、怎样发生、为何发生、对自己有何影响等。这种探究未知事物的好奇心与求知欲,把它搞清楚、弄明白的探索愿望,是人类探索世界的一种自发行为和本能,这一点在青少年时期尤为突出。而性器官成熟所带来的性功能成熟(如女孩正常月经、男孩子时有梦遗等),反过来又促进了对性的好奇与对性知识的强烈渴求,以满足性心理正常发展的需要。因此,这一时期要加强对青少年性知识、性心理、性伦理、性道德的教育和引导,反对搞性禁锢、性神秘、散布性危害论等,禁止和严惩利用青少年对性知识的强烈渴求而对其进行性伤害或性侵行为;对青少年出现的有关性知识问题、性行为困惑等要进行科学的引导和解释,同时对青少年进行性心理健康教育及青春期发育咨询。

二、性意识的觉醒与发展

　　人类性意识的觉醒与发展,经历了以下几个发展时期或阶段。

(一)两小无猜

　　青春期前,儿童多为两小无猜阶段,性心理与性意识单纯、洁净,没有私心杂念。

(二)疏远隔离

　　疏远隔离阶段多见于青春期初的青年人群,性意识与性心理有了一定程度的发展,对性的话题朦朦胧胧、似懂非懂,对性发育感到紧张或不安,但有少部分人则感到刺激而兴奋。

(三)吸引接近

吸引接近阶段见于 18 岁以上的成年人(成年早期),男女均出现了对异性的好感与爱慕,想尽办法利用各种场合进行自我显示,同时自身也会被异性所吸引,出现一些性试探行为,如装作无意识地触碰异性身体某部位以刺探对方反应等,也会受不良诱惑影响出现性进攻行为,如非礼、骚扰或强奸异性等。

(四)恋爱阶段

是把性吸引、性试探缩小并集中到一个异性身上。主要表现为喜欢与心仪的异性幽会、希望其能够喜欢自己并求得认可。此期的性心理与性意识、性行为有三个特点:强烈性;丰富性;波动性。

三、性困扰问题

性困扰问题主要有以下 3 个表现。

(一)性幻想

性幻想是指青少年对异性的一种不为人知的暗藏于心、独自喜欢的行为,常以自我想象(自我幻想)的形式,满足性心理需求,同时也是性冲动的一种发泄。

(二)性梦

性梦是指带色情的梦境。这是性腺成熟与性器官受到刺激所致,是正常性心理的反映。

(三)手淫

手淫即性自慰,通过自慰达到性兴奋而射精的过程。有学者曾经宣称,据其研究男女在婚前分别有 98%(男)、78%(女)的人,在人生的某一时期或阶段发生过一次以上的手淫。

第四章　高中生的心理发展特点

阅读材料

一组数字——中学生的心理卫生健康状况值得高度重视

中国科学院心理研究所王极盛教授曾对某中学的初一到高三学生的心理健康状况进行了调查,其结果令人触目惊心:中学生心理健康问题的总检出率分别为初一 23%,初二 18%,初三 35%,高一 32%,高二 31%,高三 36%;具体的心理问题的检出率是:人际关系有问题者 17.9%～44%,心理承受力有问题者 28.1%～51.9%,适应性方面有问题者 28.1%～68.0%,心理不平衡有问题者 18%～41%,情绪不稳定有问题者 28%～54%,焦虑有问题者 18%～52%,抑郁有问题者 18%～44%,敌对有问题者 16%～35.7%,偏执有问题者 14%～50%,躯体化有问题者 10.4%～40%。由以上数字可见不论是心理健康总体水平,还是心理健康的单项指标,中学生的心理健康水平都存在着较严重的问题。因此,加强对中学生的心理健康教育已经到了刻不容缓的地步。

中学生是指青少年中从初一到高三阶段在中学完成学业的学生;从年龄上讲,是指十二三岁至十七八岁的儿童;从心理学角度讲,这一年龄是少年期向青年期过渡的阶段(青春发育期至青年早期),由于这两个时期均具有鲜明的特征,而少年期的特征已经在第二、三章中有过较为详细的陈述,因此下面重点介绍高中生的心身特点。

按照我国的学制,高中生的年龄大多数在十五六岁至十八九岁之间,此期正处于青年发育末期,它是人体发育成熟的阶段,也是身体发展的定型阶段。此时期人体内的组织与器官的机能逐步达到了成熟水平,因而引发了一系列心理上的变化,下面简要予以介绍。

第一节　高中生的生理特点

除了身高、体重、肌肉、脂肪等一些具体的身体外观特征之外,此期生理上的最大特点就是性器官迅速发育,性功能成熟,第一性征、第二性征发育尤其突出。但不同的民族,不同的国家,这一时期的发育年龄略有不同。表 4-1 给出了北美男孩与女孩的青春发育期。由此发现,我国青少年的青春期发育与北美儿童相比,差别不大。

表 4-1　北美男孩与女孩的青春发育期

（单位:岁）

女孩	平均年龄	年龄范围	男孩	平均年龄	年龄范围
乳房开始发育	10	8～13	睾丸开始增大	11.5	3.5～13.5
体重开始快速增加	10	8～13	阴毛出现	12	10～15
阴毛出现	10.5	8～14	阴茎开始增大	12	10.5～14.5
力量快速增加的顶点	11.6	9.5～14	体重开始快速增加	12.5	10.5～16
体重快速增加的顶点	11.7	10～13.5	首次遗精（排精）	13	12～16
月经初潮	12.5	10.5～15.5	体重快速增加的顶点	14	12.5～15.5
达到成人身高	13	10～16	胡须等面部的毛发以及体毛等开始发育	14	12.5～15.5
乳房发育结束	14	10～16	声音开始低沉	14	12.5～15.5
阴毛生长结束	14.5	14～15	阴茎生长结束	14.5	12.5～16
			力量快速增加的顶点	15.3	13～17
			达到成人身高	15.5	13.5～17.5
			阴毛生长结束	15.5	14～17

第二节 高中生的心理行为发育特点

一、智力发育趋于成熟

一般来讲,人的智力到 20 岁左右已基本定型,不再像儿童那样与年龄成正比的直线或快速发展。复杂的智力运算能力的掌握和概念机制的增强,使高中生的智力活动更加有效和稳定,从而使他们在这一方面接近成人的水平。与此同时,高中生的各种专门能力(即特殊能力,如美术能力、音乐能力、体育能力等)也特别迅速地得到发展,这些能力与不断分化的兴趣相结合,使得高中生智力活动的结构比低年龄儿童更加复杂和个别化。这一发展过程中,男生智力分化的过程比女生开始得早,表现也更为鲜明。我们在日常的学习中也可以看到,进入高中阶段学习后,男生会从过去的"调皮"变为"好学","人也踏实了许多",把以前在班上学习领先的女生抛在了后边,显示了强劲的发展"后劲"就是这个道理。当然如不"开窍",男生照样不如女生,女生照样会领先男生。从最近这些年各地的高中生学习情况以及高考的情况来看,女生似乎比男生学得更好,一个年级成绩前十名的学生中,女生人数往往多于男生,其中缘由值得注意和研究。

二、德意识基本形成

高中生的道德意识形成具有以下几个特点:①高中生的道德意识存在矛盾。他们对事物的看法有时严肃和绝对化,有时又公开怀疑许多公开的准则的可靠性。因此在道德伦理教育方面,有目的的伦理教育,用生活中和文学作品中的具体实例讲解道德问题和道德原则,可以提高高中生的道德意识水平,有助于他们更深刻地理解、衡量和评价生活中遇到的各种事件。②更加注重自己行为的伦理道德问题。高中生自我意识活动的活跃促使他们更加注意自己的伦理道德问题,日常生活中发生的个别事件如被迫屈服、胆怯等可能会令其产生比初中生更为复杂的反省、良心谴责与屈辱等。③更加频繁地独立解决重大的问题。高中生特有的对事物进行概括和评价的要求,不仅可以使他们看到行为和情景的具体后果,而且可以看到行为和情景的总的道德意义。例如,同伴在校园内被别人欺负时,初中生主要注意"被欺负"这个事件的直接结果,而高中生则会把事件的结果和行为的总的原则联系起来分析为何被欺负,欺人者和被欺者各自行为的道德意义是否值得去褒贬等。④个人经历对道德意识的增长有决定意义。智力发展是高中生道德意识增长所必需的,但不是充分条件,高中生个人的切身经验及个人的活动都有决定意义。

三、自我意识的发展

自我意识包括自我感觉、自我认识、自我评价、自我教育(自我监督、自我控制)几个方面。在高中阶段,自我意识的各个方面都有了新的内容。高中生和初中生一样也渴望自我肯定,他们对"自我"及其特性表现出很大兴趣。此时期身体的形象在高中生的自我意识中占有很重要的地位,他们认为自己身体形象决定着自己在同龄人中的威信和声望。因此,高中生比初中生更注重自己的形象打扮,在异性同学面前尤其如此。高中生平时在学校上学被要求穿校服,为显示自己与众不同就会在发型以及脚上的鞋的品牌款式等上面体现个人特点,似乎只有这样才能不被同学"小瞧",这一点常常被老师和家长认为是"追名牌""攀比""比阔""不好好读书了"等。事实上,这只是高中生自我意识的一个突出表现,只要适当引导,会让他们"茅塞顿开",大人们不必"惊慌失措"。而在临床实践中,我们常常看到有些家长,甚至是学校老师采取强行的方法要让学生理一样的发型或要女生剪掉长头发,不准有刘海等,引发学生强烈不满与反弹,有的学生甚至认为自己受到了莫大的羞辱继而发生了严重的精神卫生问题,被迫中断学业进行治疗。

在自我认识、自我评价方面,高中生也很想知道自己是一个什么样的人,自己有什么样的价值观,自己能够做什么。有时候,高中生试图通过自我观察和自我反省(即自我教育)来认识自己。这种自我反省和对自己的兴趣的增加正是高中阶段学生的典型特征,也就是说高中生的自我意识以自我教育为突出表现了。针对这一特点,对高中生的人格教育应是理解、尊重、少讲话、多引导,避免尖锐冲突,因为他们本身已在"一日三省其身"了,他们很反感别人(尤其是老师和家长以及自己不喜欢的人)对自己"说三道四""指手画脚",尽管有时候这些都是出于好意,都是必需的。

最后需要指出的是,高中生的自我意识的一个突出特征就是自尊。自尊是一个重要的个性特征,是对自我评价的概括,是个人对自己认可与否的程度。前面已讲过,高中生自我意识的各个方面都较前有了新的内容,这些新的内容打破了早先形成的评价系统,加上他们对自己个性品质的新认识,他们就需要重新审查自己的个性。高中生往往倾向于提出过高的、不现实的奢望,并且过高地评价自己的能力以及在集体中所占据的地位,只有经过多次的错误尝试之后,他们才了解到自己的现实可能性的程度。换句话讲,高中生在认识自己与所处的环境条件之间的关系时,往往对自己定过高的目标、对环境的期望值过大,所提的要求往往超过了自己的能力范围,所以容易遭受挫折和失败,这就需要家长和老师或其同龄好友以适当的方式给予引导、帮助。总之,高中生应该在充分尊重自我、保持自尊的前提下,学会如何面对同龄人、面对环境、面对自己,如何在现实条件下去实现自己的梦想和目标,而不是四面树敌,搞得自己"四面楚歌",壮志难酬。

四、人际交往趋于理性

高中生的人际交往与初中生相比较趋于理性,其人际交往主要体现在3个方面,即同伴交往(同伴关系)、亲子交往(与父母之间的亲子关系)及师生交往(师生关系)。①同伴关系:是高中生人际交往的重要方面。与初中生相比,此时的同伴关系有了更高的选择性及稳定性,同时还具有多样性的形式,从简单的一起度过时光,到最深刻的自由解剖。有75%~85%的人倾向与同龄人交朋友,但随着年龄和年级的增长,认为在"同龄人中经常能找到真正的友谊"的人却在减少。这种感觉体验主要与儿童青少年友谊认知发展的阶段有关。顾援教授在其"儿童友谊认知发展的研究"中认为,儿童友谊认知的发展经历了4个阶段:4~6岁是儿童友谊认知的自然发展阶段,7~11岁是主观阶段,12~16岁是前社会阶段,17~18岁是社会阶段;高中生大都处在16~18岁这个年龄阶段,是处于前社会阶段向社会阶段的发展中。②亲子关系:高中生与父母最良好的关系通常是在父母坚持民主教育方式时形成的,但高中阶段的儿童,对父母良好行为榜样作用看得不像初中阶段那样的绝对,那样的不加批评地接受,除了父母之外,高中生还崇敬另外一些科学家、文学家、文艺与体育明星等。与此同时,高中生对于父母或年长人中的一些缺点却是"忍无可忍"而感到痛苦。由于父母与子女之间在思想、行为、价值观、世界观等方面的差异,两代人之间极易产生所谓的"代差"或称"代沟"(generation gap)。尽管如此,他们仍然迫切需要父母或年长者的生活经验和帮助,他们最希望把父母看成朋友和参谋。因此,在玩耍娱乐时他们更多地选择同伴、同龄人,而在重要事情上或在"复杂的生活环境中"遇到问题时,却选择父母(尤其是母亲)来商量。这说明高中阶段的亲子关系不是父母的影响减少了,而是影响子女的质量提高了。此外,高中生的父母经常关心孩子的学习成绩和前途问题,却把对孩子身体健康的关注置于次要地位,这种关注也常常会影响父母与子女之间的关系,让高中生误以为父母对自己的关心和爱更多的是与自己的学习成绩好坏相联系的,具有功利主义的色彩。③师生关系:在高中阶段,学生往往用"理想教师"的条件或标准来要求老师。首先体现出来的是老师的个人品质,即"理解"的能力、情感反应能力、对人亲切诚挚的态度。也就是说,高中生愿意把老师看作是一位年长的朋友,其次才看重老师的职业、知识水平和教学质量,最后才是善于正确地使用权力。受学生欢迎的老师的品质主要有:尊重学生人格,理解信任学生;和蔼可亲,平易近人;对待学生有耐心,有教学能力;对男女学生、学习成绩优差生一视同仁;有事业心、责任心,兴趣广泛,知识丰富;等等。因此,高中阶段的师生关系随着学生年级和年龄的增长越来越具有选择性。由于高中阶段的主要任务仍然是文化科学知识的学习,高中生原则上要满足自己对智力方面的多种专业知识的要求,因此一个精通并出色讲授自己课程的老师,即使他在感情上与学生并不接近,通常仍会受到学生的尊敬。

五、世界观的形成

世界观包括人生观和价值观。价值观是人们对各种事物和现象的价值进行认识和评价时所持的基本观点,是人对客观事物的需求所表现出来的评价。高中生的价值观不同于初中生,也有别于大学生。高中生把"真正的友谊、事业成功、才智敏锐"作为其价值观的核心,而初中生则是"世界和平、祖国强盛、社会安宁",成年期的大学生则把"事业成功、身体健康、美满婚姻"作为其价值观的核心。因此高中生的价值观具有4个特点:①高中生的价值观开始能做出理性的价值判断;②高中生的价值观具有强烈的自我意识;③高中生的价值观内容日益丰富;④高中生价值取向具有突出的从众心理和明显的短暂性。人生观是人们对人生目的和人生意义的根本看法和态度。有研究认为,人生观的形成大体可分为5个阶段:①准备阶段,相当于小学阶段;②观察阶段,相当于初中阶段;③探索阶段,相当于高中阶段;④定向阶段,此时只有部分高中生可以进入此阶段;⑤确立阶段,高中毕业时少部分人进入此阶段,大部分人要在以后的学习与生活中,逐步确立人生观。一般认为,人生观在个体意识中出现是在青年初期,基本稳定是在青年中期。在人生观的形成上年龄是第一个影响因素,其次是社会、政治性的事件,家庭生活,书籍、电影、讲演等。其中社会、政治性的事件对男生的影响大于女生,而家庭生活对女生的影响大于男生。值得注意的是,在人生观的形成过程中,各种因素的作用不能截然分开,它们是一个统一的整体。世界观是人们对世界的根本看法和态度,这个世界既包括客观世界,也包括主观世界;既包括宏观世界,也包括微观世界。高中阶段对于世界观的形成具有特别重要的意义,正是在这一时期,世界观的认识前提和个性认识前提逐渐成熟起来。此外正是在高中阶段个人第一次面临有意识地选择人生道路时,他们才明确地意识到了认识人生意义的需要。高中生对世界所抱的态度多半具有鲜明的个性色彩,高中阶段对世界观进行探索的中心是人生意义的问题,高中生要寻找一种既能阐明自己存在的意义,又能阐明人类发展前途的公式。当在实际活动中还没有找到与自己志向相宜的活动时,他可能觉得这种是渺小的和微不足道的,而解决这一矛盾的唯一办法是进行创造性的改造活动。高中生在活动过程中既改变着周围世界,也改变着自己。

六、人生计划和职业选择

高中阶段的一个显著特征是形成人生计划。人生计划作为活动计划,其第一件事就是选择职业,这在很大程度上取决于高中生所处的社会条件,特别是家长所受的普通教育水平。家长所受的普通教育越多,子女中学毕业后准备继续学业(如高考上大学、上大中专等)和实现这些计划的可能性就越大。另外,高中生对职业的选择也在一定程度上反映了个人追求的水平。这一追求水平包括对自己客观条件的评价及对自己才能的评价。从实际中看,15～17岁的男女生的追求水平都常常太高。当然,这种现象积极地看还是正常的、有益的,它能促使高中生成长和克服困难;但若超越自己的实际水平太高而自己又无法实现的话,也常常成为绊脚石而影响高中生的成长。

七、从盲目乐观、富于幻想变为立足现实、脚踏实地

初中阶段以前,认为自己学习成绩好是由于自己脑袋聪明,因此在学习上往往爱走捷径、好耍小聪明,有时还看不起成绩不如自己的同学,认为他们不够聪明、不会学习。进入高中之后,面对强手如林的局面,第一次感到仅仅只靠聪明是无法取得好成绩的,还要下苦功夫认真学习。此时的高中生变得不太爱讲话了、善于思考了,有时候甚至远离人群,喜欢独来独往,同时学习上丢掉了不切实际的幻想,代之以脚踏实地地勤奋刻苦,学习成绩也因此大幅度提

高。在老师和家长眼里，孩子变得"成熟稳重了""知道学了"，而在同学眼里，强大的竞争对手出现了，从而开始了学习上的暗自竞争，学习的压力也越来越大了。

八、性心理还不成熟，容易出现性冲动行为

伴随着生理上的第二次跨越式发育，性器官已经基本成熟，青春期性的躁动不安也随之来临。有的学生可能无法抵御诱惑而过早恋爱，甚至偷吃禁果，在享受性愉悦的同时学业成绩、同伴关系、师生关系、亲子关系等也会发生改变。有的学习进步，有的学习退步，甚至出现与恋爱相关的精神卫生问题。不管属于何种情况，这种恋爱关系总是受到来自双方家长与老师的劝阻。由于人类性心理发展、性爱体验的不可逆性特点，因此成人劝阻的力度越大则青少年反弹越强，如果处理不当，与恋爱有关的极端行为的发生率就会明显提高。

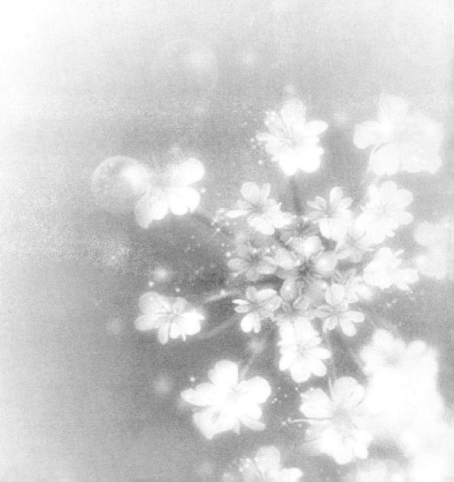

第二部分

症状表现篇

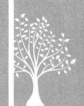

第五章 各年龄段儿童的常见行为症状

第一节 0～3岁(婴幼儿期)

一、哭闹(crying)

哭闹可能的原因有:饥饿性哭闹,可从婴儿的口唇干燥度、颜色、寻觅食物动作加以判断;大小便的刺激性哭闹,通过检查大小便情况可以区分;寻求躯体接触性哭闹,一经抱起哭闹立即终止,这是一种寻求心理满足的需要;激惹性或躯体疾病性哭闹,由于颅内感染、躯体疾病、皮肤过敏瘙痒等不适症状引起的哭闹,要仔细检查才能发现;还有一种情况是婴儿睡眠的房间光线过亮、周围环境声音嘈杂,影响婴儿入睡,同样也会让婴儿哭闹。

二、睡眠时间异常

人类的睡眠时间长短与年龄有很大的关系,年龄越小,睡眠时间越长;年龄越大,睡眠时间越短,这种特征在儿童期表现得最为突出。新生婴儿每天需要睡眠20～22 h,1岁内的婴儿,每天需要睡眠18～20 h,2～3岁幼儿每天需要睡眠14～16 h。0～1岁的婴儿,睡眠时间过短或过长,均有问题,应仔细加以检查。睡眠时间过短往往有躯体的疾病尤其是大脑的疾病,睡眠时间过长则往往是大脑的成熟程度较低或是药物所致。

三、睡眠不安

睡眠不深、容易觉醒,常与身体不适或疾病有关,如饥饿口渴、室温不适宜、尿布潮湿或太紧,呼吸道、消化道疾病以及寄生虫病等。此外,婴儿由于神经系统发育不成熟,正处于昼醒夜睡的睡眠习惯形成阶段或刚刚形成,不良的睡眠习惯(如白天要抱着睡眠、摇晃着睡眠等)会对睡眠节律有影响,可能会白天睡眠、晚上觉醒不睡或少睡的情况。幼儿的睡眠不安,大多由于白天的过度兴奋、激动(如节假日玩耍过度,看电视,听刺激性的故事,经历惊险的事件,受到恫吓、惊吓等),晚饭吃得过饱,高蛋白食物摄入过多,父母或养育人过分的照顾(如抱睡、摇睡、陪睡、拍睡等)所致。

四、食欲不振(anorexia)

进食量下降,提示婴儿有消化不良、营养不良或其他系统疾病。

五、异食癖(pica,cissa)

进食非食物的东西,原因有二:缺锌或其他物质缺乏、营养性缺铁性贫血等;心理需求,婴儿从他/她父母那里得不到所需要的东西,作为这种需要的补偿,即吞食异物,尤其是那些亲子关系较差、婴儿有较强安全与爱需求的情况下,更容易出现。

六、惊厥(eclampsia)

惊厥分两种:热惊厥和非热惊厥。热惊厥常常伴有感染、发热、中毒等躯体疾病,惊厥常常发生在体温逐渐升高的过程中。非热惊厥主要与营养性物质缺乏有关,如维生素 D 缺乏症所导致的低血钙性惊厥等,血清钙、磷、碱性磷酸酶检查异常等,一般不会出现脑电波的痫样放电。此外,婴儿癫痫、婴儿痉挛症等也可以引起非热惊厥,惊厥发生时常常伴有脑电波的异常。

七、生长行为异常

(一)体重不增

新生儿出生体重平均为 3 kg,新生儿期体重的增加遵循先降后升、快速增重的规律。出生后的最初几天由于摄入不足、胎粪的排出以及皮肤挥发的水分,因此新生儿的体重在出生后的 3～4 天减轻累计可达出生体重的 6％～9％,称为"生理性体重下降",大约在第 10 天恢复至出生时的体重。需要注意的是,如果体重的丢失超过出生体重的 10％,或者 2 周后仍然没有恢复到出生时的体重,则应考虑为病理性的或是喂养不当所致,此时就要详细询问病史和查体,找到原因并及时纠正。正常情况下(亦即喂养得当、没有病理情况),

新生儿每天可增加体重25～30 g,也有学者认为男女有差别,而且体重增加更快,男孩每天增加40 g,女孩增加33 g。

1月～1岁婴儿的体重遵循前半年增长快后半年增长慢的特点,前半年每月平均增重600 g(500～700 g),后半年平均增重500 g(400～600 g),到1岁时婴儿体重可达出生时体重的3倍(9 kg)。1岁幼儿体重计算公式是:前半年体重＝出生体重(kg)＋月龄×0.6,后半年体重＝出生体重(kg)＋6×0.6＋(月龄－6)×0.5。

2～12岁儿童体重的增加速度较婴儿期明显放缓,2岁时幼儿体重达到出生时体重的4倍(12 kg),此后每年体重平均增加2 kg。2～12岁儿童体重(kg)的计算公式为:年龄×2＋8(kg)。

如果处于此期的儿童,体重超过1～2月甚至更长的时间不增加或反而减少,一定是发生了躯体或心理(精神)上的疾病,如消化道疾病、营养不良、重度情绪疾病(如重性抑郁等)。国外曾经用幼猴做研究发现,患有抑郁症的幼猴,缺乏母爱,不仅体重不增、极易罹患各种疾病、严重营养不良、免疫力低下,而且极易死亡(并非自杀所致)。

(二)身高增长偏差

身高代表着头、脊柱、下肢长度的总和,反映的是身体长轴的增长。身高在胎儿时期是增长最快的,出生时身高平均已经达50 cm。出生后身长的增长已不如胎儿时期快,但在第一年内仍然增加20～25 cm(约为出生时身长的50％),故1岁时幼儿身高可达75 cm。1岁以后增长速度减慢,1～2岁期间身高增加平均约11 cm,2岁时幼儿身长可达85 cm。2岁之后,儿童身高平均每年长5 cm。所以2～12岁儿童身高计算公式是:身高(cm)＝年龄×5＋75(cm)。

影响儿童身高的因素主要有:

(1)遗传。父母个头高的,子女一般身高也高。

(2)体育运动与营养。经常室外运动而又营养均衡充足的,容易长身高。

(3)年龄。年龄越小,身高增速越快,到青春期时,身高又会突然增速。根据遗传学与生物学研究,理论上男性在25岁前、女性在23岁前,身高还会有最后一次增高的机会,但要因人而异,不会千篇一律。

(4)性别。除青春早期外,男孩较女孩高;青春早期的加速增长,女孩较男孩早约2年,故10～13岁时女孩一般比男孩高;达到最终身高的年龄,男孩较女孩迟,约迟 2 年。

(5)疾病。垂体患有疾病(如垂体瘤)时,可能出现垂体性侏儒,也可能出现垂体性巨人症;甲状腺素分泌异常、生长激素分泌异常、严重营养不良等同样也会影响身高的增长。

(6)季节。一般夏秋季儿童增高快,冬春季增高慢,这可能与日光照射的时间以及量有关。5 月份,不分性别,儿童的身高体重增长均较快,被称为"神秘的 5 月",原因至今未明。

(7)晚上睡眠习惯。晚上 11 点~凌晨 1 点,是人体生长激素分泌的高峰时段,此时如果还在熬夜不睡觉,或者因为别的原因不能睡觉的话,必将影响人体生长激素的分泌,长此以往,势必影响儿童的生长发育。良好的睡眠以及睡眠习惯,是人类心身健康的基本条件和要求。所以,如果出现儿童身高增长异常,就需要在上述几个方面查找原因并予以补救或纠正。

(三)头围变化

自眉弓上方最突出处经枕后结节绕头一周的长度称为头围。头围是大脑体积、脑细胞数量增加的一个重要的、间接的指征,反映了大脑的发育情况。新生儿出生时头围平均为 34 cm,第一年内约增长 11~12 cm,其中 5~6 cm 是在头 4~5 个月增加的,至 1 岁时头围 46 cm,第二年仅增加 2 cm,故 2 岁时头围 48 cm,5 岁时 50 cm,15 岁时接近成人的 54~58 cm。出生第一年头围可以用以下的公式估算:头围正常范围(第 5 百分位数~第 95 百分位数)=[身长(cm)÷2+9.5]±2.5。

头围过小见于小头畸形、脑萎缩、脑发育不良等疾病,头围过大要注意有无脑积水、脑肿瘤、维生素 D 缺乏性佝偻病、儿童孤独症(autism of childhood)(国外研究称孤独症儿童脑体积比正常儿童大 7%~10%)等。

(四)平衡与大动作发育偏差

1 岁以内的婴儿大动作发育遵循这样的规律:二抬四翻六会坐,七滚八爬周会走,即 2 个月抬头,4 个月翻身,6 个月会坐,7 个月会滚,8 个月会爬,1 周岁时会走路。13 个月能独自走路,15 个月能爬楼梯,2 岁时步态较稳,2~3 岁时能跑,3 岁时能用一脚跳过低障碍物,约 2/3 的儿童在 4.5 岁时能跳稳,4.5 岁到 5 岁时能快步奔跑。2.5 岁到 3.5 岁时开始用独脚向前连续跳 1~3 步,5 岁时可连续跳 8~10 步,6.5 岁时才能较好地蹦跳及奔跑。如果一个婴幼儿的大动作发育明显偏离了常态,就说明有问题,应该查找原因了。

（五）精细动作发育偏差

精细动作指手指的精细操作,需要视感知的协调。婴幼儿用手握物有一定的规律:①先用手掌侧握物,后用桡侧,再用手指;②先用中指对掌心一把抓,后用拇指对食指夹捏;③先能握物,后能主动放松。手的捏握动作能促进婴幼儿的发育,并能反映婴幼儿的认知发展水平。

总结起来,婴幼儿的精细动作发育进程如下:

(1)1～4周,手常常握得很紧,抱坐时可挥臂试碰视力所及的物体。

(2)1～3月,看眼前或手中的物体。在3个月时,手经常呈张开姿势,可握住放于手中的长棒达数秒钟。

(3)2～4个月,看见物体时全身乱动,并企图抓住,但判断不准,手常常伸过了物体。碰击桌上或悬挂着的物体,玩弄双手,交替看手及手中的物体。

(4)4～5个月,能缓慢地将手伸向物体,主动握物,但动作不协调、不准确,常用双手去抓。

(5)4～12个月,婴儿把抓到的物品常放到嘴中。

(6)5～8个月,用手掌握物。

(7)6～9个月,用几个手指抓握,6个月后常喜欢触弄可变形、能出声及形状、颜色新鲜的物体,出现捏、敲等探索性活动。

(8)9个月,可用拇食指对指取物,可放下或扔掉手中的物品。

(9)12～15个月,可用勺取食,不再把东西放在口中;可几页几页地翻书。

(10)18个月,叠2～3块立方木块(边长为2.5 cm的正方体)。

(11)2岁,能用杯饮水,可用筷子进膳,能脱去已解开的外衣,会转门把,叠5～6块立方木块,会一页一页地翻书。

(12)2岁半,会穿短袜或便鞋,叠8块立方木块,可把铅笔握在手中,手呈拳状。

(13)3岁,会披衣,解纽扣,穿算盘珠,能用3块立方木块"搭桥"。

(14)4岁,基本会自己穿衣。

（六）绘画与书写

在12～15个月时,幼儿会用蜡笔在纸上乱画,然后能画水平线或垂直线,逐渐出现线条的重复。约1.5岁时,稍能控制涂画速度,开始画曲线,偶成环形,继而喜欢涂螺旋形以及重叠的圆圈。约 3 岁时进入了线图阶段,先绘不像样的圆形,以后按顺序会绘方形、三角形、矩形、菱形等。4~5 岁开始进入合并与集合阶段,用圆代表太阳或人脸,以三角形代表房屋等,此乃绘画的开始。3 岁以上小儿绘人体的部位数约为月龄减去 34 之差再除以 2.5,如 5 岁时能绘(60−34)/2.5,即 10 个左右的人体部位。涂、绘的具体发育进程如下:

(1)1~2 岁,乱涂,重复地涂放射线或圆圈。

(2)2 岁,在纸上多处涂多线条或单线条的无规则交叉或其他样式。

(3)3 岁,可能会绘不像样的"十"字形,绘有界限的圆(如半圆、圆等),绘不像样的太阳或人面。

(4)4 岁,开始应用线图的合并与集合,绘拟似的房屋、舟车,绘人体的五部分,可能画方形。

(5)5 岁,绘动物及树。

(6)6 岁,绘三角形。

(7)7~8 岁,绘菱形。

(8)9~10 岁,绘立体性几何图形。10 岁时绘圆筒形及一条垂直边在前的立方形。

幼儿开始写阿拉伯数字时基线不整齐,5 岁时写的字多为 1.5~2.5 cm 高,笔画方向可发生左右或上下颠倒(类似视觉镜像现象),如把 9 写成 6 或 P;写两位数时有时先后顺序颠倒,即先写个位数后写十位数,或数位颠倒。7 岁时能写 4~6 mm 大小的数字,但基线还不整齐,偶可发生左右或上下颠倒。写汉字需具有线及图的合并及集合能力,我国多数 6 岁儿童及少数 5 岁儿童能学写结构较简单的字。

上述这些正常儿童应该具有的动作行为、绘画行为、书写行为发育规律,如果明显出现落后,就是发育障碍,应该及时检查并矫正。

(七)语言发育偏差

语言是表达思想、观点、情绪的心理过程,包括文字、声音、视觉信号、面部表情、身体姿势、手势等,这其中最能让人明显感知到的就是说话的能力亦即言语。言语能力分理解与表达两个方面,幼儿学语,先理解而后表达,先学会发音然后会应用词法和句法。口语的发育需经发音、咿呀学语、说话成句 3 个阶段,这 3 个阶段都是以大脑语言中枢的复杂加工以及大脑功能的正常运行为基础的。幼儿的语言理解与表达的发展情况见表 5-1。

表 5-1　儿童语言理解与语言表达

年龄	语言理解行为	语言表达行为
1 个月	声音可使小儿的不规则活动停止	发出不规则的音节,主要是元音
2 个月	看似在倾听说话者的谈话	用声音表示高兴,有社交性微笑
3 个月	朝说话者的方向看	发出咕咕声和咯咯声,对说话者报以微笑
4 个月	能对愤怒声和高兴声做出不同反应	对社交性刺激有发声反应
5 个月	对自己的名字有反应	开始模仿声音
6 个月	能听懂"再见、妈妈、爸爸"等词	用声音表示拒绝,高兴时尖叫
7 个月	对"在上面、过来、再见"等词可用手势表示	开始发出像单词样的声音,有奇特的喇声
8 个月	听到叫自己的名字时,停止活动	可连续地模仿声音
9 个月	听到"不"时,可终止活动	模仿说话的声调
10 个月	可正确地模仿音调的变化	开始发出单词
11 个月	对简单的问题能够用眼睛"看",用手指的方式做出反应(如灯在哪里?)	已能很好地说出些难懂的话
12 个月	可用手势对各种口头上的要求做出表示	能叫出一些熟悉物品的名字
15 个月	知道身体的各部分	从难懂的话中可听到真正的单词且常伴有手势
18 个月	当听到自己所熟悉的物品名字时,可认出其图片	用单词而不是用手势来表达要求
21 个月	可对两个有联系的连贯性指示做出反应(如把鞋脱掉,放到鞋架上)	开始组合单词(如"爸爸的车,妈妈抱")
2 岁	明白更复杂的句子(如"我们坐车要去商店"),听懂 120~275 个字	用名字指出自己
3 岁	认识常用标志、符号,指出 3 种颜色,听懂 800~1 000 字(包括一些介词)	可重复大人所讲的话

续表

年龄	语言理解行为	语言表达行为
4 岁	能听懂约 1 400 字	能够用较多的代词、形容词和副词等;能说出自己的年龄;可简单地叙说不久前发生的事;能唱几支儿歌,读数 1～20;说话时的句法多正确,能全被听懂
6 岁	能看懂自己的姓名	临摹字母,写自己的姓名,背诵字母,描述图画的意思

上述这些是正常儿童言语功能与语言发展的规律,如果一个儿童出现了明显异常的落后,就要检查是否存在语言障碍,如儿童孤独症。

根据相关儿童心理发展的理论以及笔者的经验,如果一个儿童动作发育(走路)的时间与语言(讲话)的时间相差半年及以上时,要高度警惕该儿童是否有广泛发育障碍,如孤独症谱系障碍(autism spectrum disorder,ASD)。走路与讲话的明显差异往往是 ASD 的一个重要特征。

事实上,早在新生儿期,孤独症儿童就表现出与众不同的人际互动与交流方式,这些异常的行为方式包括:吃奶时不看母亲的脸,缺乏对母亲爱抚行为的回应(只有母亲可以感觉得到的那种淡漠、回避);不与人目光接触,不喜欢人抱他/她,如果被抱起时,身体与人不贴近,要么像面条一样摊在人身上,要么像一只木棍硬邦邦的不贴人等;稍大一些的时候,对父母或抚养人没有情感依恋,你在你走都无所谓;不会与你捉迷藏、玩游戏,教东西也不学,呼之不应像聋子;到了讲话的年龄不讲话,也不会用躯体动作辅助表达交往与需求;大小便无法训练,常常便在裤子上;无法自己进食;喜欢一个人玩一种在别人眼中很无聊的东西,如果不打扰可以玩几个小时;兴奋时常常突然尖叫,还有一些奇特的爱好与兴趣等,只要留意,总会及早发现异常并及时求诊。

(八)亲子依恋(parent-child attachment)行为偏差

亲子依恋是人类情绪发展与心理安全的重要标志。依恋是我们与生活中特定的人的强烈的情绪关系,和这些特定的人交往我们感到愉快、兴奋。婴幼儿的依恋主要是与父母(或主要抚养者)的依恋,并经过了以下几个发展阶段:

(1)前依恋阶段(出生至 6 周),能嗅出母亲的味道、辨出母亲的声音,但未表现出对母亲的依恋,并不介意被陌生人抱起。

(2)产生依恋阶段(6 周至 8 个月),能区分陌生人、熟人,除了能从人群中找出母亲,仍旧不会介意与父母分开。

(3)明确的依恋阶段(8 个月左右至 2 岁左右),对熟悉的照料者的依恋已十分明确,会产生分离焦虑(separation anxiety)。

(4)互惠关系的形成(18 个月至 2 岁后),明白父母离开/回来的原因,焦虑降低;与父母协商,向他们提要求,而不是跟在父母身后或拉住他们不放。

婴幼儿与父母的 4 种依恋模式:

(1)安全型依恋(secure attachment),把父母看成安全保障,情绪反应适当,不惧怕陌生人,65%～70%属此。

(2)抵/反抗型依恋(resistant attachment),又称矛盾型依恋。父母离开前亲近但不愿探索,回来后表现愤怒、抵抗行为,有时推推打打,抱起后依旧哭闹很难安慰,占 10%～15%。

(3)回避型依恋(avoidant attachment),父母在场无反应,离开不难过,回避父母,约占 20%。

(4)混乱/紊乱型依恋(disorganized/disoriented attachment),孩子表现出最大的不安全感,重逢时表现出一系列混乱、矛盾的行为。父母抱起时眼看别处,或对父母的出现毫无表情,或者很沮丧;很多这样的孩子面部表情茫然,交流紊乱;有一些在平静后突然哭起来或表情非常古怪,动作冷冰冰的,约占 5%～10%。

影响婴幼儿安全依恋的因素:

(1)母亲的丧失,出国、死亡、离异等原因导致极少或没有与孩子接触。

(2)照料的质量,成人对孩子的信号始终能做出合适的积极的回应的,对孩子照顾温柔而细致的,孩子的依恋安全就比较强。

(3)婴儿的特点,婴儿发育成熟程度、有无疾病、是否难养型气质等,会明显影响亲子依恋行为。

(4)家庭情况,失业、婚姻失败、经济困难和其他因素都会影响父母对孩子照料的敏感性,从而破坏依恋安全。有时也会因为成人之间充满愤怒的交往和不适宜的照料安排而直接影响孩子的依恋安全。同胞出生也会影响依恋安全。

(5)父母的内在工作模式,有主见的/安全的模式——安全的依恋,松散的模式——回避的依恋,过分干涉的模式——抗拒的依恋,不果断的模式——紊乱的/混乱的依恋。

在临床实践中,我们常常能看到由于幼年时期的亲子关系不良以及缺乏心理上的安全感所导致的自我意识发展障碍而给成年后的个体以及他们自己的家庭、子女所带来的巨大影响,往往是许多精神疾病发生的心理学基础。因此,早期的亲子依恋行为是否正常,关系到一个人及其家庭一生的幸福,应当予以高度的重视。

第二节 3～6 岁(学龄前期)

学龄前期是儿童真正意义上融入社会的时期。此期的儿童离开家庭进入幼儿园,接受早期教育(学前教育),在一个全新的环境中,学习人与人之间的沟通交流、合作共享、遵守规则、相互尊重、分歧解决、文化知识等等。此期的症状,主要是围绕着上述内容而产生的。

一、上幼儿园时的哭闹

上幼儿园时的哭闹多为不愿意离开舒适的家庭环境、离开家人而产生的分离焦虑,一般持续 2 周左右会自动消失。长期持续存在而无缓解的哭闹,往往是分离焦虑较重、儿童自我意识扭曲的表现,需要进行专业处理。

二、无原因地打同学、吐唾沫

无原因地打同学、吐唾沫有 3 方面的原因:一是不恰当的家庭安全教育所致(如不要和陌生人说话、不要和陌生人玩耍、不要让陌生人接近你的身体等);二是儿童本身心理上没有安全感,又缺乏与人沟通交流的技能,想与人玩却又怕与人玩的矛盾心态;三是有一部分儿童在家庭中曾有类似行为却没有及时得到纠正,甚至家人觉得好玩而给予宽容(如他太调皮了,真好玩,不予制止反而哈哈大笑等),让儿童误以为这种行为是好行为而加以强化,从而应用到与同学的交往上。

三、独自玩耍

独自玩耍是指一个人在一个地方独自玩耍,不与同学来往,不合群,独来独往。除了孤独症外,智力障碍、社交焦虑、性格内向孤僻的儿童,也会有类似的表现。

四、课堂上随意走动、不守纪律

课堂上随意走动、不守纪律的多为孤独症患者,以及伴有明显智力障碍的注意缺陷多动性障碍患者,极少数是还没有适应幼儿园教育环境的、被溺爱坏了的正常儿童。

五、不睡午觉、精力旺盛

在学龄前期,有少部分幼儿中午从来不睡午觉而且精力旺盛,似乎身体中有个发动机似的,不知疲倦。这类幼儿如果不是早期的多动性儿童的话,要注意是否是轻躁狂体质、素质的幼儿,在学龄期时要注意是否发生了注意缺陷多动障碍(attention deficit hyperactivity disorder,ADHD),其特征是动作过多不受控制、注意缺陷分心走神、行为冲动不计后果。国外学者研究发现,ADHD患者合并轻躁狂、躁狂的比率高达90%以上。

六、注意力不集中、动作过多

注意力不集中、动作过多是指儿童在需要保持注意力、保持安静的场合中,不能自控地出现注意力不集中、分心走神、动作过多不受控制、常常弄出响声干扰别人、破坏秩序纪律的情况。临床上最多见的是ADHD,俗称多动症,除了具有以上所述的三大特征之外,由于不恰当的多动、分心、冲动行为、干扰别人等,常常出现学习成绩的下降(家长与老师也常常因为这一点而带孩子求诊)、与老师或同学起冲突、师生关系与同学关系差、被老师和家长以及同学认为品行较差,从而极易出现抑郁、焦虑、强迫等问题,如果没有得到及时而有效的治疗干预,进一步发展可能出现对立违抗性障碍(oppositional defiant disorder,ODD)、品行障碍(conduct disorder,CD)、反社会人格障碍等。此病虽然在学龄期才被诊断,但大多数儿童早在学龄前期就已经出现明显的症状。根据美国的《精神疾病诊断与统计分类手册》第四版及其修订版的标准,把ADHD区分为3个亚型:注意缺陷/分心走神型,以分心走神和注意力缺陷为主要表现,多见于女孩;多动/冲动型,以无效的多动行为以及冲动行为为主要表现,多见于男孩;混合型,具有注意力缺陷和多动、冲动行为的所有特征,男孩多于女孩。除了常见的ADHD儿童容易出现注意力不集中、多动行为外,儿童情感障碍如儿童焦虑症、儿童社交恐惧症、儿童抑郁症、儿童抽动症、儿童躁狂症等,也容易出现类似症状。儿童广泛性发育障碍如孤独症也常常出现多动与分心走神症状,事实上儿童孤独症患者中合并典型 ADHD 症状的高达 60%～80%。

七、抽动症

抽动症也叫抽动障碍(tic disorder),是一种起病于儿童和青少年时期的肌肉不自主的抽动性疾病。过去对其名称有不同的称谓如习惯性痉挛综合征(habit spasm syndrome)、抽动综合征(tic syndrome)等。抽动障碍病程不一,可为短暂性,也可为长期性;可成为慢性神经精神障碍,导致不同程度的损害;发病率较高,1%～7%。近年来,抽动障碍患病率有增长趋势,而且伴发的行为症状复杂多样,临床上难以治疗和管理,病因仍然不明。该病男性占优势,男女之比为(3～4):1。根据临床特征和病程,我们把抽动障碍分为:①短暂性抽动障碍(transient tic disorder),或称单纯抽动、习惯性痉挛等,是指病程不超过一年的抽动障碍。②慢性运动(chronic motor)或发声抽动障碍(vocal tic disorder),是指病程超过一年、运动抽动和发声抽动不同时存在而且症状相对不变的抽动障碍,常在单纯抽动的基础上发展而来。③发声和多种运动联合抽动障碍(combined vocal and multiple motor tics),也叫 Tourette 综合征或抽动—秽语综合征(因其在抽动发作时伴有骂人的话/秽语/脏话等)、多发性抽动症、冲动性抽动症等,是比慢性运动或发声抽动障碍更为严重、更为难治性的抽动障碍。此症往往标志着抽动症进入难治性的晚期,治疗效果不佳。④感觉性抽动障碍(sensory tic disorder),是指患者以难以忍受的感觉痛苦为突出表现,为缓解这种痛苦而做出一些自残行为如以头撞墙、割伤自己、发狂式的破坏宣泄等,临床上并不一定看到明显的肌肉抽动障碍。感觉性抽动障碍可以出现在任何一种的抽动障碍之中(但常见于慢性抽动或 Tourette 综合征),作为它的一个伴随症状,也可以作为一个类型独立存在。⑤未定型(non-specific type),是指抽动症状不典型的一种抽动障碍。

抽动障碍的原因不明,可能和以下因素有关:①遗传。抽动障碍有家族聚集性特点。②器质性因素。围生期的损害如窒息、产伤等可能与本病有关。③躯体因素。抽动障碍往往起始于局部激惹而产生,临床上往往可以看到儿童病毒感染与发热时,抽动症状加重,躯体感染好转后抽动症状也随之减轻,这也提示抽动障碍与病毒感染有关。④社会心理因素。儿童由于家庭生活事件,如家庭不和,父母离婚,亲人死亡,学习负担过重,成绩不理想,父母脾气坏,对儿童过多干涉、控制、高要求、神经质的父母等,使抽动成为其心理应激的一种表现。"抽动是儿童对不良教育与成长环境的无声反抗"。⑤药源性因素。某些药物如中枢神经系统兴奋剂哌甲酯、抗精神病药等,长期使用可能会产生抽动的副反应。⑥"学习"或逃避因素。儿童缺乏解决心理冲突的有效方法,开始时只是暂时地、应对式地抽动了一下,久而久之发现了这种方法的用处、好处,就将这种行为固化、强化为一种逃避压力和冲突的方法,就像成人遇到压力或挫折,不少人选择吸烟或喝酒来解决一样。

八、夜惊(night terrors)

夜惊可发生于整个儿童时期,但以四五岁至 7 岁最为多见,青春期后极为少见。夜惊多在入睡后半小时左右(慢波睡眠的第四期)发生,儿童在睡眠中突然哭喊、惊叫,从床上坐起或下床,做一些紧张性动作,表情紧张、难以唤醒,对父母或大人的安抚、拥抱等帮助无动于衷,持续一段时间之后,自行缓解。次日晨起对发作往往不能回忆。夜惊的原因主要有:①精神因素。睡前过度紧张、过度兴奋(如看电视、玩耍过度等)或用威胁的方法逼哄孩子入睡,或某种原因儿童有情绪焦虑或内心矛盾(与父母长期分离、父母闹矛盾、亲人死伤、被惩罚、学习或生活上的矛盾等)。②其他原因。卧室空气污浊、过热,被褥过厚,睡眠姿势不好,胸前受压等;饮食习惯不良也可引发本症,如晚餐过饱或因挑食及其他原因使饮食太少而呈饥饿状态;身体不适,如上呼吸道感染导致呼吸不畅,消化道功能紊乱导致腹部不适等也可以并发夜惊。

九、梦魇(nightmares)

梦魇多见于学龄前期儿童,是指以做噩梦为主要表现的一种睡眠障碍,常发生于快速眼动睡眠期。儿童因做噩梦而惊醒(常常伴有呼吸困难、心跳加快,有时候自感全身无力不能动),醒后仍有情绪紧张、表情惊恐、心跳与呼吸加快、面色苍白、出冷汗等。儿童对梦境可有片段记忆,经安抚后又可安然入睡,一般无严重后果发生,也无须特殊治疗。

梦魇发生的原因与夜惊的原因相同,主要是精神因素和其他因素以及身体的不适。

十、遗尿症(enuresis)

遗尿症是指儿童在 5 岁以后仍然在白天或晚上/夜间发生不自主排尿的现象。某些学龄前儿童,由于白天过于兴奋、贪玩,或对生活环境的改变适应不良而偶然出现尿床时不属于病理现象。遗尿症在儿童中发病率颇高,多见于 10 岁以下儿童,偶见于 10 岁以上儿童,男多于女,男女之比约为 2∶1。原因有:器质性遗尿,多见于脊柱裂或/及尿道狭窄等先天性异常、泌尿系感染、糖尿病、尿崩症、慢性肾功能衰竭、癫痫发作、病后身体虚弱以及精神发育迟滞。器质性遗尿在临床上一般不超过 10%。绝大多数遗尿是功能性遗尿,功能性遗尿主要与下列因素有关:①遗传因素。有遗尿家族史。②婴幼儿期未养成排尿习惯。儿童不会控制排便或对便意及排尿唤醒不敏感。③各种精神或躯体上的严重刺激。④心理功能紊乱。遗尿患者常伴有情绪或行为障碍,常有精神紧张性的遗尿史,因此有学者认为,遗尿是由于情感障碍或心理矛盾所致。⑤睡眠障碍。遗尿症患者常常睡眠很深,难以唤醒,甚至尿床了自己也不知道。另外,白天无节制地参与游戏、活动,功课过重,身体劳累等,由于疲劳过度而使睡眠过深,从而失去了对排尿的警觉。据此,也有学者认为,遗尿症患者的皮层唤醒功能较低,大脑成熟程度延迟。

十一、口吃(stuttering)

口吃俗称结巴,是指儿童具有正常的语言发音器官,语言的功能也正常,但在讲话时言语节律受阻,表现为语言不自主地重复,发音延长(尤其是前一两个字或词句的发音)或停止,多见于学龄前及学龄儿童。国内没有系统的研究报告,据美国报道,在其学龄儿童中,口吃占 1%～2%,男孩多见,男∶女为(2～4)∶1。本症可见于任何年龄段人群,多在 1.5～9 岁起病,其中 2～3.5 岁,5～7 岁是两个发病高峰。口吃发展常需数周至数月,多为缓慢起病,少见突然发病者。儿童讲话时常常重复第一个字(词)或第一句话,或因中途某个字词难发音而间断,需要用力才能说出来。着急时儿童可能有跺脚、摇头、挤眼、歪嘴、手臂或上身摇晃、嘴唇发抖等动作,但在唱歌、诗朗诵、吹口哨时,口吃可消失。其原因主要有以下几点:①突然的精神紧张或精神刺激,如惊吓、环境变化、严厉的惩罚、强烈的声音刺激、被要求当众发言却没有准备好或虽然准备好了却由于情绪紧张等发生口吃。②幼儿学说话时父母没有耐心或性子过急,对孩子要求过快、过急,孩子稍有不妥就急于矫正或过多矫正;或采取恐吓和逼迫手段让孩子学说话,致使孩子慌乱急躁,不能适应而发生口吃。③模仿他人口吃,儿童出于好奇,对周围有口吃的人加以模仿却未被制止,继而也发生口吃,这类口吃是学习、模仿的结果。④某些疾病(如神经衰弱、强迫症、躁狂症等),由于大脑功能受影响,容易因精神刺激而过度紧张,发生口吃。⑤恶性循环,口吃的儿童常常由于讲话结巴的影响,容易产生自卑、孤独、羞怯、退缩、悲观失望等心理,部分儿童则容易兴奋或易激惹,有情绪不稳和睡眠障碍等。这些心理变化和疾病又与口吃之间互为因果,形成恶性循环、互相影响。

十二、冒险、顽皮

具有冒险、顽皮这类行为的儿童往往不被家长和老师喜欢,因为这类孩子会给他们惹麻烦,但殊不知其中有的孩子正是创造型孩子。德国心理学家戈特弗里德·海纳特(Heinelt)指出:创造型孩子(学生)在家(班集体)中通常是不太受欢迎的,他们的行为不合群,也不友好,而且对家庭活动或集体活动的兴趣也很小。据有学者观察研究,创造力高的儿童具有 3 种特征:①顽皮、淘气、荒唐和放荡不羁;②所作所为时逾常规;③处事不固执,较幽默,但难免有嬉戏态度。具有创造力儿童的这些特征,都是不少家长和老师不肯宽容的。好动,是儿童的天性;好问,是智慧的摇篮;勤学好问应该受到鼓励。淘气、顽皮和嬉戏的态度,只要不违背道德规范,不妨碍身体健康,用不着过多干预或管得太死,更不能轻易把儿童的这类行为视为病态的行为加以处理或对待。应该看到,在那些顽皮、淘气,甚至越规的行为中,很可能包含着儿童的天真和创造力的幼芽,同高创造力者的心理特征有许多相通的地方。总之,我们不能把孩子弄成"小大人""小老头子"。

十三、频繁说不(say NO)

人类的自我意识发展有两个关键的时期,第一个时期一般是从 3 岁左右表现出来:从 2 岁左右开始,4 岁达到高峰。心理学上称这一时期为儿童的"第一反抗期"或"第一觉醒期"。"第一反抗期"或"第一觉醒期"是儿童自我意识迅速成长的表现,也是发展儿童独立性和自信心的大好时机或是关键时期。婴儿最初是没有自我意识的,他们总是把自己和周围的事物混为一体。随着年龄的增大,语言及活动的能力得到发展,他们开始认识到自己和自己的存在,尤其是在能独立行走之后,强烈的独立愿望和自我意识愈发明显,能用"我""我的""不"等语言表达自己的愿望和态度(如大人要帮其穿衣服,就讲"不";出门要抱起,"不";喂饭吃,"不";等等),给大人的印象是:孩子好像变了,不听话了,他们要按照自己喜欢的方式行动了,有时还要违抗父母,不肯听从大人的指挥了。事实上,儿童通过在多个事情上频繁讲不,并不是刻意要违抗大人,并不是不听话,而是向大人发出一个明确的信号,其中的心理学意义是"我长大了,我的事情我可以负责任了,你不能命令我""我是独立自主的,我不会让你来干涉我"等。此期如果管教方法失当,如高压逼孩子就范或是替孩子包揽一切,就会严重影响儿童健康人格的形成。

十四、"人来疯"

从心理学角度讲,"人来疯"是指孩子在家中来客人的时候,情感上表现出近似胡闹的一种异常兴奋现象。产生"人来疯"现象的原因是:①孩子情感的不稳定性。婴幼儿时期孩子情感表现最大特点是冲动、易变、外露,年龄越小,这一特点就越加突出,并且带有很强的情境性。②家庭管教方式不当。不少独生子女家长过分娇惯、溺爱孩子,不管孩子要求是否合理,一概给予满足,使孩子形成了自私、任性的性格;还有不少家长因为工作忙,平时很少带孩子出去走亲访友,或者请朋友来家交谈,孩子总是被关在家里,一旦家里来了客人,他们就感到好奇,也不懂得怎样对待客人才算有礼貌。

与纯粹的胡闹不同,"人来疯"的特点是:客人来的时候出现一些和平常不太一致的表现,如无故吵闹、撒娇、提过多要求、到处乱串、乱跳乱蹦等,而且越管越严重、越厉害,但客人一走随即恢复正常,有故伎重演、变本加厉发展的趋势。

十五、任性(capricious)

任性是一种儿童按照自己的心情、好恶行事为人而表现出来的消极行为,偏离发育常态的负性行为。任性的孩子待人接物总是随心所欲,他们一般不能与同伴和睦相处,过分地要强使他们常常孤立于同伴之外。由于不能正确地认识自己,摆不正自己与集体或团队的位置,不愿受任何纪律的约束,因此,任性的孩子容易出现各种错误。从儿童发展心理学的角度,对儿童任性行为要有两个基本的认识:第一,任性是儿童心理发展与健康行为塑造过程中出现的一个暂时现象,是心理发育不成熟的一个具体体现。随着儿童心理行为的不断发育和成熟,任性行为终将消失。第二,不恰当的教育方法可能是儿童任性行为产生、发展、不断被强化的一个重要原因,但也可能不是。每个人的情况不同,需要具体问题具体分析(个体化),但以下的教育方式应该尽力避免:①过分溺爱,无原则地满足孩子的一切要求;②家庭内部教育孩子的态度不一致,既有一个人对教育孩子前后态度不一致,也有多人对教育孩子态度不一致；③教育方法简单粗暴，既有家庭教育方法问题，也有幼儿园教育（学前教育）、学校教育（学龄期教育）方法问题；④对儿童要求不合理，用成人的眼光、标准看待和要求孩子，提出让孩子无法完成或无法做到的不合理要求，导致孩子产生抵触心理，形成任性行为。

十六、爱发脾气

从心理学上讲，爱发脾气是一种情绪（情感）在短时间内不受控制的、瞬间暴发的激情状态。一般来说，孩子在心情开朗、情绪愉快时是不容易发脾气的，还有那些能够用语言表达自己情绪与意向的孩子也不会发脾气。换句话说，一个常常发脾气的孩子，可能是因为在日常生活中无法把控情绪，找不到合适的对象来倾听情怀，或是受了某种压力而不能发泄情绪，郁积到某种程度时就爆发出来。家庭教育方法不当是造成孩子爱发脾气的主要原因，用一分为二的观点来看，孩子发脾气未必都是坏事。例如，有时孩子要做一件有益的事，不愿大人阻挡，有不达目的不罢休的气概，这就应以肯定；有时孩子发脾气是反对家长的不合理做法，也是不能全盘否定的。只有毫无道理的、用发脾气来威胁父母或大人，以满足其不合理或过分要求的，才要"冷处理"，分析原因，对症下药。

十七、不合群（asocial）

不合群的孩子是指那些性格内向、孤僻、不善于和同龄的伙伴交往的孩子。他们从表面上看往往老实、听话，不惹是生非，也经常得到父母或老师的肯定甚至赞赏。但是，他们内心却是多疑、敏感、任性、畏首畏尾、怯弱的，对社会、对人充满了不信任感。这些孩子成年后，掌握不了社会生活所必需的、一般人的精神特性，不能与同事融洽相处，对领导反感，甚至不能应付与维持自身的婚姻关系，使周围的人甚感难堪和痛苦。根据国内外学者的研究，不合群行为的产生主要有两个原因：一是天生的弱神经类型，难以适应环境；二是后天的教养方法不当，爱得过多或/和爱得不够都可能导致孩子孤独性格的形成。那种把孩子当宝贝，"拿在手里怕摔了，含在口中怕化了"的育儿方式以及只顾大把地为孩子花钱而不愿意抽出时间教育孩子、陪伴孩子的态度，是最有可能引发孩子不合群行为的。根据儿童心理发展规律，大约到了3岁，孩子都会对朋友产生兴趣，愿意和大家一起亲近，但还不能很融洽地一起游戏。儿童通过吵架、比赛、扭打，从而有时间观察和自己年龄相仿的孩子，并学会如何客观地分析、评论自己的小朋友。4~6 岁这两三年间是幼儿由自我中心的人发展到一个社会的人的重要阶段。5 岁左右,幼儿逐渐掌握了同朋友相处的本领,懂得了谦让和礼貌、共享与分享,在部分时间里,孩子们能够友好相处,一起游戏,维持和谐融洽的局面。因此,想要把孩子培养成为一个社会适应能力强、性格稳重、豪爽、善于社交的人,就必须让孩子从小就多和小朋友一起游戏,在和同伴的嬉戏打闹中学会了解对方的想法,积累社会经验,达到互相学习、互相教育的目的,使孩子学会协调各种关系,充分发挥其积极性和创造性,促进心身健康发展。

十八、"霸道"(overbearing)

"霸道"是指儿童在集体活动中不能恰当处理个人与集体/团队的关系,表现出只顾自己、专横、自私、不讲理、不能与同龄人友好相处的一种状态。其主要原因有:①独生子女家庭中孩子被过分溺爱,受到多头关心,缺少同龄伙伴交往,缺乏与同龄人或人群交往的经验,不懂得或不知道、不会体恤他人感受,只顾自己舒服;②家庭教育失当,从小就给孩子灌输一种自我中心、唯我独尊的思维(不管家庭内部是否有意这样做,但客观的结果却是如此),孩子不会平等待人,不愿谦让合作,不想放弃优越地位,久而久之就成为霸道孩童。

十九、逃学(hookey)

逃学是指儿童在幼儿园或学校学习中,不愿意学习而主动逃避幼儿园或学校的一种行为。儿童逃学是令家长和学校颇为头痛的事情,其原因可能有以下几点:①不能适应新环境。从家庭舒适的环境突然转换为需要有纪律约束的幼儿园学习环境,让相当一部分的孩子不适应;如果同时还伴有分离焦虑或身体常常生一些小病,就更容易逃学。②缺乏兴趣。上幼儿园对大部分孩子来说是一件很兴奋、很刺激的事情,孩子对其充满期望。但如果幼儿园的环境与学前教育的氛围让孩子失望的话,就很容易使孩子对幼儿园失去兴趣,转而寻找能令自己开心刺激的其他活动。③环境诱惑(同伴影响)。同龄人中如果有不去上幼儿园的且玩得很愉快的孩子,儿童就很容易被诱惑而逃学。④频繁挫折刺激。初上幼儿园的孩子由于语言表达、社交技巧、动作灵活性、纪律约束等方面的小缺陷,被其他儿童嘲笑、捉弄、讥讽甚至孤立,老师不了解情况的批评等,反复发生,使儿童频繁受挫,自信心受到打击,从而以逃避这样的环境来减少受挫和受伤害,出现逃学行为。

二十、贪玩

爱玩,是孩子的天性;贪玩,就是一种超过了正常孩子爱玩界限的偏移行为。其原因可能有以下几点:①生理发育与心理发育不成熟。贪玩的孩子一般自我控制能力较差,无法控制自己想多玩的欲望和冲动,不能克制住自己静下心来学习。②不良环境影响。儿童所处的环境嘈杂,玩耍的声音、"悦耳的噪音"常常干扰孩子的注意力,使其分心走神而贪玩。③缺乏正确的家庭教育氛围。父母整天沉溺于吃喝玩乐之中,很少甚至没有时间陪孩子、管教孩子,任由孩子自由发展,在不良观念影响下,孩子极易玩物丧志。④性格差异。一些孩子外向活泼、喜动、不甘寂寞;一些孩子则文静内向,不爱活动。外向的孩子可能会因贪玩而影响学习。⑤综合因素。没有学习兴趣,缺乏学习动力,又无自制力,很容易受诱惑贪玩;加上家庭教育不良,不良环境影响,孩子极易贪玩或玩物丧志,这一点在性格外向不稳定的儿童中较为多见。

第三节　学龄期(6岁至十二三岁)

学龄期是指儿童在完全意义上走出家庭迈向社会,学习做人、做事,学习知识并健康成长的一个过程。此期儿童心理与行为发育的症状更多地与成长、学习、人际交往有关。

一、注意力不集中

人的注意分为两种,即有意注意和无意注意。有意注意也叫主动注意,是人根据自己的目的和任务把精力集中到某一事物上去,是一种需要意志和努力的注意过程;无意注意是不需要意志努力的、没有目的和任务的一种注意过程。这里所说的注意力不集中,主要是指儿童的有意注意不足。出现注意力不集中的原因有以下几个方面:①注意缺陷多动障碍(ADHD),简称多动症。6~7岁儿童的神经系统的自制能力已发育成熟了80%左右,有意注意力可以保持20~25 min,但多动症儿童的有意注意只能集中5~10 min,甚至更短。②心理应激,俗称有心事、有压力影响。人心中有事情的时候,往往不能集中注意。③发育障碍,如孤独症性障碍/孤独症谱系障碍、智力障碍的儿童注意力往往不集中。④疾病影响。感冒发热时容易分心走神,情绪抑郁时注意力往往不集中。⑤环境干扰。规律的、"悦耳"的噪音可使人注意力不集中。⑥其他方面,如正在做其他事情,一心不能二用,等等。

二、小动作过多

小动作过多是指活动过多,一刻不停,动作多没有目的性,杂乱无章,多见于注意缺陷多动障碍;其次为紧张不安时;第三见于发育障碍如上所述;第四见于小儿抽动症或小儿舞蹈症等。

三、学习困难(learning difficulty)

学习困难是指儿童的学习成绩与其智力水平之间出现了明显的不协调,学习成绩显著地落后于其智力水平所能期望达到的水平。发生学习困难的原因有多种,理论上讲凡是涉及学习过程的每个环节都有可能影响学生的学习。从教的方面说,学校的教育思想、教育理念、校风环境,老师的教学态度、教学水平、综合素质、对待学生的态度、师生关系等,都可能影响学生的学习成绩;从学的方面讲,学生的学习目的、动机、兴趣、方法、能力,个性特点、人际关系、身体素质、家庭环境氛围、同伴影响、社会支持系统的作用等,同样也明显地影响着学生的学习成绩;从疾病的角度看,脑损伤、家族遗传、注意缺陷多动障碍、发育障碍、情感障碍、创伤后应激障碍、精神障碍等,也会导致学生的学习成绩明显变化。

四、考试焦虑(examination anxiety)

考试焦虑是指学生对即将到来的考试,充满着担心失败、不如意的紧张不安的情绪反应,是对还未发生的考试不良后果的过分担忧、不接受的一种预期焦虑。考试焦虑在中学生中并不少见,尤其是那些平时学习成绩不错、老师与家长以及学生本人对考试成绩过分看重的学生,更容易发生。根据笔者的临床经验,考试焦虑可以划分为几个类型:一是惊恐害怕型,表现为严重的恐慌害怕、不由自主的全身颤抖,常伴有明显而严重的自主神经系统功能紊乱,如手脚心出汗、明显的心悸、脸色苍白难看,甚至严重到因恐惧害怕而出现短暂的昏迷。这类学生属于把考试成绩看得极度重要的人,甚至比自己的生命都重要,当考试成绩不理想或者自认为是"失败"的话,他们往往做出极端的举动,让其他人无法理解,临床上多见于性格偏执、对人对己较为苛刻、过分追求完美、具有过度自卑与过分自信两个极端的矛盾人格、既往曾经经历过"考试惨重失败"等重大创伤事件的人。二是烦躁不安型,表现为坐立不安、频繁踱步、烦躁不安、心神不定、易激惹、易发怒,说话办事与待人接物表现得手足无措、焦虑紧张,少数表现严重的还会失去控制表现出破坏性的行为,如伤人毁物、寻衅滋事、打架斗殴等。这类学生是平时就具有典型焦虑素质(焦虑性格)的人,想追求完美而又感到力不从心,太看重别人的评价却又无法接受不好的或自认为对自己不利结果的看法,导致他们产生想控制一切却又不得不面对现实"威胁"的矛盾的、沮丧而又愤怒的、指向自己或指向他人/环境的情绪反应。三是漠然无助型,或者叫冷漠无望型,面对考试表现得无欲无求,既不准备也不反应,发呆、发愣、两眼无神、面无表情、默然无语、思维凝滞等。这是一种典型的无反应性、放弃性的行为模式,是一种过度焦虑后物极必反的焦虑反应。如果说前两种的考试焦虑属于"求生存"的话,那么这一种类型就是求生存失败后的彻底放弃——无助、无望、无反应。这类学生往往除焦虑外,可能还有严重的抑郁症或其他精神障碍、过度的疲劳无力反应等,需要多加留意诊治,以免发生意外伤害事件。

虽然考试焦虑具有上述 3 种类型,但它们有 3 个共同的特点:一是所有发生考试焦虑的学生的耐挫折能力都较差,不能面对哪怕是一点点的失败或挫折;二是过分在意社会评价,不容许别人或环境产生一点点对自己不利的情况,哪怕自己确实有应该被人评价的地方,不切实际地过分追求完美;三是自我意识发展不良,这与第二个特点虽有类似之处,但还有一点是不能延迟满足,自己努力了就一定要有好结果,否则就不能接受。

五、课堂扰乱(捣乱)行为

课堂扰乱(捣乱)行为是指发生在课堂上的干扰正常教学过程的违纪行为。某些学生不存在智力问题,行为能力也正常,也没有临床上诊断的多动症、学习困难等,但却在课堂学习过程中经常出现违反课堂纪律、不服老师管理的不良或违纪行为,这类行为就称为课堂扰乱或捣乱行为。其可能的原因有:①师生关系不良,由于各种原因的影响,师生关系较差,老师对学生存在不良的心理期待,导致学生在课堂上开展一些有针对性的破坏与干扰活动。②学生学习基础弱,知识点掌握有漏洞和盲区、跟不上课堂教学进度;学生对学习不感兴趣或受其他因素影响不愿意学习。③课堂气氛不好,教学过程吸引不了学生的注意力,加上有意注意的时间有限,当学生超过有意注意的时限时,也容易出现不安守己行为。

六、恐学症或称学校恐惧症（school phobia）

恐学症或称学校恐惧症，即恐惧上学，恐惧学校的学习生活。学校恐惧症是儿童时期恐惧症的一个特殊类型，约占60%。其主要表现为对去学校感到恐惧因而害怕及拒绝上学，经常要求与家人在一起而不愿意与老师同学在一起。即使勉强或被迫去了学校，也表现出情绪失控、大哭大闹以及一些躯体化的症状，甚至会出现惊恐发作，相当多的儿童表现出了上学途中逃学、逃课的情况（并不是品行障碍所致），恐学症中女孩明显多于男孩。产生恐学症的原因有以下几点：①儿童分离障碍的延续，无法适应或无法尽快适应学校新环境，这也与家庭中存在的焦虑气氛尤其是母亲焦虑有关。②环境因素，如学校老师过于严厉、态度粗暴，儿童失去好朋友或失去亲人等，易致焦虑。③不良行为的强化，儿童不去上学逃回家中没有被鼓励去勇敢面对、解决，而是受到家人的保护，其回避学校的行为不断得到强化，就越来越恐学。④安全教育失当，为避免发生儿童受伤害事件的发生，儿童家庭的安全教育往往被强化，"不要与陌生人讲话""不要与陌生人玩""不要让陌生人接近你"等的安全教育提醒被反复强化，而没有帮助孩子建立区分安全与危险的方法。当孩子来到学校的时候，面对陌生的环境、陌生的老师（成人）、陌生的同学（儿童），安全防范意识随即被唤醒，心理不安全感油然而生，为了让自己变得安全，只有回到安全的地方——家，这时"逃回家去""不要上学"就成为唯一的选择。

七、逃学（escape school，skip school，play truant）

逃学即从学校、课堂上逃跑，不能继续学习。虽然逃学与恐学一样也有回避学校学习的共性，但两者有着明显的不同和本质的差别。

恐学症的孩子更多喜欢独自待在家中，而逃学者则更喜欢在街上或学校外面玩耍或游荡，同时隐瞒实情不让父母或老师知晓；恐学者经常会伴有情绪问题如焦虑、抑郁、强迫、易激惹等，而逃学者一般不会有明显的情绪问题；从平时的表现来看，恐学者多为老实听话的胆子小的孩子，而逃学者则多为学习成绩不好、品行不佳，常有说谎、打架等不良行为的孩子；从产生的动机上看，恐学者主要是害怕与家人分离、害怕学校环境、害怕老师等，而逃学者则主要是因厌恶学习、反抗老师或家长、不服从管理、贪玩无法自控而成。因此，逃学产生的原因可以从3个方面加以分析：①个人因素。过于贪玩而无法自制；适应环境的能力较差，不能适应学校的教育环境和学习要求；学习跟不上、学业出现困难、对学习不感兴趣等。②家庭因素。教育方法不当:不是严格要求望子成龙、拔苗助长式的教育,就是过分宠爱、溺爱,对孩子的学习没有要求、对他们过分迁就等,使孩子养成了我行我素的坏习惯;家庭气氛紧张,父母经常吵架、打架甚至离婚,或父母离婚后又再婚,无暇顾及孩子的教育和管理,让孩子就像没有牧人的羊群,自由散漫失去了前进的方向。③环境因素。首先是学校和老师方面,片面追求升学率的应试教育,只抓成绩,不管素质,缺乏对学生的人文关怀,教学方法和要求简单粗暴,伤了孩子的自尊与感情;其次是社会环境:一切向钱看、不读书照样挣大钱的错误思想影响,不良同伴教育的影响、诱惑以及示范作用,教育环境的恶化,社会上不良分子对学生的威逼利诱等,都可成为逃学的原因。

八、任性(capricious,wayward)

任性是指儿童不顾后果的固执己见、坚持按自己的主观愿望随意行事,如果他们的某方面不合理要求没有得到满足,就表现出不高兴、不合作的态度和行为。其原因有两个方面:一是环境与教育因素,独生子女家庭中的溺爱,有求必应式的满足,唯命是从、自我中心式的放纵等;二是儿童自身的因素,社会化程度低、社会性发展较差,耐挫折、延迟满足训练不足,自我中心的生活态度,因为学习成绩好而得到的特别照顾和谦让等。

九、依赖性强(too dependent)

依赖性强是指对于自己力所能及的事情或经过自己的努力可以学会或胜任的事情,却不愿意或不去自己解决,而要求助于别人,当别人不愿意/不能提供帮助时,就无所适从。依赖性强的核心是害怕承担或不敢承担自己的责任。造成依赖性强的原因有二:①家庭教育失当。首先是对子女的溺爱,这是最主要的原因;其次是没有培养孩子的独立意识和责任心。②学校教育失衡。重分数、重升学率,轻能力、轻实践、轻素质提升,出现高分低能现象。此外,教育环境的设计也不利于学生创造性解决问题能力的培养以及独立意识、责任意识的形成。

十、逆反(antagonistic,adverse,reverse)

逆反也称"反抗""抗拒""对抗"等,是指学生在接受教育过程中,表现出与教育、教学目标、要求相反的行为意向和对立情绪。逆反是青少年时期一个常见的个性表现和行为方式,集中表现为对家长或/和老师以及其他成人的要求表示出直接的不执行、不顺从、拒绝和顶撞。儿童逆反心理的产生一般有以下几个原因:①逆反是儿童心理发展的自然现象,是儿童自我意识和独立性的发展阶段。人类自我意识独立有两个明显的发展阶段,一个是以3岁左右的向成人说"不"为标志,另一个则是青春期前或青春期的"逆反"成人行为,这两个时期表现出来的独立性和自我意识,都是一个自然的正常现象,不要大惊小怪,以免节外生枝影响儿童发展。②好奇心的驱使。儿童好奇心重、求知欲强、探索精神足,对于不懂得、得不到的东西越发想搞懂、搞明白、搞到手,如果成人加以阻止,必然遇到强烈抵抗。③认知偏差。此期的儿童思维的独立性和批判性虽然有了一定程度的发展,但还很不成熟,加上他们经验的不足,看问题不能用辩证的、一分为二的、历史的观点,因此认知的偏差较大,容易出现偏激和片面的看法和行为,也很容易钻牛角尖、走极端。④教育和环境因素使然。教育方法不当,超越了儿童心理发展的实际水平,推行不合理的、高压的、强制性的教育要求,采取过激的管理措施,挫伤了儿童的自尊心和自信心,容易导致逆反。此外,成人的示范作用较差,言行不一,对儿童说一套做另一套,失去了儿童的信任和尊重,降低了成人教育者的威信,儿童容易反感和反对他们的说教。最后是家庭和社会中的一些不良因素的影响:儿童家庭破裂、父母中一方或双方均再婚,儿童有一种被抛弃、成"孤儿"的感觉,产生严重的心理创伤;即使是家庭健全的儿童,如果得不到正确的引导和教育、家庭中缺乏温暖和爱,只有成绩和升学,对孩子教育简单粗暴等,同样也容易使儿童产生逆反心理。

十一、自杀(suicide)

自杀是人类有意识地结束自己生命的行为。自杀是一种有目的的自我毁灭行为,是人类的一种极端的心理危机行为。自杀在青春期好发,儿童期较少,但近几年来发生于儿童期的自杀行为并不少见。自杀的原因和动机,儿童和青少年之间是有差异的。儿童的自杀,主要是由于父母的斥责、老师的批评、同学的排挤、自己想要的东西得不到等。也就是说,年龄较小的儿童往往是在学校和家庭的一些细小的问题上爆发冲突之后,作为对父母和老师的反抗或抗议,选择了自杀。他们的行为常常是盲目的、激情式的,或想以此要挟大人,并不真正理解自杀后果的严重性和危害性。而青少年自杀的原因,则主要是学校问题,人际关系问题(尤其是与异性关系问题、恋爱受挫问题等),家庭问题以及对生活的怀疑、失望、抑郁难受、孤独无助、悲观厌世等。也就是说,青少年的自杀比起儿童来说,考虑的问题会更高层次一些,对自杀后果的严重性和危害性的了解比儿童更深入一些,采取自杀行动的目的更明确一些,体验到的痛苦会更深刻一些,自杀的态度会更决绝一些,因此自杀的成功率也比儿童更高一些,更需要严肃认真地对待和处理。下面重点介绍一下青少年自杀的原因:

(1)遭受巨大挫折。这其中包括两个方面,一是学业出现难以忍受的大倒退,自己努力后无功而返且越来越严重,成就感极度丧失;二是家庭或学习环境出现重大变故,非他们能力所能影响或挽回。

(2)重要人际关系丧失。至亲的亲人突然去世或遭遇不测,感情至深的恋人突然离去,支撑其生活学习的系统突然崩塌等,无法建立起新的亲密的人际关系,社会支持系统分崩离析。

(3)受刺激所产生的冲动行为。有些青少年由于不当行为在学校或家庭中受到老师或家长的批评、责罚、责骂,同伴的羞辱等,个人自尊心、自责感受到强烈刺激,从而导致他们做出自杀冲动行为。

(4)个体性格因素。易于产生自杀倾向的人,在性格方面一般比较内向、情绪不稳定、自卑感重、敏感性高(感受性强)、依赖性强、以自我为中心、常处于抑郁状态,思维缺乏灵活性,容易走极端而自杀。

(5)疾病作用。由于各种原因患上了抑郁症、双相情感障碍、精神分裂症等重性精神疾病,在疾病症状的支配下,出现自杀行为,成功率高达 10%～15%。

对儿童青少年而言,出现以下征兆就要注意是否有自杀情况发生:

(1)自杀的念头总是挥之不去,且无法说服自己放弃这一念头。

(2)在与人说话、聊天、情绪激动时,突然直接说出或是暗示性地吐露出想死、寻死的念头。

(3)出现极度的情绪低落、哭泣、长时间地封闭自己、失眠、没有动力、没有乐趣、没有食欲等抑郁症表现。

(4)以前有过自杀的企图(或许当时不是出于真心自杀)或自杀未遂。

(5)把自己心爱的东西交给别人、把欠别人的钱物都还上,为身后事做好安排。

(6)与以前"得罪"自己的"仇人"化解矛盾,隐秘地巡查对自己有特殊意义的地方,看看自己的好朋友,说一些与当时情景不符且让人感到莫名其妙的话,如"你要好好活着""我们要永远做好朋友""不要忘了我""要珍惜你所拥有的"等。

(7)被人无意中发现秘密准备一些用于自杀的物品、药品、工具等,甚至写好了遗书或用艺术的形式表达了自己的去处、对死亡的渴望等。

如果出现上述征兆中的任何一个,就要立即进行心理危机干预和医学干预。

十二、孤独行为(loneness,solitude)

孤独是一种自我封闭的心理和行为模式。从表象上看孤独主要有两种形式:一种是正常儿童的孤独行为,另一种是孤独症儿童的孤独行为表现。就正常儿童的孤独行为而言,主要表现为不愿与人交往,不愿参加集体活动或游戏,对人较为冷淡,喜欢独处而远离人群。具有孤独行为模式的正常儿童,其内心也想有一个好的人际关系,也想有几个知心朋友,以缓解其内心的孤独、痛苦和寂寞。但由于其性格的原因如内向、沉默寡言、孤僻离群、不会与人友好相处等,当他们来到一个相对陌生的环境时,就常常难以适应,也很难交到好朋友。除了上述的性格因素之外,初次交往失败的挫折感,使其自信心受到打击,也会产生孤独行为。最后,由于独生子女家庭缺乏同龄的玩伴,孩子从小就没有学会与别人相处的经验,加上成人越俎代庖式的照顾以及过度的安全教育,让儿童害怕与人打交道,也容易离群索居。

十三、社交退缩(social withdrawal)

社交退缩在5~7岁儿童中较为多见,是指儿童不能主动地与同伴交往,沉默寡言,更多地喜欢一个人独自玩耍而不愿融入集体游戏中,但如果有人来邀请其参加集体活动或游戏时,儿童可以被动地接受、有限度地参加,对一些陌生的环境还会常常表现出害怕、孤独、胆怯的行为模式。社交退缩的形成原因主要有以下4点:①遗传因素。一些儿童的家族人群中,多有社交退缩者。此外,气质因素也不容忽视,气质百分之百来自遗传,是个性因素中受到遗传影响最大的、带有典型家族特点的个性特征。有些儿童生来腼腆、胆小、内向、喜独处、言行拘谨、不爱活动,影响了他们与同伴的交流。②环境闭塞。儿童所处环境较为闭塞,很少有机会接触到陌生人,环境的突然改变很容易让儿童手足无措,变得退缩、回避。③失败阴影的影响。在与同伴的社会交往中,某一次的失败经历或不愉快体验,让儿童参与交往的自信心、自尊心受挫,产生自卑感,为寻求自我保护而放弃或不愿意与人交往。④家庭教育失当。独生子女家庭的溺爱、过分照顾与迁就,使孩子从小就被保护在家中,没有学会与别人相处的经验,交往能力也没有得到很好的发展,在新环境中就无法与人友好相处而采取了回避或逃避社交的方式。

十四、社交恐惧(social phobia)

社交恐惧也叫"社交焦虑"(social anxiety),有人也将其称为"对人恐惧""对有人存在场所的恐怖",它是指在有人的场合,特别是有陌生人的场合或公共场合,会感到心理紧张,有异常的紧张恐怖体验,并伴有明显的行为表现以及自主神经功能紊乱症状,如心悸不安、面红耳赤、手足失措、手脚心出汗、语无伦次等,这些在别人面前表现出来的不自然行为,也会让对方感到尴尬、难堪,从而形成一种在人际互动中的不和谐与恶性循环,加重了社交恐惧。社交恐惧的发生与以下因素有关:

(1)文化因素。不同国家、不同民族、不同社会、不同文化对社交的理解与界定有所不同,中国人受传统观念"礼义廉耻"的影响,在与人交往、接触过程中,往往把保持自尊放在首要地位,并成为一个人在社会生活中教养水平的标准之一。因此,我国社交恐惧患者在病前几乎都有"爱面子、重评价"的性格特征,社交焦虑在中国具有明显的传统文化与道德观念的影子。尤其是在儿童青少年时期,不少人当与自己内心倾慕的异性相视,常常会担心对方发觉自己对对方渴慕的真实感情。这一类的情形是与中国青少年期的性心理特点相吻合的。

(2)社交经验与技巧不足。缺乏社会交往技能,不会在人际交往中发起、维持谈话,不会适时介入正在进行的社交谈话或社交活动;如果既往有过社交挫折的经历,也很容易在下一次的社交活动中出现反射性的害怕、紧张不安、担心再次受挫没有面子等。

(3)认知观念偏差。这主要表现为对社交活动有不合理的信念:①"完美主义"的人际交往观,认为只有所有的人都满意,才能证明自己有良好的人际关系,如果哪怕只有一点点的不满意,也会被认为是"不完美"、不能被接受的。②自我否定性评价,认为自己什么都比别人差,包括社交在内"样样不如人"、不可能与别人建立起良好的关系等。③对社会交往有不合理的、否定性的心理预期或期待,认为自己在社交中不会给别人留下良好印象,一定会出现失态行为等。这些不合理的认知观念阻碍了社交活动的正常开展。

（4）社交动机定位不准引发的紧张焦虑。越想在社交活动中给人留下良好印象,反而在社交中更为紧张、更易出错,尤其是在与异性交往、约会,求职应聘的时候,很容易由于紧张等而造成焦虑和恐惧心理。

（5）性格因素。社交恐惧者大多具有性格内向、自尊心强、做事力求有绝对把握不敢冒风险、易受环境和他人影响、缺乏主动性、不善交际、常有胆怯心理等特点,他们心理素质较差,遇事常常自责、自罪,办事认真、过于谨小慎微,而且道德感极强、自卑心理严重的人,较容易出现社交恐惧的症状。

十五、说谎（lie）

学龄前儿童的说谎多为幻想性的、不能自主识别错误的发育行为,是一个心理发育过程,一般不涉及道德层面。而学龄期儿童的说谎,大多是有目的、有意的行为,是以欺骗他人为目的、心口不一致的表达方式。学龄期儿童说谎不仅是一个心理问题,同时也是一种道德问题。学龄期儿童以及较大一些儿童的说谎原因,大致有以下几个方面:①逃避惩罚。做错事、干了坏事,因怕被惩罚而编造谎言。②害怕失去大人的爱、失去信任。自己做了错事、干了坏事之后,怕被老师或家长知晓后失去他们的爱、失去他们的信任,因而开始编造谎言。③虚荣心重、炫耀自己。想抬高自己在同学中的地位、引起大家的注意、被老师表扬,常常吹嘘自己家庭的政治经济地位、财富、权利等,信口开河地编造谎言。④自我意识过强、维护自尊需要。随着儿童年龄的增大,自我意识、自我评价能力迅速提升,他们很在意自己在父母、老师眼中的形象和地位,当他们被表扬赞美时就会心花怒放,而被批评时就会怒发冲冠,尤其是在集体场合或有外人在场的情况下,面对批评就会断然拒绝,坚决否认批评和指责。⑤蓄意报复某人。当一个学生在学校或校外受到别人欺负而自己又无力还击时,就会将仇恨埋在心里,寻找恰当的机会进行报复。如果恰巧学校或老师调查一件事情如考试作弊或班级丢失物品等,此时被欺负的同学可能就会做假见证、说谎指证某个曾经欺负自己的人参与了该被调查的事件,以达到自己报仇雪恨的目的。⑥获取利益、达成愿望。当儿童发现某种情境能给自己带来某些好处或觉得很好玩的时候,就会努力创设某种情境,使自己愿望达成,如早上起床喊叫腹痛、恶心,就可以不去上学了;头晕目眩就无法考试了等。此种情景最典型,也是最极端的例子就是"狼来了"的故事。⑦家庭教育失当、父母做错榜样。父母教育方法失当,教育子女要信守承诺,但自己却常常不守信用,答应别人的事却出尔反尔,答应孩子的事却随意更改,让孩子从父母身上看到了人可以不讲信用、撒谎无罪、父母就是撒谎的人等错误行为和理念,促使他们更加爱说谎。

十六、偷窃(steal)

偷窃是指用不正当的方法和手段获取原本不属于自己的东西,如钱财、物品等。偷窃既可是疾病的一个症状,又是一种犯罪行为。对于不同的年龄段儿童而言,给其下"偷窃"行为的判断时要慎重,学龄前儿童由于常常把想象当成现实,会出现"私拿"他人东西的行为,并不是真正意义上的"偷窃",这一点是需要注意区分的,否则很容易给孩子从小就戴上了"贼""小偷"的帽子,反而影响其正常的健康的发育。只有具备了是非曲直、正确错误判断能力的儿童,发生"私拿"行为时才可定义为"偷窃"。偷窃发生的第一个原因是:偷窃是一种学习、模仿、强化行为。有人私拿了别人的东西未被发觉,就觉得自己有本事、很聪明,就会有意无意地在同龄人面前炫耀自己的"英雄"行为,并与其他人分享自己的"战利品"。这种行为无疑会对那些没有偷窃行为的人起到诱惑的作用进而学习、模仿,偷窃行为就会在一定范围内得到扩展推广;而那些偷窃的人也会因为不仅没有被惩罚反而在同龄人中有了"威望"而更加肆无忌惮,偷窃行为因此被反复强化形成恶性循环。第二个原因是不劳而获恶习的影响:不通过自己的努力而是把别人的东西直接据为己有,对一些想寻求成功捷径的人来说是很有诱惑力的。第三个原因是儿童畸形的成长方式,表现在:①通过偷窃吸引大人或别人的注意。一些发生偷窃行为的儿童家境富裕,父母也很有文化和地位,但孩子却发生了偷窃行为,其主要原因就是孩子认为自己缺少大人的关注和关爱,他们往往通过这种惊人的反常举动来获取大人或他人的关注。②歪曲了的反抗行为。有些儿童的偷窃行为是由于受到了不公平的待遇之后发生的,他们把偷窃作为一种反抗不公平待遇的对抗形式;有些儿童认为老师对待学生不公平公正,为了报复老师让其丢脸,也会故意在老师的班上或课堂上偷别人的东西。第四个原因是家庭的溺爱与环境的影响:家庭对孩子的要求不管是否合理、是否有能力实现,均统统给予满足(有求必应),让孩子不仅没有学会延迟满足,而且一旦要求不被满足,就会想方设法去满足,偷窃常常是首要的选择。此外,家长有时贪图小便宜,从单位拿东西回家用,孩子从小也会受到潜移默化的影响,认为拿别人的东西不会是什么大问题。第五个原因是疾病的影响:一些疾病也会让儿童(包括成人)出现偷窃行为,如冲动控制障碍、病理性偷窃、病态人格、脑损伤、智力障碍、广泛发育障碍等。

十七、离家出走(running away from home)

离家出走是指未成年的儿童青少年脱离家庭外出游荡不归,或在社会上流浪谋生的行为。在校的学生中离家出走时有发生,近几年还有不断增加的趋势。造成儿童离家出走的原因有很多,但归纳起来可以概括为两个方面:一是儿童本身的原因,二是教育抚养(成人反面)的原因。

(一)儿童方面

(1)学业受挫、学习成绩差:这几乎是所有儿童、青少年离家出走的首要原因。学业受挫、成长受阻、成绩较差、受人歧视,让孩子感到自己既不属于学校也不属于家庭,哪儿也没有容身之地,唯有离家出走。

(2)对抗心理:处于学龄期的儿童自尊心较强,当自认为受到老师、家长、同学的奚落和不公平待遇而自己又无力反抗时,就很容易萌生出走的念头。

(3)威胁家长或老师:这主要见于那些从小就娇生惯养、自我中心、任性违拗的孩子,一旦家长或老师不能满足其不合理的欲求或与成人发生不愉快的事情时,常常以离家出走来威吓成人。

(4)同伴影响(同伴教育):一些由于其他原因离家出走的儿童彼此结成了"抱团取暖"相互支持的团伙,享受了在家庭、在学校都不曾享受的温暖,认为这就是自己的归宿,从而沉溺于此,其中也不乏因团伙活动而出走肇事的。

(5)逃避心理:做了错事、干了坏事,羞于见人、怕受惩罚,就把离家出走作为逃避责任、免受处罚的选择。

(6)胸无大志、精神空虚:从小养尊处优、没受过苦,上学后不爱学习、缺乏理想,受挫后不思悔改,反而离家出走。

(7)好奇、模仿:一些学生出走后似乎很自在,影视作品中常有离家出走学本领成功的案例,这些都会产生让儿童模仿学习的效应;加上儿童本身就好奇心强,对外面世界充满了渴望,这些活生生的例子就更加激发了儿童好奇模仿的心理和行为。

(二)教育环境方面

(1)不了解、不理解孩子:儿童随着年龄的增长,其心理行为模式也会发生明显的变化,家长或老师如果不了解这些变化、不理解孩子行为举止的心理学意义,仍然以旧的思维模式,简单粗暴、机械刻板地对待孩子,就很容易与儿童起冲突,促使儿童选择离家出走。

（2）家庭不和睦：家庭关系紧张、父母关系较差,儿童缺乏温暖、缺乏安全感与归属感,家庭教育方法不当,无法被孩子接受、认可,加上如果有虐待孩子的行为发生,孩子就会毫不犹豫地选择出走。

十八、攻击行为（aggressive behavior）

攻击行为法律上也叫侵犯行为,是指以直接或间接的方式故意伤害他人的心理、身体、权益、物品等,从而引起他人痛苦、厌恶等反应的行为。在儿童的学习过程中出现的打架、谩骂、故意损害同学文具、物品等行为,都属于攻击行为。从表现形式上看,攻击行为大致可以分为以下几类：①躯体攻击,指攻击别人身体、与别人打架斗殴。②言语攻击,指用言语谩骂攻击别人、中伤别人。③心理攻击,指攻击的行为给对方造成严重心理压力或直接进行的心理攻击,主要表现有：羞辱别人,让其难堪；利用别人的缺陷取乐；因为"羡慕嫉妒恨"而攻击别人；因心理需求无法满足而攻击别人等。④模仿性攻击,受影视作品和文艺作品的影响,模仿剧中人的攻击行为、为哥们义气而攻击别人等。⑤报复性攻击,"以牙还牙""以血还血"报复那些自认为伤害了自己、给自己气受的人,常常为一些不足挂齿的小事而大打出手。

出现攻击行为的原因可以概括为两个方面：教育环境不良与遗传因素共同影响。首先是教育环境不良,主要表现在几个方面：①家庭教育失当,独生子女的家长怕自己的孩子在人际交往中吃亏、"被人欺负",不恰当地鼓励孩子以暴制暴、"维护权益"；②社会不良风气影响,打架斗殴、偷窃抢劫、杀人放火等,是儿童青少年产生攻击行为的重要外部诱因；③大众传媒、影视作品过度渲染暴力手段,宣传报道没有甄别,很容易被儿童青少年模仿；④从小放任孩子的攻击行为,使其被强化,如孩子还小的时候因为自己的要求不被满足就伸手打了父母或祖父母,大人们非但没有制止,反而把头伸过去鼓励孩子再打一下,这种错误的行为就因此而被强化,孩子长大之后就很容易出现攻击行为。其次是生物学因素：遗传。新近的研究发现,一些人的攻击行为可能是由于某种微小的基因缺陷引起的。这种基因有缺陷的人神经过程较强而调节能力较差,情绪很容易激动、易激惹、易冲动伤人,出现攻击行为。在儿童青少年的攻击行为中,遗传大约占50%,其余的50%中,又有一部分是家长与孩子间的相互作用所致。所以,遗传在攻击行为中的作用不容忽视。

十九、吸烟与喝酒

吸烟与喝酒行为在儿童青少年中并不少见,原因很复杂,概括起来可以分为三大方面:

(1)宣传误导。香烟广告居于醒目位置,吸烟的危害宣传没有直观具体的展示;吸烟能"为国家创造巨额利润""能改善人际关系""能预防老年痴呆"等的伪科学宣传误导大众。

(2)环境影响。社会不良风气的影响,大吃大喝、"烟酒不分家";家长带头作用差,喜欢喝酒抽烟,对有喝酒抽烟的孩子管教不严,认为烟不能抽但酒可以喝等;学校教育偏差,对有学习困难的学生不能及时给予帮助和指导,让这些学习差但精力旺盛的孩子被边缘化,很容易使他们无所事事而受吸烟喝酒的诱惑,沾染上不良习惯。

(3)个人因素。主要有以下几点:①从众、模仿心理,同龄人中有吸烟喝酒的人,觉得他们很神气、很有范儿,故而模仿学习;②"成人心理"、显"成年感",学龄期的儿童青少年,成人意识、自我意识不断得到强化和发展,不少吸烟喝酒的学生认为,抽烟喝酒是一个人成年、成熟老练的标志,只有如此才会使自己看上去像一个"男子汉"、像成年人一样;③交往需要,国内曾有学者研究发现,儿童青少年开始吸烟的动机是为了交往需要的占 47%;④好奇、探险心理,这与儿童青少年的心理发展特征密切相关,对于一些不熟悉的事物总想试一试、探究探究,这种好奇心会驱使他们像大人一样去体会吸烟喝酒的感觉;⑤缓解压力、排遣忧愁,影视作品中常常出现通过吸烟、喝酒来缓解压力、减轻痛苦、排遣烦恼忧愁的场景,这也很容易被儿童青少年模仿并应用于现实生活和学习中。

二十、喜欢穿异性服饰

理论上这种情况男女孩均可发生,但在临床上我们经常看到的是男孩的父母带着孩子求诊或做咨询,有人将其归结为恋物癖或性识别障碍。但站在发展心理学的角度,儿童青少年出现这样的举动就要慎重,要根据当时的具体情况认真分析,不要轻易给儿童贴上性心理异常的标签。出现这类行为的原因,笔者认为有以下几点:

(1)成长因素。随着儿童身体的逐渐发育成熟,女孩出现月经,男孩出现性梦遗精(或射精),性心理发展提速,对异性渴慕,希望进一步了解对方;有的孩子认为异性的穿着很美、很性感,希望自己也尝试一下。因此,他们常在隐秘的家里或其他地方偷偷地试穿异性衣服,若被他人无意中发现,很可能成为问题而被提出来解决。

(2)个性因素。一些儿童生性内向羞怯、不善表达,随着性心理的发展,出现了喜欢异性的心理需求,由于个性因素不敢直面表达,转而通过偷穿心仪异性的服装、内衣,佩戴异性的首饰等,实现与心仪异性的"亲密接触",满足性心理发展需要。

(3)环境诱发。现今的一些影视作品、电视节目、文艺作品等经常会展示一些"吸引眼球"的情节或人物造型或节目类型,男性女性化、女性男性化、男女性中性化、私密话题公开化等有违伦理原则的行为反而成了所谓的"时尚""新潮""范儿"被大力推崇,对儿童青少年有巨大的诱惑。此外,家庭居住环境不私密,父母或其他成年人穿衣打扮、起居梳理不注意回避孩子,也会让孩子的好奇心、模仿心理被激发,产生模仿成年异性的穿着打扮的行为。

二十一、手淫(masturbation)

儿童手淫也称自慰或叉腿综合征或摩擦综合征,是指儿童通过刺激其生殖器官(性器官)而引发的性快感与性兴奋行为。不论男女儿童均可能出现手淫,有人甚至认为男性在婚前出现手淫的达80%左右、女性达60%左右。发生手淫时,儿童多用手来摆弄或摩擦生殖器,也有用被子、枕头、桌角、椅子、玩具等进行摩擦的。由于手淫产生性兴奋,儿童会表现出面部潮红、双眼凝视、全身肌肉紧张抽动等,持续几分钟后,出现乏力、出汗、思睡等现象。出现手淫的原因有:

(1)穿衣不当。儿童衣服穿得太紧,尤其是内衣内裤太小太紧,在孩子运动时很容易对外生殖器产生不断的摩擦和刺激,从而有前所未有的愉悦体验。

(2)无意识的触碰被强化。儿童在做游戏或活动的时候,无意识地触碰到外生殖器官,使其产生了不同于接触身体其他部位的特殊感觉和体验,这种前所未有的愉悦体验让儿童难以忘怀,当一个人独处、寂寞时,很容易主动去触碰生殖器官,使这一无意的触碰行为不断得到强化。

(3)自幼不当行为的强化。儿童年幼时期常穿开裆裤,有些成年人抱小孩玩耍时,有意无意地喜欢拨弄孩子的外生殖器官,这也常使孩子因对局部产生快感而希望继续被拨弄或自己主动重复此类行为。

(4)局部炎症诱发。儿童因生殖器官发炎或分泌物过多产生痒感,伸手挠抓时无意中产生快感,形成了习惯。

(5)不正确的性信息、性教育,不良书刊与影视作品的影响。我国的性健康教育长期以来落后于儿童的心身发展,东方文化的内敛含蓄也让做家长的羞于给孩子谈性。这样一来,学校不教、家长不谈,孩子只能从其他途径获取性的知识和经验,一些不正确的性信息、性教育内容,在没有被成人甄别的情况下,被孩子吸收了;加上一些黄色书刊、不良影像作品的直观诱惑,儿童青少年偷食禁果后的强烈渴慕,也很容易不断加重或诱惑孩子手淫。

(6)缓解压力的手段。笔者在临床工作中发现,当儿童青少年面临人生一些重要事件或压力时(如中考或高考时),常常会出现考前紧张焦虑综合征,失眠、焦虑、紧张不安。为了缓解这种紧张不安与失眠,不少学生(小学生较少,初、高中生较多)常常用手淫来缓解压力、改善失眠(个别学生甚至一天数次手淫),时间一久,身体透支,体能下降,学习出现明显退步,重要考试也出现重大失误。因此,手淫不当,影响健康;过度手淫,损害健康。

第四节　中学生(十二三岁至十七八岁)

人的心理包括心理过程和个性心理两大方面,心理过程又包括感知过程(感觉、知觉、记忆、注意、思维、想象等)、情绪情感过程(喜、怒、忧、思、悲、恐、惊等)、意志过程3个方面,简称知情意。心理过程是不分民族、性别、年龄、地域等全人类均有的、共同的、具有普遍性意义的心理特性,因而在心理学上不具有决定性的、甄别性的作用。个性,西方学者称其为人格,也包括3个方面,即人格(个性)倾向性、人格(个性)特征以及自我控制系统。个性倾向性为人格的发展提供动力,决定了人格的发展方向,因此也称为个性的动力系统、"政治"特征,包括需要、动机、兴趣、观点(人生观、价值观、世界观)、理想、信念等。个性特征主要包括气质、能力、性格等,是人格(个性)的"专业"特征,气质全部来自于家族遗传,能力既受遗传影响又受后天实践影响,性格则是在遗传的基础上,主要在后天的社会化过程中形成的,因此个性心理中最重要的是性格,为凸显这一重要性,西方学者甚至把性格等同于人格。自我控制系统也叫自我意识系统,包括自我认识、自我体验、自我教育、自我调控、自我管理等,是一个人心理成熟的重要标志之一。与心理过程相比,个性心理主要是在社会化过程中形成的,是一个人习惯化了的、稳定性的行为方式与心理特征的总合,借此可以把人与人的特征区分开来。因此,个性心理就具有典型的、独一无二的、代表性的特征,在心理学上就拥有决定性的、甄别意义的作用。尽管如此,人的精神病学症状表现出典型疾病特征的仍然是以知情意过程的异常为主且最为常见,而人格异常的症状则需要严格甄别。就症状学而言,中学生在疾病的症状表现上与成人症状极为相似,故其结构仍然按照知情意心理过程的顺序描述,这种描述顺序仅仅是为了方便理解而已,并非疾病过程就是这样的,疾病发生时往往同时包含着知情意和/或人格的症状。以下就各个心理活动过程异常征象分述讨论。

一、感觉和知觉障碍

(1)感觉(sensation)是人脑对当前直接作用于感受器的客观事物个别属性(如形状、颜色、冷热、声光、气味、粗细、软硬等)的反映。人类一切较高级、较复杂的心理现象,都是在感觉的基础上产生的,客观事物是感觉的源泉。因此,感觉是人类认识世界的开端,是一种最简单的心理活动,是人类认识的初级阶段。在人身体上存在着许许多多的感受器,借此,人不仅可以感觉外部世界,而且还可以感觉到自身内部的一些器官功能的活动状态。在与感觉有关的症状的描述上,更多的是从感觉的感受性(感觉器官对适宜刺激的感觉/反应能力)、感觉阈限(在一定的时间范围内,能引起感觉反应的最小刺激强度)以及感觉的相互作用(一种感觉在其他感觉的影响下发生感受性的变化)等几方面来进行陈述的。

(2)知觉(perception)是人脑对当前直接作用于感受器的客观事物整体属性的反映,感觉是知觉的基础,但知觉并不是感觉的简单集合,知觉在相当的程度上依赖于人的主观态度以及过去的知识和经验。人的态度和需要使知觉具有一定的倾向性,知识和经验的积累使知觉更丰富、更全面、更精确,更富有理解性。有关知觉症状的描述,主要是从知觉的基本特性如知觉的选择性、知觉的整体性、知觉的理解性、知觉的恒常性以及知觉的种类几方面进行陈述的。

正如前面第二章所述的儿童心理发展过程中,在幼儿期感觉和知觉都在迅速发展,比较复杂的空间知觉、图形及时间知觉也开始发展。儿童通过感知觉输入信息,进行学习,观察事物,获得知识,认识客观事物。观察是感知觉的一种特殊形式。观察不只是单纯的直觉问题,而且包含着理解、思考的成分,是一种有意识、有目的、有组织的知觉能力,观察是构成智力的要素之一,观察力(即观察的能力)是儿童智力发展的基础,是学习科学知识必不可少的心理条件。儿童时期感知觉具有下列特点:①出现早、发展快;②知觉鲜明生动;③对感知事物的体会不够准确;④真实事物与幻想性事物互相交织,易发生错觉如幻想性说谎等。感知障碍是儿童青少年精神障碍中常见的症状,尤其在急性感染、中毒所致精神障碍者中更为多见。

(一)感觉障碍(disorders of sensation)

感觉障碍多见于神经系统器质性损害,并可伴有相应的神经系统定位体征,如感觉丧失,感觉麻木、迟钝;感觉过敏、感觉倒错;深、浅感觉障碍或躯体内感觉不适等。感觉障碍在单纯的儿童精神障碍中并不多见。在儿童癔症转换障碍中可见有感觉功能性障碍的征象(如癔症性失听、失明,肢体感觉障碍等),但检查无阳体征所见,症状受暗示而改变。

(1)感觉丧失(感觉缺失,anesthesia):即失去了对客观事物/刺激的感受能力,不能对适宜的刺激做出任何反应,如针刺不觉得痛、火烤不觉得烫等。感觉丧失是一个逐渐发展的过程,最初是对一般刺激的感受性降低,感觉阈值增高,表现为对外界强烈的刺激产生轻微的感觉体验,称为感觉减退(hypoesthesia)。感觉丧失多见于神经系统疾病,精神科疾病多见于抑郁发作、木僵状态、意识障碍。感觉丧失见于癔症,称转换症状(conversion symptoms),如失聪、失明、感觉缺失,其表现与相应的神经解剖部位和生理功能不符,见于分离(转换)障碍。

(2)感觉麻木(stolidly):指具有感觉能力,但对适宜刺激做出的反应的强度较弱,如痛感不明显,一般人都难以忍受的痛感,却可以忍受下来。

(3)感觉迟钝(dysaesthesia,hypoesthesia):指具有感觉能力,但对适宜刺激做出反应的速度较慢,常常不能在第一时间做出恰当的反应,如火烧衣服了还没有烧痛感,反应迟钝。

(4)感觉过敏(hyperesthesia):指感觉能力过强,即使是微小的刺激/弱的刺激也能引发剧烈的反应,如害怕打针者,仅仅在皮肤消毒阶段就可能引发强烈的恐惧反应而晕厥;对声音敏感者,即使是轻柔的音乐也会感到特别刺耳而难以忍受等,多见于神经系统疾病、神经症、更年期综合征、感染中毒后脑衰弱状态、疼痛障碍等。

(5)感觉倒错(paraesthesia):指感觉反应的方向出现错误,实际出现的反应与预期应该出现的反应相反,如本该是哭的反应却变成了笑(如癫痫所导致的强制性哭笑反应)。

(6)内感性不适(体感异常,senestopathia):指躯体内部产生的不舒适和/或难以忍受的异样感觉,如牵拉、挤压、游走、蚁爬感、胃肠的扭转感、腹部气流上涌感、咽喉部堵塞感等,患者不能明确地指出具体不适的部位,此有别于内脏性幻觉,可继发疑病观念,多见于神经症、精神分裂症、抑郁发作、脑外伤后精神障碍等。

(二)知觉障碍

1. 错觉(illusion)

错觉是指在特定条件下对客观真实存在的事物的错误/歪曲的知觉,这种歪曲常常带有固定的倾向,只要条件具备,它就必然产生。正常人在光线暗淡,恐惧、紧张、暗示和期待的心理状态下可产生错觉,经验证后可以纠正和消除。错觉在现实生活中最多见的是视错觉与听错觉,临床上研究较多的是视错觉,如将一根绳子看成为毒蛇,把一只小猫看成是大老虎等。在表现形式上,错觉主要表现为图形错觉、大小错觉、形重错觉、方位错觉等。错觉可发生于健康的儿童,也可见于精神障碍的儿童。错觉常见于下列情况:①意识障碍,如谵妄情况下容易出现错觉。②睡眠—觉醒过程。正常人在进入睡眠状态或/和即将醒来的时候,也容易出现类似症状。③营养缺乏、饥饿、低血糖、供氧不足状态。这些情况容易引起脑缺氧与供能不足、脑功能障碍,也会出现恍惚感、错觉。④环境光线暗淡、视物不清。这是物理因素引起视力下降所出现的错觉。⑤过分疲劳状态。人在过度疲劳的状态之下,很容易出现全身的功能失调,其中视觉的疲劳、判断能力下降、视物不清等,也易引发错觉。⑥过度的恐惧害怕、情绪紧张或期待(盼望)的情感状态。过度的紧张害怕以及情绪紧张,也容易使视觉功能紊乱,看错事物或人,出现错觉。此外,人在迫切希望某种结果或现象出现时(期待心理),也容易受心理暗示的影响而出现错觉等。⑦幻想性错觉:是指对视觉映像进行幻想性解释的一种错觉。正如前文所描述过的,年龄较小的学龄前儿童很容易出现"幻想性"说谎,一些年龄较大的儿童,也由于其他因素的影响出现了类似"幻想性"说谎的知觉。富于幻想的儿童随着自己的想象将感知的简单形象增添了许多细节或描绘,变成了生动复杂的知觉形象,形象随其幻想变化而变化,构成了幻想性错觉(fantastic illusion)或称拟形性错觉(pareidolia),如凝视墙上的斑痕污渍或天空的云彩,幻想成为各种怪物、动漫人物等形象。⑧受迷信影响或受暗示发生形象错觉。

暗示性强的人或者痴迷于封建迷信活动的人，也很容易受周围环境的影响发生大脑功能的紊乱而出现错觉。

2. 幻觉（hallucination）

"幻"即是虚无、没有、不存在的意思。幻觉是一种知觉障碍的症状，是指在没有相应的客观现实刺激作用于感觉器官时而出现的虚幻的知觉或病态的主观感觉（知觉体验）。幻觉是精神科临床上常见且重要的精神病性症状之一。儿童时期多见于精神分裂症，也可发生于脑器质性精神障碍（急、慢性中枢神经系统感染或其他脑损害）、中毒、药物和酒精滥用、药物不良反应、心境障碍、急性创伤性应激障碍、癫痫、偏头痛、代谢障碍等多种疾病。对于幼年儿童，观察其是否有幻觉症状是较为困难的，因为幼儿不会以语言表达感知体验，须细致观察其表情、动作和情绪变化等进行判断是否存在幻觉。年长的患者一般可以用语言表达幻觉内容。通常在意识清晰状态下，发现儿童有明确的幻觉症状，则应考虑有精神障碍的可能。当儿童出现幻觉时，要具体分析发生幻觉的背景，包括意识状态，心理活动状态，躯体状况，首发症状，发生幻觉的时间，幻觉持续的时间，与幻觉伴随的症状，服药情况，有否服用特殊食品或保健品或减肥药，是否吸食毒品或使用新型毒品，幻觉内容与日常所见的影视、动漫画、电子游戏、书刊等内容有否联系等，综合加以分析。

幻觉常见于儿童精神障碍，但正常儿童偶尔也会发生非病理性幻觉，如出现入睡前幻觉、觉醒前幻觉（听见有人叫唤其名字）、因听力问题（如重听）所致的幻觉等；生理现象，即遗觉像（eidetic imagery）或视觉映像记忆，为看影视之后闭眼又感到映像或视觉表象；新近目睹亲人死亡或某些暴力场面，过后产生短暂的幻觉体验等。

儿童时期幻觉内容往往较丰富生动，形象鲜明逼真，一般以幻视、幻听为多见，幻触、幻味、幻嗅少见，也有出现本体幻觉和假性幻觉。青少年幻觉内容随年龄增长逐渐与成人幻觉相近。幻觉的性质与起病缓急的程度有关，如急性起病精神分裂症患者常以幻视、幻听为主，其内容多为恐怖性和不愉快的；缓慢起病或阴性症状的儿童精神分裂症幻觉相对较少，且多为不恒定、片断的或插曲性的幻觉。

临床上对幻觉的分类，通常按其涉及的感受器官来区分，主要有幻视、幻听、幻味、幻嗅、幻触、内脏幻觉；按幻觉的起因分为原发性幻觉和继发性幻觉；按幻觉体验的来源分为真性幻觉和假性幻觉；按幻觉产生的条件分为功能性幻觉、反射性幻觉、心因性幻觉、入睡前幻觉等。原发性幻觉是指幻觉的发生找不到任何的原因，只是疾病本身的一个症状。继发性幻觉是指继发于其他原因、疾病或症状而产生的幻觉，如被人殴打之后继发出现看见某人拿刀要砍杀自己的幻觉。真性幻觉是通过感觉器官而获得的幻觉，患者的幻觉映像来源于外部客观空间且定位明确而清晰，鲜明生动，被患者认为是真实存在的，如患者经常会这样说："我亲耳听到……""我亲眼看见……"等，并表现出与幻觉相对应的情绪与行为反应。假性幻觉指不是通过感觉器官而获得的幻觉，患者感知的幻觉存在于主观空间而非外部客观空间，且显得不真实，映像来源无明确定位，如患者可能会经常这样说："我脑子中有一个声音（或影像）""我胸腔中有说话的声音"等。需要注意的是，假性幻听的价值体现在其可能成为康金斯基综合征（精神自动症综合征的一种）的元素。康金斯基综合征是一组包括知觉、思维、情感、意志等多种症状组成的较复杂的综合征，如患者在意识清晰状态下，出现大量幻觉、强制性思维（思维活动不能主观控制）、被控制体验（患者感到自己被外界某种力量所控制）、内心被揭露感（患者感到自己想什么别人都能知道）、系统的被害妄想等相互关联的症状组合。其临床特点是在意识清晰状态下产生的一组症状，其中包括假性幻觉、强制性思维、被控制感、精神自动症、读心症等，以及其他异己的被动体验。典型的精神自动症综合征的表现是：患者感到自己的精神活动失去了属于自己的特性，感到自己的精神活动是受外力作用与影响的。此综合征最早由苏联精神病学家康金斯基发现并加以描述（1886年），故也叫康金斯基综合征，多见于精神分裂症。此综合征的出现，对确定精神分裂症的诊断有一定意义。此综合征在整个病程中固定不变并占据疾病症状的主要地位时，提示精神分裂症预后不良。

总体上讲，人在意识清晰的情况下，出现不管是什么样的幻觉，都意味着他/她出现了精神障碍，需要找专业的医生进行甄别。现将精神障碍临床常见幻觉种类简述如下。

按幻觉所涉及的感受器官来区分的幻觉：

（1）幻视（视幻觉，visual hallucination），即患者看到了实际上并不存在的事物。幻视的内容十分多样，可以是单调的光、色或者片段的形象，也可以是复杂的人物、景象、场面或动物等。意识清晰的状态下出现的幻视多见于精神分裂症，意识障碍时的幻视多见于器质性精神障碍的谵妄状态，这些幻视常常形象生动鲜明，且多具有恐怖性质，因而可引起患者不协调性精神运动性兴奋，如看到墙上有壁虎在爬、床下面有毒蛇盘踞、房间内有怪兽在飞舞等，较常见于儿童意识障碍、发热谵妄或中毒时。这些恐怖性、形象性的幻视，引起患者惊恐不安、紧张和逃避行为。中枢神经系统急性和慢性病毒感染、食物中毒（包括野果、菌类）出现幻视症状也较多见。儿童精神分裂症、精神运动性癫痫先兆或发作期尤其是颞叶癫痫均可发生幻视。儿童偏头痛和发作性睡病也可有幻觉，视物变大或视物变小。幻视也可见于正常儿童，如在睡前、梦样状态、过分疲劳、迷恋游戏机、上网持续时间过长等也可产生幻视，须加以区别。大量、持久、清晰的幻视，反而不要首先考虑精神分裂症，而首先要考虑器质性精神障碍，如谵妄状态、脑肿瘤等。

（2）幻听（听幻觉，auditory hallucination），是指患者听到了实际上并不存在的声音，是一种虚幻的听觉体验，也是儿童较为多见的精神症状。儿童的幻听可以是声音单调的，也可以是复杂的。根据幻听的声音种类，我们把幻听区分为言语性幻听和非言语性幻听。言语性幻听又可分为命令性幻听、评论性幻听以及议论性幻听。命令性幻听是要求患者做一些危险的事情或有违伦理道德的行为，幻听是以命令的形式出现，也常常伴随着违背命令之后患者可能要面临的威胁性的后果的警告，这让患者不得不照着听幻觉的命令的要求去做，如命令患者把某人打伤或杀死、命令患者把自己衣服脱光在大街上走等，这也是精神分裂症患者容易发生伤害自己或他人行为的主要原因之一。评论性幻听是指患者听到了与己有关的且多是他人对自己的一些不利的评论的声音，如对患者的言行举止品头论足、议论患者的服饰打扮与人品好坏等，这些评论患者的声音可以是患者熟悉的同学、朋友、家人，也可以是邻居或其他一些不熟悉的陌生人，可以是一个人的声音，也可以是两三个人的声音，这些评论性的声音让患者极为不悦和不安，以至于与此声音展开对话或谩骂。议论性幻听是指患者听到了别人议论自己的声音，这些声音有的是别人为他辩护、表示同情的话，有的是表扬赞美患者的话，这些让患者很开心，以至于笑出声来（临床上出现自笑症状）；有些声音则是议论患者不愿意让别人知晓或议论的事情，这让患者很不开心或愤怒，以至于出口谩骂或低声对此反驳（临床上出现自语症状）；不管患者走到什么地方，这些议论或评论患者行为的声音始终围绕在患者周围，而且随着患者在不同的地方、不同的情景之下，评论或议论的声音和内容也在随之调整，这也被称为追踪性议论或评论。非言语性幻听是指患者听到的声音是非言语性的，如机器的轰鸣声、河水或溪流水声、鸟鸣声、摩擦声、乐器演奏声等，在年幼儿童以非言语性幻听多见，听到声音，如动物叫声、车辆及飞机声音等，儿童往往伴有惊恐的表情。非言语性幻听在儿童中持久存在，也往往标志着儿童出现了精神异常。言语性幻听多见于年长的儿童，大多听到讽刺、侮辱、责骂、评论或命令性等幻听内容，或出现思维鸣响(audible thoughts)或思维回响(thought echo)。患者常喃喃自语或对空讲话，或出现倾听表情，或捂耳拒听，或呈激怒、气愤、冲动现象。伴随着幻听症状，儿童也常常出现自语自笑症状，但自语自笑的原因并不仅见于幻听。随着世界范围内的科学技术现代化，有些儿童青少年精神分裂症幻听内容也较为复杂，包括雷达、超声、激光、微波、探测仪和来自"外星人"的声音等，往往与妄想及病理性幻想征候相联系。

通常在意识清晰的状态下，反复出现幻听者，应考虑精神病性症状的可能，需进一步诊断。某些幻听的形式和内容也可见于青少年精神分裂症，且有助于诊断，如患者听到有人针对他的讲话(你是"小流氓""是坏人""道德败坏""作风轻浮"等)，即属于第二人称幻听；或是听到同学在互相交谈，涉及"他"或"她"或患者名字，属第三人称幻听；或为特殊形式幻听，如思维鸣响或思维回响。患者头脑在思考的时候，感到和听到他的思想本身发出声音，思想变成了清晰可辨的言语声。因此，患者坚持认为别人都知道他的思想，他的思想也被别人听到了，这一类幻听与精神分裂症均密切相关。此外，儿童精神分裂症也常见有功能性幻听(functional phon-ism)，幻听声音和现实客观刺激同时出现，如听见钟声或流水声的同时听到言语性幻听。

(3)幻味(味幻觉，gustatory hallucination)，即患者尝到了食物、水、水果、饮料等可食用的物质中实际上并不存在的某种特殊的怪味道，因而常常拒绝食用，或要别人先吃他的饭菜，而后自己才吃。幻味经常与被害妄想(如怀疑有人在他的食物中放毒)同时存在，尝到食物中有异味、怪味，认为是被别人投了毒，因而拒食，多见于精神分裂症。

(4)幻嗅(嗅幻觉，olfactory hallucination)，即闻到了环境中并不存在的某种难闻的气味、很怪的气味，如尸臭味、化学物品烧焦味、浓烈刺鼻的药物气味、体内发出的某种怪味等。这类幻觉在儿童中不多见。幻嗅与幻味往往同时出现，并经常与被害妄想结合在一起，如患者坚信他所闻到的气味是坏人故意放的，从而加强了迫害妄想的观念，患者可表现出掩鼻动作或拒食，多见于儿童精神分裂症。单一出现的幻嗅症状，需考虑嗅感觉器官受损和癫痫。这一情况多见于癫痫先兆，尤其是颞叶癫痫或颞叶器质性损害，也可发生幻味、幻嗅或幻视症状。

(5)幻触(触幻觉，tactile hallucination)，是指在没有任何刺激时，患者感到皮肤上有某种异常的感觉，常见为皮肤表面的异常感觉，如感到皮肤有蚁爬感、电麻感、针刺感、刀刺感或异物刺激等。如果患者感到自己的性器官被刺激或感到阴部触动，则称为性幻觉（sexual hallucination），它涉及性的妄想。特殊的幻触如女性有生殖器内黏膜的幻触（性交与性高潮感）＋继发的被害或钟情妄想，构成特殊的综合征，几乎只见于精神分裂症。患者主诉被电磁波或者辐射之类的影响而导致性交感女性患者并非罕见，如色情妄想综合征，又称deClerambaultsyndume。本综合征是由单一被钟情妄想引发的综合征，多见于成年独身女性，以性幻想方式编造爱情故事，坚信某一社会地位高的、杰出的男性长期对自己钟情、迷恋，而且坚信对方首先爱她，编写的爱情故事情节逼真。患者除这一被钟情妄想外，无其他精神异常。本综合征应与精神分裂症和偏执性精神病的钟情妄想区别。近10年来，中国的爱情剧、都市剧、古装穿越剧等泛滥成灾，一些儿童青少年受此影响，也会产生类似成人性幻觉的症状，值得注意。例如，笔者就曾接诊了一位15岁初二女学生发生与"来自星星的你"男主角"都教授"性幻触的症状。此外，蚁爬感＋继发的被害妄想，称为"可卡因狂"，是可卡因中毒的特征表现。幻触可发生于儿童精神分裂症，或因药物（如溴剂、抗震颤麻痹药、抗胆碱能药）所引起的皮肤触幻觉。

（6）本体幻觉（boby-sensory hallucination），发生于青少年期精神分裂症。其主要种类有：

①内脏幻觉（visceral hallucination）。患者感到固定于某个内脏或躯体内部有一种特殊异常，而客观检查无异常发现，往往与疑病、迫害妄想相关，如患者感到自己肺、肠已烂了，心脏已被压缩，腹内有小动物在爬动，肠子发生扭转、断裂、穿孔等异常感觉。例如，有一例13岁女性精神分裂症，叙述有蛇在她腹内爬动而惊恐不安。癫痫先兆也有内脏异常的感觉。

②精神运动性幻觉（psychomotor hallucination）。是指患者处于静止状态（如静卧或静坐）时感到身体的某一部分在运动，常见的是肢体自动运动或被动运动，见于精神分裂症。

③前庭幻觉（vestibular hallucination）。自己感到身体在慢慢倾斜，不能保持平衡，见于精神分裂症或脑器质性精神障碍。

根据幻觉体验的来源，幻觉可分为真性幻觉和假性幻觉。

（1）真性幻觉（genuine hallucination）：具有幻觉的一般性特征，即缺乏相应的客观刺激作用于感官。患者的知觉体验清晰、生动、鲜明。知觉体验来源于外部客观环境，具有明确的定位，通过感觉器官而获得的幻觉。

（2）假性幻觉（pseudo-hallucination）：具有幻觉的一般性特征。患者知觉体验的清晰度与真性幻觉接近,但其来源无明确的定位。其特点是幻觉内容往往比较模糊、不完整,不是通过感觉器官获得的幻觉。患者常诉说"声音"或"映像"存在于大脑中或胸腹腔中。

根据幻觉产生的条件,可以把幻觉分为功能性幻觉、反射性幻觉、心因性幻觉和入睡前幻觉 4 种,现简述如下:

(1)功能性幻觉(functional hallucination),是一种伴随现实刺激而出现的幻觉,即当某种感觉器官处于功能活动状态时出现涉及该感觉器官的幻觉,正常知觉与幻觉并存。常见功能性幻听,如在听到钟表滴答声中同时听到议论患者的声音。功能性幻听多见于精神分裂症。

(2)反射性幻觉(reflex hallucination),也是一种伴随现实刺激而出现的幻觉,但涉及两个不同的感觉器官,即当某一种感觉器官处于功能活动状态时,出现涉及另一感觉器官的幻觉,如听到某播音员广播的声音同时也出现此人形象的幻视,多见于精神分裂症。

(3)心因性幻觉(psychogenic hallucination),是指在强烈的心理因素刺激下出现的幻觉,幻觉内容与心理因素密切相关,如看到亡故的亲人的影子在房间里走动、丢失的孩子在门口敲击大门等。

(4)入睡前幻觉(hypnagogic hallucination),是指出现在人入睡前的幻觉,多为幻视、幻听,与睡梦时的体验相近似。

3. 感知综合障碍(psychosensory disturbance)

感知综合障碍是指患者对客观事物的整体属性能够正确感知,但对某些个别属性如大小、形状、颜色、质地、距离、空间位置等产生错误的知觉体验,也称非幻觉性知觉障碍(perceptual disorders other than hallucination)。该障碍临床上多见,但无诊断的特征性意义,常见于精神分裂症、器质性精神障碍、癫痫等。

感知综合障碍常见有以下几种类型:

(1)自身感知综合障碍或体型知觉综合障碍,又称体象感知障碍,是指患者感到自己的体型或身体的某一个别部分在形状、大小等方面发生了特异变化的感知,如五官变形,头变大,额变长,四肢变长、变短或变细,眼睛大小不一致,鼻子像蒜头一样,故反复照镜子;或感到自己有两个身躯,即双重自体,可见于精神分裂症、癫痫等。

(2)空间感知综合障碍,是指患者对周围事物的距离、空间位置等感知错误,如在车站候车时汽车已经驶进站台,而患者仍感觉汽车离自己很远。从发展心理学的角度来说,人的空间知觉(即认识外界事物空间特性如形状、大小、方位、距离等)在1.5岁到两岁期间就已经发展到相当的水平,如18~24个月的儿童已能按成人的语言指示选择大小物体,4~5岁的儿童能够辨别方位。发生空间感知综合障碍即对客观事物大小比例和空间结构的知觉障碍,视物显大或显小、视物变形,对空间距离远近缺乏判断能力,见于精神分裂症和癫痫。例如,一儿童精神分裂症患者(男,14岁),与家人一起乘船玩耍,却感觉周围事物都距离他很远,房屋大小也变了,游船始终都离自己很远而靠不了岸边,因此而变得惊恐不安,要冲动跳海自救。

(3)运动知觉综合障碍,是指患者对客观事物静止和动态的体验异常,见于精神分裂症和癫痫。

(4)时间知觉障碍,是指患者对时间的快慢出现不正确的感知体验(患者感到时间过得特别快或特别缓慢),或事物的发展变化不受时间的限制,如旧事如新感和似曾相识感。人类时间知觉(指人对外界物体的时间特性如延续、进度、顺序等的知觉)的发展与自身发展水平密切相关,儿童正确认识时间需要一定的生活经验以及一般的认识能力和言语发展水平,与其他知觉能力的发展相比,儿童时间知觉的发展比较晚,通常在5~8岁时间知觉才得到迅速发展。学龄期儿童逐步掌握了时间概念,能够体验到诸如5 min与15 min时间等多个时间间隔与长度的差别。时间知觉障碍患者感到时间飞逝或停滞不前了,见于精神分裂症或脑器质性精神障碍。

(5)视物变形症(metamorphopsia),是指患者看到周围的人或物体的形状、大小、体积等方面发生了变化。看到的人或物体的形象比实际增大称为视物显大症(macropsia),如看到街上跑动的小宠物狗就像老虎一样大;反之则称为视物显小症(micropsia),如看到同桌的同学就像一个小布娃娃一样大。视物变形症多见于癫痫。

(6)非真实感(derealization),又称现实解体,是指患者感到周围事物和环境发生变化,变得不真实,像是一个舞台布景(犹如隔了一层窗纱),周围的房屋、树木等好像是纸板糊成的一样,毫无生气;周围的人似乎是像没有生命的木偶一样等。此类患者具有自知力,有恍如梦中的感觉,可见于抑郁发作、分离性障碍、精神分裂症等。

(7)人格解体(depersonalization),患者感到自己的整个躯体或个别部分,如四肢的长短、粗细,躯干的轻重、形态,面部器官发生了变化,甚至畸形。患者此时对自我体验到一种陌生感和空虚感。

要注意幻觉与其他症状的鉴别：言语性幻听，特别是评论性或议论性幻听须与关系妄想（见后述）甄别。关系妄想是患者认为有人在议论他（她），并未听见人们在说她/他的声音。幻视主要与知觉和表象区别，与知觉的区别是幻视缺乏客观实体作用于视觉器官；而表象的发生与消失受个体意识的控制，且其映像的清晰度不及幻觉鲜明生动。

知觉障碍对患者的思维、情感和行为都有一定的影响，如在知觉障碍的基础上可产生妄想，以致产生妄想行为，如患者有幻嗅而闻到有毒气味，就认为有人对他/她进行下毒谋害，患者为此而写控告信。知觉障碍有时也可引起恐惧、发怒、喜悦等情感反应，如听到咒骂声患者即愤怒、听到赞扬声而喜悦。在行为方面，有幻听时患者可做倾听状或堵住耳朵或与之对骂。在命令性幻听的支配下，患者可做出各种行为以致自伤、伤人，是很危险的，应当予以注意并加强防范。同样的道理，在儿童精神障碍时，由于错觉、幻觉和感知综合障碍，对患者的思维、情感和行为以及社会功能均产生影响，可引起突然紧张不安、惊恐万状、发怒或哭闹、无故发笑，或逃避退缩，或表现冲动、产生攻击行为或敌对情绪，甚至出现自伤或伤人行为。

二、言语和思维障碍（speech and disorders of thought）

言语和语言发展，与儿童神经系统的发育、生活的环境以及教育学习条件密切相关。同时，健全的发声器官功能和听觉器官完好均是不可缺少的条件。儿童言语发展具有规律性、连续性和阶段性的特征。思维是人脑对客观事物一般特性和规律性间接概括的反映。思维和语言是不可分割的关系，儿童思维发展的基本特点是从直觉动作思维开始逐渐发展成以具体形象思维为主，再逐步地向以抽象逻辑思维为主要形式的过渡。随着年龄的增长，思维形式包括概念、判断和推理以及分析、综合能力也逐步发展，儿童掌握了语言，增强了社会交往，逐步扩大和丰富了生活活动范围，促进思维心理发展。语言和思维是人类高级神经系统的功能，儿童时期如果遭受各种有害因素的损害，容易造成语言功能的损害。对于儿童的访谈诊断，言语和语言以及思维活动过程均是重要的方面。判断儿童的言语能力可作为儿童神经系统功能发展的重要指征。例如，按照儿童语言发展一般规律认为，18个月不会讲单词、30个月不会讲短句则属于语言发育迟缓。

在某些儿童精神障碍者中，尤其是年幼儿童，语言障碍往往是早期征兆，随着年龄增长，各种各样的思维障碍也相继出现。

（一）言语障碍（speech and language impairment）

（1）缄默不语（mutism）：是指原先已具有正常言语能力，由于精神障碍而沉默不语，对任何人的提问均不回答，不与人交往谈话，常见于儿童精神分裂症，广泛性发育障碍（尤其是典型的孤独症）有相当一部分表现为缄默。美国精神病学会（American Psychiatric Association，APA）2014 年 5 月出版的《精神疾病诊断与统计手册》第五版中，把传统意义上的儿童孤独症的称谓统一为儿童孤独症谱系障碍（autism spectrum disorder of childhood，ASD），言语障碍就是其中一个核心症状。癔症性缄默，往往是失声（aphonia），多为一过性缄默，在学龄前儿童中较为少见。部分儿童可能由于与家庭成员不和、情绪对立，虽一起生活相处，但闭口不与对方讲话，其本质不属于缄默症。

（2）持续言语（perseveration）：是指患者持久地重复一个词句或以单一的词来回答各种问题，总是用第一次回答的词句重复回答，呈现思路停滞不前，见于脑器质性精神障碍和精神分裂症。

（3）重复言语（palilalia）：是指患者说话时多次重复所说的最后的字句，自己不能克制。例如，问他："你数学成绩好吗？"回答说："我数学成绩不好，不好，不好，不好。"重复多句，这种现象不是由于言语节律失调（口吃）或情绪紧张所致，见于脑器质性精神障碍和癫痫。

（4）模仿言语（echolalia）：患者重复别人对他讲的话，像回声一样，如医生问他："你叫什么名字？"患者就接着说："你叫什么名字？"问："你是男孩子还是女孩子？"答："你是男孩子还是女孩子？"见于精神分裂症、儿童孤独症和 Tourette 综合征。

（5）言语不连贯（incoherence of speech）：与思维障碍相关。一般 5～6 岁儿童可以连贯性地表述言语，言语表达的发展是思维逻辑发展的重要环节。言语不连贯常见于严重脑器质性损害和精神分裂症。患者说话词句之间互不相关，缺乏意义上的联系，语句杂乱、上下句不连贯，语句片断、毫无主题意义，令人不能理解患者所说的内容。

（6）选择性缄默（elative mutism）：是指言语能力正常的儿童，由于心理精神因素引起言语交流异常，表现为在某些环境或某些人面前缄默不语，拒绝讲话，回到家里又能讲话或有选择地对个别亲人讲话。选择性缄默的实质是社交功能的障碍，而不是言语障碍，《国际疾病诊断分类》第十版（*International Classification of Diseases*-10，ICD-10）将其置于特发于童年与少年期的社会功能障碍类介绍，但临床上习惯于将其放在言语障碍中描述，这是需要注意到的。此症状多见于选择性缄默症。

（7）其他言语障碍：在儿童精神障碍时可能表现多种形式障碍，须加以重视，包括：言语功能倒退现象、原先已获得的言语功能逐步地丧失，常见于脑退行病变、孤独症。语音、语调和节律的异常变化，在学龄前儿童精神障碍较为常见，如怪异的腔调和奇怪的语句，甚至父母都听不懂孩子所说的话，见于精神分裂症和孤独症。言语发育延迟是指儿童言语的发育明显落后于同龄者言语发育的水平，常见于发育性言语发育障碍、精神发育迟滞及儿童孤独症。有些精神分裂症儿童自己构成新词或新字，即是语词新词新作，别人不懂其意义，自言自语也是儿童精神障碍常见的精神症状，但是自言自语并不一定是精神病的症状。正常 2～3 岁的儿童在游戏活动过程中常自言自语。正常青少年和成人在思考问题时也常有自语现象。反复说粗话、猥亵言语，言语内容刻板重复，自我不能控制，称"秽语"（coprolalia），多见于 Tourette 综合征，是抽动障碍最为严重的一种类型，却往往被误认为是品质低劣的"坏孩子"。

（二）思维障碍（disorders of thought）

思维是人脑对客观事物本质以及事物之间有规律联系的间接反映，是一种概括、分析、综合、推理、判断过程。思维是人的认识活动的最高形式，是智力或/和认知的核心部分。儿童出现精神障碍时，可以产生各种各样的思维障碍，但其表现形式与年龄因素及发育情况密切相关。年幼儿童抽象概括能力薄弱而且生活经验少，所以思维障碍的内容较为简单和形象；又因他们言语表达能力所限，故不易了解他们思维活动内容的实质。随着年龄增长，思维障碍的形式和内容也逐渐复杂化，与成人思维障碍的表现近似，各类的妄想内容和形式也逐渐增多，可表现为思维过程、思维形式以及思维内容障碍。临床上儿童青少年的思维障碍主要表现为思维的不连贯、不合逻辑、类妄想性幻觉、妄想性症候群等。

1. 思维形式障碍（disorders of the thinking form）

思维形式障碍包括思维联想的速度和量、连贯性、逻辑性以及意图方向的异常。

（1）思维奔逸（flight of thought）：又称意念飘忽，是指思维联想速度加快、数量增多和转换加速。患者思潮澎湃、内容丰富生动，同时言语多又快，滔滔不绝，而且内容往往随境转移（思维随着周围环境中的变化而转变话题），少数患者出现音联(音韵联想)、意联(字意联想)症状,发言或写信或写作文、文章时往往文思敏捷、口若悬河、出口成章,说话滔滔不绝,下笔千言、一挥而就。患者常述"脑子特别灵活""思想好像机器加了润滑剂转动非常快""嘴巴不能跟上思维的速度、没法把大量的思想及时表达出来""思想快得像火箭"等,常见于躁狂症和其他疾病所致类躁狂状态。

(2)思维迟缓(inhibition of thought):又称思维抑制、思维缓慢,是指思维联想速度进程缓慢、数量减少和转换困难。患者表现为联想困难、言语减少、语声甚低,回答反应迟缓,内容简单。患者常述"脑子像生锈了一样转不动""思维像糨糊一样固着不动"等,常见于抑郁症、双相障碍抑郁发作等。

(3)思维中断(阻滞,blocking of thought):是指患者在意识清晰状态下且没有外界原因影响时,思维联想过程突然发生中断,与别人交谈过程中突然联想阻塞、说话中断,感到脑子一片空白,片刻之后又会继续说话,但所说内容又改换了另一个话题。这种情况并非受环境影响或注意力涣散所致,也不是遗忘或失神所造成,多见于精神分裂症。

(4)思维被夺(thought deprivation/withdrawal)和思维插入(thought insertion):这两者均属于思维联想障碍,前者是患者认为自己的思维或思想被某种外力突然夺走(抽走),而后者则是患者感到有某种不属于自己的思想被强行塞进脑子。两者均不受个人意志支配,多见于精神分裂症。如果患者体验到强制进入大脑的思想是大量涌现的,就称为思维云集(pressure of thought)。

思维中断、思维被夺、思维插入、思维云集都是诊断精神分裂症的重要症状,需要注意鉴别,同时思维插入和思维云集还需要与强迫观念和思维奔逸鉴别开来。思维中断是在意识清晰的情况下且没有外界原因影响时,正在进行的某个思维过程突然中断,经过片刻之后,思维过程恢复,但所思维的却被换成是另外一个内容且与原先中止的那个思维内容没有一点关系;思维被夺是患者体验到自己的思维或思想突然被某种强大的外力给夺走了(或抽走了),虽然这个过程非己所愿,但却无能为力、无法阻止;思维插入是患者体验到不属于自己的思想或思维被强行插入、进入自己的大脑,不受自己的意志支配;思维云集则是患者体验到被插入的思维或思想是同时大量出现的,非自己意志所为。这4种症状的共同点是:患者意识清晰,症状非己所愿却又无法控制,后3种的思维症状患者体验到是异己的。强迫观念和思维奔逸两个症状均是患者自己的思想而非外界强加,据此可以与思维插入和思维云集相鉴别。

(5)思维贫乏(poverty of thought)：是指联想数量减少，概念与词汇贫乏，思维单调。患者感觉脑子空空的，沉默少语，谈话言语单调或词穷句短，回答问题简单，什么事都不想，说话少，严重者对什么问题均回答"不知道"，多见于慢性精神分裂症和器质性精神障碍以及精神发育迟滞。

(6)思维松弛(looseness of thought)：又称联想散漫，患者交谈时思维联想松弛，内容散漫，缺乏主题，无中心，东拉西扯，语无伦次，杂乱无章，对问题的回答不切题，交流困难，话题转换缺乏必要的联系，别人无法理解其所说的内容和所想要表达的主题思想，多见于精神分裂症与精神发育迟滞。

(7)思维破裂(splitting of thought)：又称破裂性思维，是指患者在意识清楚的情况下，思维联想过程破裂，缺乏内在意义上的连贯性和应有的逻辑性。在患者的言语或书写中，虽然单独的语句在结构和文法上均正确，但主题与主题之间，甚至是语句之间，缺乏内在意义上的联系，各句含义互不相关，变成了语句堆积，因而别人无法理解整段话语内容的意义，严重时，言语支离破碎，个别词句之间也缺乏联系，成了不相干字、词的杂拌、堆积，称为语词杂拌(word salad)。例如，医生问："你叫什么名字?"患者则答"天空有飞机、地上有彩云、鸟儿在飞、武则天、计算机、吃饭喝药"等，多见于精神分裂症。

(8)思维不连贯(incoherence of thought)：是指患者在意识障碍的情况下，出现的类似但却比思维破裂、语词杂拌更为杂乱的症状，患者言语支离破碎和杂乱无章的程度更为严重，变得毫无主题，语句成片断，多见于谵妄状态。

(9)强制性思维(forced thinking)：其实质是一种思维联想的自主性障碍，表现为患者感到或体验到脑内涌现大量无现实意义、不属于自己的联想，不受自己的意志控制，是外力强加于己的，这些联想常常突然出现，突然消失，内容多变，多见于精神分裂症。

(10)思维化声(thought hearing)和思维鸣响(audible thoughts)：是同时包含思维障碍和感知觉障碍两种成分的一种症状。患者在思考时体验到自己的思想同时变成了言语声，这种言语声自己和他人均能听到。当患者体验到此声音是来自自己的心灵或脑内，称为思维化声；若体验到声音是来自外界，则称为思维鸣响。这两种症状均为精神分裂症的特征性症状之一。

(11)思维扩散(diffusion of thought)和思维被广播(thought broadcasting)：患者体验到自己的思想一出现，即人尽皆知，感到自己的思想与人共享，毫无隐私可言，称为思维扩散；如果患者认为自己的思想是通过广播而扩散出去的，则称为思维被广播。这两种症状多见于精神分裂症，也是诊断精神分裂症的重要症状。

(12)病理性赘述(circumstantiality)：是思路的障碍,指思维活动停滞不前迂回曲折,联想枝节过多,表现为患者对某种事物做不必要的过分详尽的描述,言语啰唆,以至于一些无意义的繁文缛节掩盖了主要内容,进行速度缓慢但不离题,最后能达到预定的终点,回答出有关的问题。如果要求患者简明扼要,患者则无法做到,多见于癫痫、脑器质性精神障碍以及老年痴呆。

2. 思维联想障碍

(1)病理性象征性思维(symbolic thinking)：为概念的转换,以无关的具体概念来代表某一抽象概念,不经患者自己解释,别人都无法理解。正常人可有象征性思维,在传统观念和习俗影响下,以某种具体事物、数字象征着某种含义,如以鸽子象征着和平,"8"表示"发财"的意思,绿色代表着生命等,这些都是能为人们共同理解,是以传统和习惯为基础的,与文化背景相符,并不为病态。而病理性象征性思维,是指患者离奇荒谬地以某一具体概念来代替某一种抽象概念,两者混淆不清,只有患者自己知道其含义,别人无法理解。例如,一例 11 岁精神分裂症女童,反复洗脸以表示自己"洗心革面""金盆洗手",把内衣外穿表示自己"内外一致""表里如一"等,多见于精神分裂症。

(2)强迫观念(obsessive idea)：又称强迫性思维(obsessional thought),指患者脑中反复地、不自主地出现某一概念或相同内容的思维,明知不合理且是无意义的、不必要的想法,但主观又无法克制或摆脱,常伴有痛苦体验。强制思维至少有 5 种表现形式：①反复出现某些想法,如担心被别人传染上艾滋病,或反复出现无意义的数字(称为强迫性计数)；②总是怀疑自己的言行是否正确、恰当(称为强迫怀疑)；③反复回忆做过的事情或说过的话(称为强迫回忆)；④反复出现一些对立的思维、思想(称为强迫性对立思维),如听到"好"就马上身不由己地想到"坏",说到"成功"就想到"失败"等；⑤反复考虑毫无意义的问题(称为强迫性穷思竭虑),如为什么 1+1＝2？为什么太阳要从东方升起？等等。这 5 种表现形式,既可以单独出现,又可以同时混合出现,也可以两三种结合出现,如因总是怀疑自己的言行是否正确(强迫怀疑)而对自己做过的事情反复回忆(强迫回忆),继而反复去检查、核实(称为继发性的强迫性检查)等就是常见的例子。因此,强迫观念常常会伴随着强迫动作或行为出现,以至于影响学习、生活、社交活动等,给儿童青少年及其家庭带来很大的困扰。我们把强迫观念和强迫动作统称为强迫症状,是儿童精神障碍中甚为多见的精神症状,也是共病常见的症状和鉴别的难题；强迫观念常见于强迫症、精神分裂症的早期和 Tourette 综合征共病强迫症的情况。

正常学龄初期儿童(六七岁儿童),往往有某些重复动作或强迫性举止行为,要注意与强迫症鉴别。例如,走在路上,逐一数数路灯杆,或沿途反复地踢石子等,这些现象是儿童发育过程短暂出现的重复性习惯动作,属于正常范畴。又如,由于强迫想象造成本人明显的痛苦体验,而且妨碍他们日常的生活和学习,则属于强迫性障碍。

(3)强制性思维:已在前文叙述。有学者又称强制性思维为思维云集,故仍放在思维联想障碍内做一些补充叙述。事实上,强制性思维与思维云集是有一定差别的,两者虽均属于异己的思维、不受意志控制却又无能为力,均有强制性的特征;但思维云集是指短时间内、突然、大量的强制性思维涌入大脑的状况,而强制性思维不一定要以思维云集的形式出现。强制性思维是指患者不由自主地成天脑子乱想、内容杂乱且与客观现实无联系、自己不能克制,常见于精神分裂症和脑器质性精神障碍。

(4)语词新作(neologism):是指概念的融合、浓缩和无关概念的拼凑,即将不同含义的概念或词融合、浓缩在一起,或做无关的拼凑,或自创文字、图形、符号,并赋予特殊的概念或意义,别人无法理解,除非患者本人对此做出解释,如以"⊙"代表"我一心一意爱你""你是我的唯一",以"⑮"代表"我是皇帝",以"∞"代表"亲密友好"等,多见于精神分裂症青春型。一些病程较长、治疗效果不佳的慢性化精神分裂症患者,出现语词新作,往往意味着认知与高级思维活动的衰退,预后不佳。

(5)逻辑倒错性思维(paralogism;paralogic thinking):以推理缺乏逻辑性为特点,既无前提也无根据,或因果倒置,或推理离奇古怪,不可理解,多见于精神分裂症和妄想性障碍(或偏执狂)。例如,一个 13 岁的男性精神分裂症患者讲:"我不吃豆腐,因为豆腐是从地里长出来的豆子做成的,豆子生长时人要上粪,我吃豆腐就等于吃屎。"

3. 思维内容障碍

思维内容障碍包括妄想、超价观念和强迫观念 3 个方面,但其最主要的表现形式是妄想(delusion)。妄想是在病态推理和判断的基础上所形成的一种病理性的歪曲的信念。其特征有以下 4 个方面:①妄想内容与事实不符,缺乏客观现实基础,但患者却坚信不疑,不能以亲身经历纠正,也不能为事实所说服;②妄想内容涉及患者本人,且与个人利益、个人需要以及安全密切相关或有利害关系;③妄想内容具有个体独特性,是个体的心理现象而非集体所共有的信念;④妄想内容与患者的文化背景和经历有关,且通常具有浓厚的时代色彩。在临床工作中,为便于记忆,笔者常常将妄想的基本特征总结为"说服不了、解释不通、坚信不疑"。将妄想的这些特征做进一步的描述,我们可以看到妄想是一种个人所独有的和自我有切身关系的病态信念,它完全不符合客观事实,而患者却坚信不疑,并加以病态地进行推理和判断,虽再三对患者劝说解释,但仍然不能动摇他病态的信念。儿童妄想内容大多不固定、易变、缺乏系统性,随着年龄的增长,妄想种类及内容逐渐复杂,且与社会文化背景、知识、生活经历体验等都有一定关系。儿童出现妄想之前往往先表现出莫名的焦虑、紧张、恐惧不安,但说不出具体内容,或先出现类妄想性幻想,现实和想象混淆不清,或者强迫观念,对他们最亲近的人无故滋长敌意,或拒绝到校,不与同学交往等早期表现。儿童时期妄想可能以急剧的方式出现,也可能缓慢地逐渐显露,这与患者是否合作,能否暴露思维的内容实质有关系。妄想大多发生于儿童青少年精神分裂症和抑郁症,妄想内容以迫害妄想,关系、疑病、罪恶、非血统、变形、被跟踪、被控制妄想等为常见,随年龄增长,其内容与成人妄想相近似。

在儿童青少年精神症状中,要注意区分妄想和幻想,否则容易误诊误治。幻想是一种超现实的遐想,把不同的元素或内容组合在一起的思考/思维方式,在一些特定的条件和情况下以及儿童青少年当中较为多见。一些人在现实中遭遇到挫折、不顺利或难以解决的问题时,往往会想入非非,把自己置于想象的世界中去,以应对挫折、失败、压力等,从而获得心理上的满足和对自身内外环境变化的适应。从这一点上讲,幻想既是儿童青少年的一种心理防御方式,又是一种创造性的思维过程。因此幻想通常具有一定的目的性,经过指点易于纠正。而幻觉与此恰恰相反,可资鉴别。

妄想是儿童青少年精神医学临床上常见的重要症状之一,与成人的症状相似,可以根据其起源、结构、内容进行分类。

根据妄想的起源,可分为原发性妄想和继发性妄想。原发性妄想(primary delusion)是没有发生基础的妄想。其特点是妄想突然发生,内容不可理解,妄想与其他心理活动和症状之间缺乏任何发生上的联系,也不能用既往经历、当前处境等加以解释。它具体包括突发妄想、妄想知觉(在与一个正常知觉体验的同时产生一种与此知觉毫无关系的妄想,如正在高高兴兴地听音乐却突然产生某某人要拿刀杀自己的妄想)、妄想心境或妄想气氛(患者感到他/她所熟悉的环境突然变得使他/她迷惑不解,而且对其具有特殊意义或是不祥之兆,很快即发展为妄想，如患者放学回家，进屋后突然感到恐惧，感到家里发生了不祥的变化，迅速逃离家中去宾馆居住，以确保自己的安全，接下来就会认为父母与其他人联合起来害他）。原发性妄想是精神分裂症的典型症状，对精神分裂症的诊断具有重要价值。继发性妄想（secondary delusion）是发生在其他病理心理基础上的妄想，如继发于错觉、幻觉、情感低落或高涨，也可继发于某种期待心理或心因性障碍基础上的妄想（或与某种经历、情景有关的妄想），如亲人因癌症去世，就过分关心自己的身体健康，继而逐渐产生疑病妄想等。继发性妄想可见于多种精神疾病。

根据妄想的结构，可分为系统性妄想和非系统性妄想。系统性妄想（systematized delusion）是指妄想的内容前后互相联系、结构严密的妄想。这类妄想形成过程较漫长，逻辑性较强，与现实具有一定联系或围绕某一核心思想，如不仔细辨认，往往难以发现，多见于偏执性精神障碍或偏执狂。非系统性妄想（non-systematized delusion）是一些片段、零散、内容不固定、结构不严密的妄想。此类妄想往往产生较快，缺乏逻辑性，内容明显脱离现实，且容易发生变化，甚至自相矛盾，多见于精神分裂症。

临床上通常按妄想的内容归类，把妄想分为以下多种：

（1）迫害妄想（delusion of persecution），也称被害妄想，是最多见的一种妄想。患者毫无根据地怀疑某些人或某组织/团体采取种种方法和手段对他施行迫害、打击、破坏等，如认为有人在他的食物中放毒，在他的住处放有毒气体，或用电波、射线或其他方法暗害他，使他脑子变笨或要害死他，自己的一举一动都受到监视、跟踪或遭遇阴谋，或怀疑别人在背后议论他，对他进行诽谤、造谣，因此许多人都看不起他，不与他接近了等，患者受这些妄想的支配可出现拒食、控告、逃跑或采取自卫、自伤、伤人等行为，常见于青少年期精神分裂症、偏执性精神障碍，在其他精神障碍中也很常见。

（2）关系妄想（delusion of reference），又称牵连观念或援引观念。患者把环境中与其无关的人或事均认为与己有关，如患者认为别人的一举一动都与自己有关，并常与被害妄想交织在一起，认为老师、同学都注视他，别人讲话也是在议论他、讥笑他，甚至别人咳嗽、吐痰也是故意针对他、刺激他，因此心神不安，不能专注听课，成绩明显下降；走在马路上，对面或同方向行走的陌生人偶尔的一瞥也是对他不怀好意；某报纸上或杂志上登载的某篇文章是有意影射他的、暗示他的，故意做给他看的，故表现为退缩行为，闭门独居、拒绝上学、拒绝社交活动。有时还将某些表现赋予某种特殊的意义，称为特殊意义妄想，如有人唱热爱祖国的歌曲，患者就认为是影射他、说他不爱国；别人议论某人恋爱遭弃的事情，患者就认为是影射他作风不正、遭人抛弃等。关系妄想常见于精神分裂症，往往伴有迫害妄想。

(3)罪恶妄想(delusion of guilty/sin)，又称自责或自罪妄想。患者毫无根据地认为或坚信自己犯了严重错误或不可饶恕的罪恶，罪大恶极、死有余辜、应当严惩。患者因此而坐以待毙或拒食自杀，或多次找老师、同学或家长反复道歉赔罪、主动接受惩罚性劳动以赎罪。其主要表现为：自我贬低，毫无事实依据地自责自罪，认为自己犯了许多罪过，不可见人，或是将以往自己在校表现的一些小缺点或说错的话，都看成是犯了很大错误，该受惩罚，因此情绪低沉，或出现自杀意念，常见于儿童抑郁症和精神分裂症。临床上发现有罪恶妄想症状者，须及时治疗，加以监护，防止自杀。

(4)疑病妄想(hypochondria delusion)。患者毫无根据地认为或坚信自己患上了某种严重躯体疾病或不治之症，因而四处求医，即使经过一系列的、系统的、仔细的检查和多次反复的医学验证都不能纠正。此类妄想可在幻触或内感性不适的基础上产生。患者诉说自己得了严重的躯体疾病，如坚信自己"心脏坏了""血液停止了""脑子空了""肺部腐烂"使他不能呼吸等，称之为虚无妄想(delusion of negation)。因此反复要求检查，虽经医学检查无异常发现或经医生劝说和保证，仍不能纠正病态的信念，一般多见于精神分裂症和抑郁症。此外在更年期以及老年期精神障碍患者，疑病妄想也不少见。

在临床上疑病妄想要与疑病症状相鉴别。疑病症状的产生有一定的生理基础，患者有一定的躯体不适症状，虽经多次检查仍不能证实和打消患者的疑虑；但如果疑病症状继续发展，患者在没有任何证据的情况下，仍然坚定地认为自己患上了某种可怕的疾病并为此而反复求医，则为疑病妄想。

(5)非血统妄想(delusion of non-pedigree)。患者毫无根据地坚持认为或坚信自己不是父母亲生的，虽经反复解释和证实，仍坚信不疑，遂无故对父母产生敌对情绪和行为，也常常和被害妄想交织在一起，往往怀疑父母企图要害死他。患者有时认为自己是被抱养的或被寄养的，但又说不清从何时、为什么与现在的父母生活在一起。例如，一位15岁女孩，认为自己不是现在的父母的女儿，自己的父母被人杀了，现在这两个人是外貌形象、声音举止都和自己父母一模一样的人，像是被克隆了一样，这让她很害怕，至于自己的父母是被谁、什么时候、因何原因、怎么被杀却不知道。该类妄想多见于精神分裂症。

(6)钟情妄想(delusion of being loved)。患者坚信自己被某异性或许多异性所钟情,她/他们对自己产生了爱恋,并认为对方的一举一动都蕴含着对她/他的爱情表达。有时候患者会对这种"爱情表达"做出反应而去追求对方,即使遭到对方严词拒绝,患者仍毫不置疑,对方拒绝得越是坚决,越被认为是对自己爱情忠诚度的考验,故而反复纠缠,甚至为此而跟踪、尾随、监视对方,限制对方人身自由和社会交往等。例如,一17岁男性青少年精神分裂症患者对女班主任和同桌女同学产生钟情妄想,在课堂上时时注视着对方,并坚信同班的同学都不知某某喜爱他,虽被对方指责或拒绝,但仍不能认识到自己想法的荒谬。

(7)夸大妄想(delusion of grandeur)。患者坚信自己拥有非凡的才智、地位和权势,有很多的财富和发明创造,或认为自己是伟人或名人的后裔,多发生在情绪高涨的背景上,妄想的内容受患者生活的环境、文化、经历等的影响而有所不同。例如,患者认为自己是伟大的发明家、杰出的科学家、卓越的国家领导人,全世界的财富和权力都由他一个人掌管。该类妄想多见于双相情感障碍躁狂发作、精神分裂症以及某些器质性精神障碍。麻痹性痴呆的患者,出现夸大妄想的也不少见。

(8)被控制妄想(delusion of control)。患者体验到自己的思想、意志、言语、情感、动作和行为被某种力量或作用所取代,不受自己意识的控制。被控制妄想的患者具有被动性、异己性和被强加的体验,其心境不协调。患者感到自己没有任何的意志,而是受别人控制的机器人。该症状对精神分裂症具有诊断意义,但要注意在临床上容易与癔症附体体验(患者处于意识改变状态,具有亚文化性起源)相混淆,须予以区别,亦须与命令性幻听(患者受到"声音"的支配)相鉴别。

(9)物理影响妄想(delusion of physical influence),又称被控制感。患者感到身体不舒适,或有思维插入等其他病态体验时,坚信是由于外界尖端仪器或电波、电磁波、超声波等物理因素对自己的影响,自己身不由己,属于释疑性妄想,多见于精神分裂症。

(10)思维被洞悉妄想(delusion that thoughts are being read),又称被洞悉感、内心被揭露感(experience of being revealed)。患者认为自己内心所想的事情、想法或看法,自己虽然没有说出来,也没有用文字表达出来,却被别人都知道了、洞悉了,至于他们通过什么方式知道的,患者却不能描述清楚。该症状常常与关系妄想或其他妄想以及幻觉(多为幻听)等同时存在,多见于精神分裂症,是精神分裂症的典型症状。

(11)嫉妒妄想(delusion of jealousy)。这是一个涉及两性关系的妄想,主要发生在已经结婚的成人夫妻之间,在儿童青少年中比较少见,但如果已经谈了恋爱此症状也会出现。患者无中生有地坚信自己的配偶或男/女朋友对自己不忠诚、不忠实,另有所爱或有外遇,为此而经常查验配偶或男/女朋友的通话记录、跟踪和监视对方的日常活动,严重者甚至要求对方每每外出回来都要"验明正身",从内衣裤到私人物品都要接受所谓的"检查",如果不从就暴力相向。由于这种非法的行为侵害以及有辱人格的举动,配偶或男/女朋友难以忍受,往往选择离婚或分手,而这一结果反过来又会加重患者对自己病态信念的坚信不疑,形成恶性循环。临床上嫉妒妄想常常和关系妄想、钟情妄想、被害妄想等交织在一起或混合出现,须要仔细甄别,多见于精神分裂症、更年期精神障碍以及老年精神障碍。

(12)病理性幻想症候群。幻想是创造性想象的一种特殊形式,在学龄前儿童日常生活中是较为普遍的心理现象。儿童的许多游戏活动多带有幻想特征,幻想也是一种与生活愿望相结合并指向未来的想象,如儿童幻想自己长大要当一名工程师或飞行员等。正常儿童的幻想是与周围现实世界紧密联系的,他们能将真实的与想象的区别开来。病理性幻想症候群是指患者完全沉湎于幻想中,日常活动表现被脱离现实、离奇荒谬的幻想所支配,不能区分真实与想象,患者自己成为幻想中一个角色,满足于幻想生活,而与亲人、同学疏远,对周围事物漠不关心,不参加集体活动,孤僻退缩。这种症候常见于年幼的精神分裂症儿童。例如,一7岁女孩,患精神分裂症,整天不与别人交往,单独在室内幻想一位白胡子老爷爷陪她玩,给她吃东西,又幻想自己背部长了翅膀,可以飞动,她经常自得其乐地一个人在室内来回跑动,做飞鸟盘旋的动作。卡莫克(Cumcoh)曾描述病理性幻想症候小孩是"在现实世界中作客,从病理性幻想逐渐发展为幻想性妄想以至于妄想"。

(13)超价观念(overvalued idea,hyperquantivalent idea)。是指在意识中占主导地位的、具有强烈感情色彩的错误观念,其发生一般均有一定的事实依据,不十分荒谬离奇,也没有明显的逻辑推理错误,其内容与自己的切身利益有关。此种观念片面而偏激,可明显地影响患者的行为及其他心理活动,多见于人格障碍和心因性障碍,如艺术家对自己本身天才的超价观念。

超价观念与妄想的区别在于其形成有一定的性格基础与现实基础,伴有强烈的情绪体验,内容比较符合客观实际。

三、注意和注意障碍(attention and disorders of attention)

注意(attention)是指个体精神活动集中指向一定对象的心理过程,是人的心理活动对客观事物的指向和集中。注意的指向性表现出人的心理活动具有选择性和保持性,注意的集中性使注意的对象鲜明和清晰。注意过程与感知觉、记忆、思维和意识等心理活动密切相关。注意可分为有意注意和无意注意两类。有意注意也叫主动注意,是指有目的的、自觉的、必要时需要意志努力的注意,与个体的思想、情感、兴趣和既往体验/经验有关,如学生上课时认真听讲就是有意注意。无意注意也称被动注意,是指无目的、被动的、被外界刺激所激发、不需要意志努力的注意,是一种由外界刺激引起的定向反射,如学生上课时注意力不集中分心走神,就是一种为无关刺激所激发的无意注意/被动注意(定向反射)。

正常人的注意具有以下 4 个特征:①注意的广度,亦称注意的范围,是指个体在一瞬间就能清楚地把握所注意对象的数量,即瞬间知觉活动。②注意的强度,即注意的集中性,是注意指向一定事物时的聚精会神的程度。③注意的稳定性,是指注意保持在某种事物或活动上的时间,其相反的状态就是注意分散。④注意的选择性,是指同一时间内心理活动指向集中并保持在某些对象而离开另外一些对象(换句话说就是在同一时间内,当有多个可以注意的对象同时出现时,人会对此对象做出注意或不注意的选择),如出席社交活动时,面对众多的活动项目和人员时,就必须做出选择(注意的选择性)。当发生注意障碍时,上述特征受损,会出现相应的症状。多种精神疾患均可发生注意障碍。

在人类的心理发展过程中,"注意"并不是一个独立的心理过程,它常常是伴随于其他心理过程并在其中起重要作用,如我们经常会讲"注意听""注意看"等。儿童日常的各种活动都离不开注意,注意对儿童心理发展非常重要。儿童注意力发展与年龄增长密切相关,随着年龄的增长,注意的稳定性、广度、分配及转移能力等逐渐提高。从主动注意的发展来讲,通常 5～7 岁儿童能聚精会神地注意某一事物的时间平均为15 min,7～10 岁为20 min,10～12 岁为 25 min,12 岁以后为30 min,成人一般为35 min左右。

常见的注意障碍有注意增强、注意涣散、注意减退、注意转移、注意衰退、注意狭窄 6 种,表现为主动注意力不集中、注意涣散、随境转移、注意力短暂、注意范围狭窄等,下面简单介绍之。

（一）注意增强（hyperprosexia）

注意增强为主动注意增强，表现为过分关注某些事物，如有被害妄想观念的患者，注意增强指向外在的某些事物，对周围环境保持高度的警惕，过分地注意别人的一举一动；有疑病观念的患者，注意增强指向患者本身的某些生理活动，对身体的各种细微变化十分敏感，过分地注意自身的健康状况，或指向使他忧愁的病态思维。该类症状多见于偏执型精神分裂症、神经症以及更年期抑郁症等。

（二）注意涣散（aprosexia）

注意涣散为被动注意的兴奋性增强、主动注意的不易集中、注意稳定性降低所致，表现为注意力不集中，容易受到外界的干扰而分心走神，多见于注意缺陷多动障碍、神经症和精神分裂症。

（三）注意减退（hypoprosexia）

注意减退为主动注意与被动注意的兴奋性减弱和注意的稳定性降低，注意的广度缩小，表现为注意力难以唤起和维持，多见于疲劳、神经衰弱、脑器质性障碍伴有意识障碍时。

（四）注意转移（transference of attention）

注意转移为注意的转换性增强和稳定性降低，主要指被动注意的兴奋性增强，注意的稳定性降低，主动注意不能持久，注意的对象很容易受到外界环境的影响而不断转换，多见于躁狂发作等。

（五）注意衰退（deterioration of attention）

注意衰退为患者不能留意观察和主动将注意集中于外界客观环境，也就是说外界客观事物难以引起患者的注意，此为精神分裂症的基本症状之一。

（六）注意狭窄（narrowing of attention）

注意狭窄为注意广度和注意范围的显著缩小，表现为当注意力集中于某一事物或人时，不能再注意与之有关的其他事物或人，多见于意识障碍、智能障碍，也可见于处于热恋之中的青少年男女，即"我的眼中只有你"。

儿童的注意障碍往往伴有自控能力减弱,而表现为多动、不安静或行为杂乱无章。

注意力与行为活动调节密切相关,与自我调控能力正相关,儿童注意缺陷多动障碍(ADHD)以注意力不集中为主要症状之一。儿童精神分裂症、心境障碍以及其他精神障碍时往往都存在注意障碍症状。注意力不集中是造成儿童学习困难的重要因素之一,也是儿童因此而就诊的主要原因。孤独症儿童在注意力方面可有选择性,对某些事物可表现为"听而不闻、视而不见"状态,然而对另外一些方面却能高度专注和保持良好的记忆,如能熟背电视广告和天气预报等。孤独症患者在婴幼儿期可表现为交会性注意(joint attention)缺陷,交会性注意是个体对周围的人、事、物注意的协调分配,如给他人指出物品,根据他人指向物体的方向等。孤独症早期就有表白性注意指向的明显缺陷。

针对各种类型精神障碍,儿童注意障碍一般无诊断特异性意义。影响儿童注意力因素较多,包括年龄因素、发育状况、躯体生物学因素、环境因素、教育方式以及客观刺激物的物理性、对比性、新奇性、吸引性等。因此,需分析导致注意力不集中的因素。

四、记忆及记忆障碍(memory and disorders of memory)

记忆为既往事物经验的重现,是在感知觉和思维基础上建立起来的精神活动。复杂的高级的心理活动的发展,都必须有记忆作为基础。记忆是人类经历、体验或感知过的事物在大脑中的反映,是人类重要的心理活动,它对人的一生具有重要意义。记忆包括识记、保持、再认、回忆4个基本过程,这4个过程紧密联系构成记忆的统一体。识记是事物或经验在脑子里留下痕迹的过程,是反复感知的过程;保持是这些痕迹免于消失的过程;再认是现实刺激与既往痕迹的联系过程;回忆是痕迹的重新活跃或复现。识记是记忆保存的前提,再认和回忆是某种客体在记忆中保存下来的结果和显现。正常人的记忆是和遗忘分不开的,根据艾宾浩斯(Ebbinghaus)记忆与遗忘曲线,遗忘总是先快后慢,越是新近识记的事物越是遗忘得快,遗忘的发展总是由近事记忆逐渐地发展到远事记忆。

儿童随着心理发展,记忆也迅速发展,包括识记、保存或存储,以及记忆再现的功能。根据记忆的时间长短,记忆可分为短程记忆、长程记忆和即时记忆。短程记忆又称短时记忆,指需要记忆的信息或识记的内容储存在大脑不足1 min时间的记忆,一般人通过短时记忆可以记忆的信息或事物数量是7±2,即5~9个;长程记忆又称长时记忆,指需要记忆的信息或识记的内容储存在大脑超过1 min直到很长时间(许多年,甚至保持终生)的记忆;即时记忆亦称感觉记忆或瞬时记忆,指需要记忆的信息或内容储存在大脑内时间很短,一般不超过2 s的记忆,因此也有学者将即时记忆称为感觉登记。记忆障碍可以在记忆的4个基本过程的不同部分发生,但一般都同时受损,只是严重程度不同而已。临床检查记忆一般较为简单,发现有明显记忆障碍时才进一步采用记忆心理评估。

临床上记忆障碍可分为两个方面:记忆量方面如记忆增强、记忆减退及遗忘,记忆质方面如错构症、虚构症。记忆障碍较为多见的是遗忘症和记忆倒错,其常见的表现有6种,下面简要述之。

(一)记忆减退(hypomnesia)

记忆减退是指记忆的4个基本过程功能普遍减退,临床上较为多见。早期多是回忆减弱,表现为近记忆力的减弱。有的患者不仅近记忆减弱(如记不住刚刚见过人的名字、刚吃过的饭菜等),而且远记忆力也减弱(如回忆不起自己个人的经历等),多见于神经症、脑器质性精神障碍、老年痴呆症,也见于正常老年人。遭受重大创伤事件的儿童青少年,也可以出现记忆减退,同时出现近事遗忘。

(二)记忆增强(hypermnesia)

记忆增强是指病理性的记忆增强,表现为患者对病前已经遗忘且不重要的事情都能重新回忆起来,甚至包括事件的细节,多见于躁狂状态和偏执状态的患者。

(三)遗忘症(amnesia)

遗忘症是指回忆的丧失,是记忆痕迹在大脑中的丢失。患者对局限于某一事件或某一时期内的经历的遗忘,表现为对既往感知过的事物或人物不能回忆。根据遗忘的信息或经历是否能够恢复,遗忘可以分为暂时性遗忘(可逆性遗忘)和永久性遗忘(不可逆性遗忘),前者是指在适宜的条件下还可能恢复的遗忘,后者是指不经过重新学习或识记就不可能恢复记忆的遗忘。根据对已记忆事件或信息的遗忘程度,遗忘可分为部分性遗忘和完全遗忘,前者是指仅仅对经历或事件/信息的部分不能回忆,后者是指对一段时间内的全部事件或经历/信息完全不能回忆(全部遗忘)。临床上通常按照遗忘与疾病的时间关系分为顺行性遗忘、逆行性遗忘、界限性遗忘、进行性遗忘等。

(1)顺行性遗忘(anterograde amnesia):是指患者回忆不起在疾病发生以后一段时间内所经历的事件,遗忘的时间和疾病同时开始。该类遗忘多由于意识障碍而导致不能识记引起,如脑震荡、脑挫伤的患者回忆不起受伤后一段时间内的事情。

(2)逆行性遗忘(retrograde amnesia):即回忆不起疾病发生之前某一阶段的事件或经历,多见于脑外伤、脑卒中发生之后,遗忘时段的长短与外伤的严重程度及意识障碍的持续时间长短有关。

(3)界限性遗忘(circumscribed amnesia):是指对某一特定时间段的经历不能回忆,遗忘的发生通常与该时间段内发生的不愉快事件有关,多见于分离(转换)障碍,又称分离性遗忘,如某学生在课堂上违纪,被老师处罚站在黑板前一节课,此学生发病后就回忆不起上课的情景。

(4)进行性遗忘(progressive amnesia):是指遗忘与疾病相向发展,随着疾病的发展,遗忘逐渐加重。此症主要见于老年性痴呆,患者除有遗忘外,同时还伴有日益加重的痴呆和淡漠。

(四)错构(paramnesia)

错构是记忆的错误,对过去曾经历的事件,在发生的时间、地点、情节,特别是在时间上出现错误的回忆,并坚信不疑,多见于急性酒精中毒、酒精中毒性精神障碍以及脑外伤等各种原因引起的痴呆。

(五)虚构(confabulation)

虚构是记忆错误的另一种类型,指在遗忘的基础上,患者以一段想象的、未曾经历的、虚构的事实来填补他所遗忘的那一段经历和记忆缺损。其内容很生动,带有荒诞色彩;由于患者有严重的记忆障碍,因而虚构的内容自己也记不住(常瞬间即忘),因此叙述时内容常常变化,且容易受暗示的影响,多见于各种原因引起的痴呆和慢性酒精中毒性精神障碍。

错构和虚构均属于较为严重的记忆障碍,但两者有所不同,应注意鉴别。两者均发生于遗忘的基础之上,错构是对已发生事件的错误记忆(有事实基础,却主要在时间等上面出现记忆的结构性错误),患者可以记住错构的内容,记忆功能的损害相对较轻。虚构是对客观上没有发生的事件的一种虚设的记忆构思,其目的是患者为了填补自己记忆的缺损;由于记忆功能的严重受损,即使是虚构的内容患者自己也无法再次记住(瞬间即忘),导致虚构的内容瞬息变化、自相矛盾(这次与那次说得不一样),甚至荒谬,当别人指出其不当之处后患者甚为紧张,不知如何是好,更加重了不断错误的虚构,且常常受到他人眼神、话语、举止或环境因素的影响(易受暗示)。

(六)心因性遗忘(psychogenic amnesia)

心因性遗忘是指患者在重大应激或某种强烈心因作用的情况下,对某一特定情境或事件的遗忘。这些情景或事件包括急性创伤性情景、重大事件,或患者不愿回忆或谈及的情景,多见于急性应激状态、创伤后应激障碍或分离(转换)障碍(旧称癔症)等,如儿童被性侵、被拐卖等获救后出现的遗忘。

儿童精神障碍以记忆力减弱为多见,精神分裂症、情感障碍、癫痫常见有记忆力减退;儿童学习负担过重引起疲劳状态或躯体疾病后体力虚弱状态,可表现为思维迟缓、反应迟钝、注意力不集中和记忆减退;儿童脑外伤后,往往有学习困难、记忆减退等症状。

儿童发生严重颅脑外伤可产生类似成人的遗忘症(amnesia),是记忆障碍最严重的形式。根据遗忘特征也可分为顺行性遗忘(anterograde amnesia)和逆行性遗忘(retrograde amnesia),前者遗忘涉及阶段是脑损伤之前,后者为脑损伤以后一段经历的遗忘。记忆障碍的另一种形式,表现为似曾相识症和视旧如新症,在儿童罕见,可发生于癫痫。虚构和错构等记忆错误形式在儿童均不多见,少数见于精神分裂症、创伤后应激障碍。幻想性谎言(病理性谎言)可见于青少年分离(转换)障碍(癔症)。

五、智能和智能障碍(intelligence and disorders of intelligence)

(一)智能(intelligence)

智能又称智力,是一个复杂的综合精神活动的功能,是运用既往获得的知识、经验以解决新问题、形成新概念的能力。但是智能/智力是最难定义、最难测量、最有争议的心理结构之一。韦克斯勒(Wechsler)把智力看成一种思维合理、行为有目的、有效应对环境的能力,他强调言语智力和操作两个维度。也有学者将智力分为流体智力(fluid intelligence)和晶体智力(crystallized intelligence),前者包括那些非言语、受文化影响相对较少的智力能力,后者是遗传因素和环境因素互相作用的结果。智能活动是一种复杂的综合心理活动,与感知、记忆、注意、思维有密切关系。记忆和注意是智能活动进行的前提,但记忆本身不属于智能。智能活动与思维密切联想,但属于不同的概念。智能可表现为理解力、计算力、分析能力、创造能力等。智能水平一般与年龄、文化程度、职业、职位等有关。

(二)智能障碍(disorders of intelligence)

智能障碍病因极为复杂,一部分可查明原因,也有一部分现代医学仍查不出病因。临床常见于精神发育迟滞、广泛性发育障碍及痴呆(如继发于各种脑损害所致智力减退,获得的知识和社会技能逐渐丧失)。按病理及其进展的不同,智能障碍可分为进行性智力障碍和非进行性智力障碍,如先天性代谢障碍或退行性脑变性病可引起进行性智力障碍;一般围生期损害(如母妊娠期疾病、早产、难产、窒息等)所致智力低下,大多为非进行性智力障碍。

智能障碍可分为精神发育迟滞和痴呆两大类。临床上,又按照智力低下的程度不同而把精神发育迟滞分为轻度、中度、重度和极重度4种。

1. 精神发育迟滞(mental retardation,MR)

精神发育迟滞是指先天或围生期或在生长发育成熟以前(18岁以前),大脑的发育由于各种致病因素(如遗传、感染、中毒、头部外伤、内分泌异常或缺氧等)的影响,致使大脑发育不良或受阻碍,智能发育停留在一定阶段或发展缓慢,智力明显落后于同龄正常儿童智力水平[智力检查智商低于正常平均值的两个标准差,通常智商(intelligence quotient,IQ)<70],同时伴有社会适应能力缺陷。

(1)轻度精神发育迟滞。轻度精神发育迟滞者在语言学习上有些延迟,但大多数人的言语能力足以应付一般日常生活,如交谈,配合临床检查。尽管大多数患者的发育速度要比正常人慢很多,但在生活自理(进食、洗漱、穿衣、大小便控制)及实用技术和家务劳动上可达到完全的独立。他们的主要困难通常见于专科学校的学业中,许多人在读与写上有特殊的问题。然而,轻度精神发育迟滞者可通过专门的教育来发展其技能、弥补其缺陷,从而获得极大改善。大多数处于上限的轻度精神发育迟滞者可完全胜任需要实际能力而不是专业能力的工作,如非技术性或半技术性体力劳动。在不需要专业成就的社会文化环境中,某种程度的轻度精神发育迟滞本身并不成问题。但是,如果患者伴有情绪及社交能力的不成熟,那么这一症状的后果,如不能满足结婚或养育孩子的要求,或难以适应文化传统与期望等表现就显而易见了。

总的来说,轻度精神发育迟滞者在行为、情绪、社交方面的困难,以及他们所需要的治疗与支持,比起中度及重度精神发育迟滞者中的特异性问题来,更接近于正常智力群体中所碰到的类似情况。在越来越多这类患者中,医者发现了器质性病因,然而大多数患者仍病因不明。

(2)中度精神发育迟滞。这类患者的语言理解及使用能力发育迟缓,而且在这一方面最终所能达到的水平也很有限。在生活自理和运动技能的发展上也出现阻滞,一些人终生需要监护;在学业上的进展有限,但一部分人可学会读、写、计算的基本技能。教育规划可使这些人有机会发展其有限的能力,掌握一些基本技能。这类规划适合于让那些学习缓慢的人达到低指标的成绩。如果是成年患者,只要加以精心地组织和技术监督,中度精神发育迟滞者通常能够完成简单的实际操作,但在成人期做到生活上完全独立是很罕见的。然而一般说来,这类人很好动且体力充沛,大多数人在其能力范围内都在社会交往上有所进展,能与他人建立联系,进行交流,并参与简单的社会活动。

(3)重度精神发育迟滞。这组患者与中度精神发育迟滞患者在临床相、存在器质性病因及伴发疾病方面有相似之处。在第 10 次修订本《疾病和有关健康问题的国际统计分类》(*The International Statistical Classification of Diseases and Related Health Problems* 10th Revision,*ICD-10*)F71 中所提到的能力水平很低,在本组患者中最为常见。本类别中大多数人都表现出显著的运动损害或其他相关的缺陷,这提示存在有中枢神经系统明显的临床损害体征或发育的异常。

(4)极重度精神发育迟滞。这一分类中的患者,IQ 值估计在 20 以下,表现为在理解或遵从要求或指令的能力上受到严重限制。大多数患者无法活动或活动严重受限,大小便失禁,最多只能以很简单的非言语方式交流。他们没有或几乎没有能力照管自己的基本需求,必须有人长期帮助和监护他们。

2. 痴呆(dementia)

痴呆是一种综合征,是指 18 岁以上智力发育成熟之后,由于各种原因损害原有智能所造成的智能或智力减退状态。其发生具有器质性脑病变的基础,如脑外伤、颅脑感染、脑缺氧、脑血管病变等。临床主要表现有:患者意识清楚,但思维活动变得不完善,记忆力、计算力、理解力、分析综合能力、判断推理能力减弱或下降,后天获得的知识、能力丧失,不能从事学习和工作,甚至生活也不能自理。精神活动方面,由于痴呆的影响而出现轻重不等的失调,逐渐丧失高级的社会情感,原始的情感和本能意向占优势。一般来说,病变多为进行性的,常不易恢复或不能完全恢复,但治疗适当,也可阻止其继续发展,病情有可能得到改善。因痴呆多发生于成年人,此处不做进一步的描述。

精神发育迟滞与痴呆诊断指征区别主要是依据发病年龄的不同:精神发育迟滞是指在发育阶段(在 18 岁以前),个体由于各种有害因素导致智力低下或智力发育受到阻滞,同时伴有社会适应能力缺陷;痴呆(dementia)是指在个体已发育成熟,发生在 18 岁以后,在已获得正常发展的基础上,发生智力、记忆和人格的全面损害。痴呆可分为急性痴呆和慢性痴呆;按脑损害的范围,痴呆又分为局限性痴呆和全面性痴呆。广泛性发育障碍各亚型常有智力障碍的症状,如儿童孤独症患者约 3/4～4/5 伴有智力低下,童年期瓦解性障碍(Heller 综合征,又称婴儿痴呆),起病后迅速出现智力倒退。但在某些类型的广泛性发育障碍患者,在普遍智力低下的同时可以具有某些特殊的才能,称"低能特才"(idiotsavant),又称"白痴学者"或"白痴天才",如对数字、地点、地图、国家首都、人名、音乐、算术、计算某年月、记忆等有惊人的特殊能力。

下面介绍美国精神病学会(American Psychiatric Association,APA)对智能障碍的分类分级标准,见表 5-2。

表 5-2　APA 对智能障碍的分类分级标准

程度	学前(0～5 岁)	学龄(6～20 岁)	成人(21 岁以上)
轻度 (IQ50～69) (能教育)	能发展社会和交往技能,在感觉运动方面有轻微的迟滞,不到更大一些年龄时,很难与正常儿童区别	能接受小学 6 年级学校教育,可在指导下适应社会生活	有正常的社会和职业技能,以达到低等的自给,但如果处于非常的社会经济压力时,需要有指导。成年后可达到 9～12 岁的心理年龄
中度 (IQ35～49) (能训练)	能谈话或学会交往,在自助上因训练而有所改进,能用中等监护来管理	在社会和职业技能上因训练而有所改进,不能超过 2 年级的教育水平,在熟悉环境中可独自行走	在保护的情况下可从事一点非技术性的或半技术性的生活工作,在有社会或经济压力时,需要监护或指导。成年以后可达到 6～8(9)岁的心理年龄

续表

程度	学前(0~5岁)	学龄(6~20岁)	成人(21岁以上)
重度 (IQ20~34) (难训练)	运动能力发展得不好,可讲一些话,通常不能在自理上因训练而有所改进,很少或没有交往技能	能谈话或学习交往,能学会基本的卫生习惯,在系统的训练下能有所改善	在完全的监护下,生活半自理;在被控制的环境里,可发展自我保护技能。成年后可达到3~6岁的心理年龄
极重度 (IQ20以下) (白痴)	全面迟滞,感觉—运动方面的功能是很差的,要人护理	某些方面可能得到一点发展,对在自助上的训练,可能有一点点反应	有些运动和言语有发展,在自我照顾上可能有非常有限的改进,要人护理。成年以后心理年龄在3岁以下

世界卫生组织(WHO)有关儿童精神发育迟滞的分类分级诊断标准与美国的标准类似,见表 5-3。

表 5-3　WHO 的 IQ 分级

分类	IQ 值	成年后心理年龄	所占比例/%
轻度	50~69	9~12 岁	85
中度	35~49	6~9 岁	10
重度	20~34	3~6 岁	3~4
极重度	20 以下	3 岁以下	1~2

六、定向力障碍(disorientation)

定向力(orientation)是指一个人自己对时间、地点和人物,以及对自己本身的状态的认识能力。前者称为对周围环境的定向力,患者知道现在是几点钟、上午或下午、白天还是晚上、日期、月份等(时间定向),知道自己在什么地方(地点定向),知道周围人物的姓名、身份及与患者的关系(人物定向);后者称为自我定向力,患者知道自己的姓名、年龄、性别、职业、职位等个人情况。

定向力障碍是指对环境或自身状况认识能力的丧失或认识错误,多见于症状性精神病及脑器质性精神病伴有意识障碍时,它是意识障碍的一个重要标志,但有定向力障碍者不一定就有意识障碍。

精神分裂症患者可在意识清晰的状态下出现定向力障碍,通常表现为双重定向,即对一个地点或人物做出两种判断,其中一个判断是正确的,而另外一个判断则是错误的,后者多与患者的妄想观念有关,是患者的妄想性判断或解释,如患者把病房认为又是医院又是监狱,或表面上是医院实际上是监狱,医务人员既是给他看病的人又是迫害他的人。

需要注意的是,在躯体疾病所导致的/所伴发的精神症状患者(尤其是谵妄患者),其自我定向力一般不会有明显的问题(或正常),但其环境定向力往往出现障碍,这是临床上容易出现误诊误治的原因之一。

七、自知力(insight)

自知力又称领悟力或内省力,是指患者对自己精神疾病的认识和判断能力。不同精神疾病损害自知力的程度是不同的。神经症患者的自知力一般保持完整,即患者能认识到自己的异常精神活动,并为此感到痛苦而积极主动地寻医问药进行诊治。但精神病患者一般均有程度不等的自知力损害或缺失,因此不完全承认/完全不承认自己有精神病,也不会主动看病,甚至拒绝看病、住院,拒绝服药。在精神疾病的初期,有的患者自知力尚存;随着病情的发展,患者常对自己的精神症状丧失了判断力,称之为自知力丧失;当病情好转时,自知力逐渐恢复,由有部分自知力到全部恢复。临床上将有无自知力以及自知力恢复的程度作为判断病情轻重和病情好转程度的重要指标(俗称金标准)。一般以症状消失,并对所患精神疾病症状认识是病态,即为自知力恢复,所以自知力完整是精神疾病临床痊愈的重要指标之一。需要指出的是,近年来的研究发现,即使是一些严重的精神障碍患者,其自知力在疾病早期仍然部分存在甚至完整。因此不能仅以自知力是否完整作为判断疾病及其转归的唯一指标或金标准,应该结合患者的其他情况,进行全面评估再做出判断。尽管如此,对患者自知力的准确无误的判断仍然是精神科医师尤其是儿童青少年精神科医师需要掌握的基本技术与核心技术之一。

八、情绪和情感障碍(emotion and affective disorder)

情绪(emotion)和情感(affection)是指个体对客观事物的态度以及与之相适应的内心体验。情绪和情感既互相联系又有所区别,情绪主要与人的生物性需要相联系,具有情境性、暂时性、暴发性的特点,常常伴有明显的生理功能变化和外部表现;而情感主要与人的社会性需求相关,具有稳定性、持久性、深刻性的特点,不一定要有明显的外部表现。但情感是在情绪体验的基础上形成的,又通过情绪表达出来,情感中蕴含着情绪,情绪中孕育着情感,两者常常交织在一起,反过来情绪的表达和变化又受到情感的制约和影响。情绪和情感就像一对孪生姐妹,你中有我、我中有你、相互依存、相互影响。恋爱过程就是情绪和情感交融的过程,而心境(mood)则是指一种较微弱而持久的情感状态,是一段时间内个体精神活动的基本背景。有时候我们常听到有人说"我这一段时间心情很差",这里的"心情"指的就是"心境"。因此,情感障碍必定会涉及情绪和心境问题。在精神科临床上,常常把情绪和情感作为同义词使用,如情绪和情感障碍简称情感障碍。

儿童随着年龄的增长,情绪、情感心理发展迅速。儿童精神障碍情绪和情感的变化,往往是重要的症状,也最容易被家长发现异常征象,而求助于医生。检查和评估儿童的情绪和情感状态,须根据其不同年龄阶段心理发展特征、所处环境、教育方式、社会适应能力、智力水平、诱发因素和情感状态反应协调性等情况。情感和情绪表现通常需要保持适当的强度和稳定性,并与外界保持协调性。引起儿童情感障碍关系密切的是家庭因素和学校因素。

儿童时期常见的情感障碍主要有 14 项,下面简要述之。

(一)恐惧(phobia)

恐惧是指人们面临某种事物或情境时出现的紧张不安反应。恐惧可见于正常人,如对某些凶猛动物或身处险境的恐惧等。儿童心理发展过程中对某些客观事物或真实有危险的威胁产生恐惧情绪反应,对于个体发展、确保自身安全和生存起重要的作用;但对日常生活和情景产生过分的恐惧,长时间、持续出现强烈恐怖情绪,甚至影响日常活动和社会适应则属病理性情绪。病态的恐惧是指与现实威胁不相符的过度紧张不安反应,除表现为过分害怕、提心吊胆外,还常常伴有明显的自主神经功能紊乱症状,如心悸、气急、出汗、全身发抖,甚至大小便失禁等。由于恐惧害怕,患者还常常伴有对某些事物或情境的回避行为。因儿童时期许多精神疾病早期阶段常见有各种形式的恐惧症状,所以必须加以识别,以便早期诊断与治疗。

(二)焦虑(anxiety)

焦虑是指患者在缺乏明显的客观因素情况下对客观事物或自己身体健康状况表现出过分担心,并感到紧张恐惧、内心焦虑不安、注意力难以集中,往往伴有出汗、心悸、手脚发冷、尿频等躯体症状。由于焦虑不安,常引起患者出现睡眠障碍、食欲减退等症状,常见于情感障碍和精神分裂症。无故的、持久的过分焦虑不安,多见于儿童精神分裂症早期。

(三)易激惹(irritability)

易激惹又称激惹性增高(increased irritability),是较为常见的症状,是指情感活动的激惹性增高,一般的刺激即引起强烈不愉快情感反应或暴怒发作、冲动、与人争吵等表现。儿童学习压力过重、过度疲劳、睡眠不足、营养不良、颅脑损伤、癫痫以及躯体疾病时易发生激惹性增高,成人神经症、人格障碍或妄想性障碍患者,也易出现易激惹。例如,因受到某些不愉快精神刺激或偶然出现激惹情绪反应者属于正常范围,但经常频繁出现者须注意是否为病态。攻击、破坏行为或残酷的举动也可成为激惹发作的部分表现。儿童双相障碍、品行障碍以及抽动障碍患者常见有易激惹症状。

(四)情感暴发(affective outburst)

情感暴发又称病理激情,是指突然发生强烈而短暂的情感暴发,常伴有意识范围狭窄或不同程度的意识障碍。患者表现似发泄状态,躺地打滚、大声哭闹,或哭笑无常、伤人毁物,而事后不能回忆,见于脑器质性精神障碍和癔症发作。

(五)强制性哭笑(forced crying and laughing)

强制性哭笑是指突然无故地强哭强笑,似哭非笑、似笑非哭,患者自己不能控制,缺乏内心的体验,也说不出哭笑的原因,多见于脑炎所致精神障碍、癫痫精神运动性发作。

(六)情绪不稳(emotional instability)

情绪不稳是指情感活动的稳定性障碍,情感反应极易发生变化。一般幼儿在发育过程中,情绪易波动,一时愉快高兴,一时伤心哭泣。随着年龄的增长,幼儿自控能力逐渐增强,情绪也相对稳定。若无明显客观诱因,而经常表现自发地情绪多变,一时哭泣或郁郁寡欢,忽又变为兴奋、行为幼稚、调皮欢笑、自得其乐,常见于儿童精神分裂症、脑器质性精神障碍、癫痫或情感障碍等。

(七)情感淡漠(apathy)

情感淡漠是指对外界刺激缺乏相应的情感反应,缺乏内心体验。情感淡漠是常见的精神症状,表现为面部表情呆板,对周围事物不感兴趣,缺乏情感反应,即使是对自己有密切的利害关系的事情也是如此,失去了儿童天真活泼的表情,对家里亲人或小伙伴冷淡疏远,退缩,不与人交往,多见于广泛性发育障碍和精神分裂症。

(八)情感倒错(parathymia)

情感倒错是指患者的情感反应与当时外界环境刺激和思维内容不协调,甚至呈相反的情感反应,如令人愉快的事,反而伤心哭泣,令人伤心悲哀的事,反而表现轻松喜悦或无所谓的样子,多见于精神分裂症。

(九)情感幼稚(affective infantility)

情感幼稚是指情感心理活动表现得比相应年龄明显幼稚、倒退,言语、行为、情感表现均呈幼稚化,常见于儿童精神分裂症前驱症状、脑损害、精神发育迟滞和癔症。

(十)情绪低落(depressed mood)

情绪低落是负性情感活动的明显增强,是儿童青少年精神障碍的常见症状。心理健康问题大多数与情绪密切相关,尤其是抑郁情绪较为多见,表现为不愉快、情绪低沉、闷闷不乐、唉声叹气、精神不振、常哭泣、苦闷、忧愁忧伤、言语减少、动作迟缓。情绪低落症状轻者属于一般抑郁情绪,症状严重者可因悲观绝望而出现自杀企图或行为,见于心境障碍、重性抑郁症,也可见于儿童精神分裂症和创伤后应激障碍。

(十一)情绪高涨(elevated mood)

情绪高涨是指正性情感活动的明显增强。患者表现为不同程度、与周围环境不相协调的病态喜悦,患者心情特别愉快,过分兴奋和喜悦,自我感觉非常良好,话多,动作多,夸耀自己的才干,精力充沛、不知疲劳,或表现异常调皮,恶作剧,对人不礼貌,出现攻击和破坏行为等。由于患者高涨的情感与精神活动的其他方面比较协调,且与周围环境保持一定的联系,因此具有较强的感染力,容易引起周围人的共鸣,一般多见于躁狂症和分裂情感性精神障碍,中毒性精神障碍也可表现为类躁狂情绪高涨症状。

(十二)矛盾情感(ambivalent feeling)

矛盾情感又称情感矛盾(affective ambivalence)是指患者在同一时间对同一人物或事物产生两种截然不同的、完全相反的且相互矛盾的情感体验,但患者并不感到这两种情感的矛盾和对立,没有痛苦和不安。例如,对同一个人表现出既爱又恨,患者本人不能意识到两者情感的对立,且常与矛盾观念、矛盾意向共存。该类症状多见于青少年精神分裂症。

(十三)敌对情绪(emotion of hostility)

敌对情绪是指对其亲人或依恋对象无故滋长敌对情绪,并对亲人产生种种怀疑,往往与非血统妄想并存。这与儿童一般的逆反心理或对父母管教方式不满的情绪不同,患者坚持认为自己不是父母所生的,甚至采取暴力行为,攻击打骂父母,常见于精神分裂症。

(十四)欣快(euphoria)

欣快是在智能障碍的基础上出现的与周围环境不协调的愉快体验,表现为患者自得其乐,似乎非常幸福。但由于智能障碍的影响,其表情比较单调刻板,往往会给人以呆傻、愚蠢的感觉,多见于脑器质性精神障碍。

九、运动和行为障碍(movement and behavior disorder)

动作(movement)是指简单的随意和不随意运动,如点头、摇头、挥手致意等。行为(behavior)是一系列动作的有机组合,是为达到一定目的而进行的复杂的随意运动。动作和行为既有联系,又有区别,故常常被同时联合使用,合称为动作行为。人的动作行为受动机和目的的制约,并与感知过程(认知活动)、情感过程、意志活动保持协调一致。

儿童动作行为的发展与大脑神经系统以及肌肉运动功能的发展密切相关。运动和行为障碍是精神疾病优先的、常见的症状之一,也是精神状况检查的重要组成部分。患者的外表和行为过多或过少、步态或姿势的异常、离奇古怪不可理解的动作和行为,往往易被家长或老师所发现。评定儿童运动功能和行为是否正常,须结合不同年龄阶段生理心理特征加以诊查,以确定其性质和特征,通常可表现为精神运动性抑制(psychomotor inhibition)的症状,如运动减少、迟钝、不动或木僵,或表现为精神运动性兴奋(psychomotor excitement)的症状,如兴奋不安、多动、手舞足蹈,或呈现离奇古怪特殊异常的动作和行为。精神运动性兴奋是指患者的动作行为及言语活动明显增多。根据精神运动性兴奋的协调性又将其区分为协调性精神运动性兴奋和不协调性精神运动性兴奋两类。协调性精神运动性兴奋(coherent psychomotor excitement)是指患者增多的动作行为及言语与其思维、情感、意志等精神活动协调一致,并与环境保持较密切的联系。患者的整个精神活动较协调,行为具有目的性,可被周围的人所理解,多见于躁狂发作。不协调性精神运动性兴奋(incoherent psychomotor excitement)是指患者增多的动作行为及言语与其思维、情感、意志等精神活动不相协调,脱离周围现实环境。患者的整个精神活动不协调,动作行为杂乱无章,行为缺乏动机和目的性,难以使周围的人理解,如紧张性兴奋、青春性兴奋、谵妄状态时的精神错乱等,多见于精神分裂症、谵妄状态等。

精神运动性抑制是指动作行为和言语活动显著减少,是患者整个精神活动的降低。其临床常见的表现有 4 项,下面简要叙之。

(一)木僵(stupor)

木僵是指患者在意识清晰的情况下,动作行为和言语活动被完全抑制,表现为显著的运动性抑制状态:全身僵住不动、肌肉紧张、不语、不饮、不食;面部表情呆板、固定,对刺激缺乏反应;口内积满唾液、不咽不吐,小便潴留和便秘;可伴有违拗、蜡样屈曲及其他自主神经功能障碍。轻者表现为少语、少动、表情呆滞,无人时可自动少量进食,可自行大小便等,称为亚木僵状态;重者完全不动,成为木僵表现。木僵可与紧张兴奋交替出现。

木僵病因多种多样,可见于下列情况:

(1)紧张性木僵,是精神分裂症紧张型的典型症状。

(2)抑郁性木僵,是抑郁症最严重的表现形式。

(3)心因性木僵,是由强烈精神创伤所致的木僵。

(4)器质性木僵,由于各种脑损害、脑炎、中毒、代谢障碍、颅内肿瘤等所致的木僵。

(5)药物性木僵,由于药物严重不良反应所致的木僵。

因此,对于儿童木僵症状须详细了解病史并细心检查,及早确定木僵的性质并及时进行治疗。

（二）违拗症（negativism）

违拗症是指患者对于他人的要求加以抗拒。此症常见于儿童精神分裂症，一般可表现为两种形式：

（1）主动性违拗（active negativism），是指患者对医生或他人的要求不仅拒绝而且还做出完全相反的行为反应，如要求患者张开口，他反而紧闭嘴；让其举手，反而手下沉不伸且紧贴下肢或躯体，当医生收回指令时，患者却举起手来。

（2）被动性违拗（passive negativism），是指患者对医生或他人的要求都一概拒绝而不做出行为反应，拒绝合作和请求，拒食，不料理个人卫生等。

（三）蜡样屈曲（waxy flexibility）

蜡样屈曲是指在木僵的基础上，患者出现肢体任人摆布，即使极不舒适的姿势，也能较长时间保持不动，像蜡塑一样，故称为蜡样屈曲。假如患者是平躺的位置，将其枕头移走后，患者还能够较长时间保持头部抬高的姿势不变，称为"空气枕头"，多见于紧张型精神分裂症。

（四）缄默症（mutism）

缄默症是指言语活动的明显抑制。患者表现为缄默不语，不口头回答任何问题，有时仅仅以点头、摇头或仅以手示意或者用文字书写交流，多见于分离（转换）障碍和精神分裂症。

除了上述的 4 个精神运动性抑制症状之外，患者还可以有以下 13 项动作行为表现。

（一）刻板动作（stereotyped act）

刻板动作是指患者机械刻板地反复重复一些单调的、不必要的、无目的、无意义的动作，自己没有想控制和想摆脱的愿望，也无痛苦的体验。此症常与刻板言语（stereotyped speech）同时出现，多见于精神分裂症、儿童孤独症等。

（二）模仿动作（echopraxia）

模仿动作是指患者无意识地、无目的地、刻板地模仿别人的动作，如看见医生用手写字,他也跟着做写字的动作。此症常与模仿言语(echolalia)同时存在,多见于精神分裂症。

(三)紧张性兴奋(catatonic excitement)

紧张性兴奋是指患者表现极其兴奋不安、重复动作、无目的乱说、行为紊乱,言语单调、不连贯,可伴有模仿言语和动作。儿童和青少年紧张性兴奋往往伴有意识障碍(梦样状态)、冲动、攻击及破坏行为等,或与木僵交替出现,常见于精神分裂症、癫痫精神运动性发作、脑外伤所致精神障碍等。

(四)强制动作(force act)

强制动作是指不符合患者本人的意愿,且又受他自己支配而带有强制性自动出现的动作,无强烈的自我摆脱愿望,多见于精神分裂症。

(五)强迫动作/行为(compulsion)

强迫动作/行为是指患者一些重复的、刻板的动作,患者自己认识到是不必要的(明知没有必要)、无意义的动作,但不能克制,不得不反复去做,否则就焦虑不安;但即使去做了,也会因为反复的重复动作行为影响了自己正常的生活、学习,造成自身痛苦(即临床上所说的强迫与反强迫并存现象),多见于强迫症、强迫型精神分裂症、精神分裂症早期和抽动症等。需要注意的是,儿童和青少年精神分裂症常伴有强迫性、刻板性和仪式性的动作,与单纯强迫症的鉴别较为困难,易混淆造成诊断的错误。如果强迫症状内容离奇荒谬、脱离现实,并伴有其他精神病性症状,一般多见于精神分裂症(强迫型精神分裂症)。

(六)抽动(tics)

抽动是指一种不自主的、快速的、无目的的、重复的肌肉收缩现象,最常见于眼肌、面肌、颈肌,也可发生于肢体,表现为反复眨眼、皱额、挤眉、吸鼻、努嘴、摇头、伸脖、耸肩、挺腹等不自主动作以及咽喉发声或清嗓音。临床常见于抽动障碍。此外,药源性如中枢兴奋剂(如哌甲酯等)以及抗精神病药亦可引起抽动的不良反应。

(七)作态(mannerism)与特殊姿势(posturing)

患者常表现出的作态和特殊姿势是指患者做出离奇古怪的、愚蠢的、幼稚做作的动作、姿势、步态与表情等特异的动作和姿势或某些独特的形式,用以提示某些特殊意义或目的,但别人难以理解,如做怪相、扮鬼脸等,多见于孤独症、精神分裂症,尤其是学龄前起病者。其一般常见表现形式有:

(1)原始性动作(如呈胎儿姿势、蜷缩躯体)。

(2)原地轴心旋转。

(3)看玩自己的双手、自我欣赏样。

(4)运动节律障碍,呈重复的、刻板的、单调的、无意义的动作,如摇晃身体、拍手、原地跳,刻板仪式的步态或手势、动作。

(5)装相、作态、扮鬼脸,如努嘴、翘鼻、吸吮动作等。

(八)器质性脑病的异常运动

各种原因引起器质性脑病的患者,可表现多种多样的异常运动,同时可伴有其他精神性症状。其常见形式有:

(1)发作性点头、鞠躬或伴有尖叫,见于婴儿痉挛症。

(2)舞蹈指划样动作,见于锥体外系统病变,如风湿性脑病、肝豆状核变性。

(3)全身肌张力低下,不能抬头、不能坐立,见于小舞蹈症、松软综合征。

(4)肌张力增高、剪刀样步态,见于脑性瘫痪。

(5)肢体运动及平衡失调,见于小脑病变、遗传性共济失调、中毒性脑病等。

上述种种异常征象患者,大多数伴有不同程度的智力障碍。

(九)冲动性行为(impulsive behavior)

冲动性行为是指患者突然发生无明显动机和目的的、具有瞬间暴发性质的不可控行为。患者事先没有任何考虑,冲动指向的行为找不出任何解释的原因,也不受意志的控制,主要见于精神分裂症和癫痫精神运动性发作。

(十)攻击性行为(aggressive behavior)

攻击性行为是指患者突如其来地对旁人进行言语性或躯体性攻击的行为。攻击性行为在儿童、青少年中甚为常见,可表现为程度不同地、反复地打骂父母或其他人,或破坏东西发泄自己的情绪,激惹冲动,与父母对立违抗,对小伙伴或动物残忍,有不适当的行为,或突然袭击他人,可能导致严重的后果。

儿童攻击性行为的影响因素复杂多样,须详细分析发生的因素、动机、目的以及发生攻击性行为时的处境和意识状态,儿童本人对攻击性行为过程的记忆与认识,结合临床相关检查加以判断。一般常见于行为问题,品行障碍或性格偏倚的儿童,也可见于精神分裂症、脑损害后遗症候群、癫痫儿童和对立违抗障碍等。值得注意的是在临床上,一些年龄较大的中学生抑郁症患者,也常常突然无原因地或原因不充分地(找个小小的借口)攻击自己的亲人(父母、祖父母、兄弟姐妹等),此攻击行为也常常是中学生抑郁症发生的最早的症状之一,需要与以上疾病以及冲动控制障碍仔细鉴别。

(十一)自伤行为(self-injurious behavior)

自伤行为是一种自我致伤或伤害行为,较为常见,是指患者持续性、反复地对自己身体进行伤害的行为,如撞头、咬自己、挖破,用刀片划伤自己的皮肤,把异物放入自己的尿道或阴道,烧伤皮肤等,造成自己肉体的伤害和痛苦,难以接受教育或劝阻,有的历时长久,多年反复形成一种固定性行为模式。儿童自伤行为原因复杂多样,常见于重度精神发育迟滞、孤独谱系障碍、精神分裂症、脑炎后遗症、雷-纳(二氏)综合征(Lesch-Nyhan)综合征[Lesch-Nyhan syndrome,也称自毁容貌征,是一种特殊的 X-连锁隐性遗传的先天性嘌呤代谢缺陷病,其突变基因定位在染色体 Xq26~q27.2 上。现已阐明,其病因是由于次黄嘌呤-鸟嘌呤磷酸核糖转移酶(hypoxanthine guanine phosphoribosyl transferase,HGPRT)缺失。缺乏此酶使得次黄嘌呤和鸟嘌呤不能转换为次黄嘌呤核苷酸(IMP)和鸟苷酸(GMP),而是降解为尿酸,高尿酸盐血症引起早期肾脏结石,逐渐出现痛风症状。患者智力低下,有特征性的强迫性自身毁伤行为]、抑郁症、小儿殴打综合征以及装病自伤行为(恐吓父母,为达到某种目的)和自我试探或模仿危险的行为等。在一些慢性运动或发声抽动障碍(尤其是发声与多种运动联合抽动障碍,即 Tourette 综合征)患者,发生自我伤害行为的不在少数(笔者曾接诊过一例品学兼优的初中女生,因患 Tourette 综合征,双上肢前臂布满了自我伤害后的疤痕)。医者要注意详细询问病史,认真检查,以资鉴别。

(十二)活动过度(hyperactivity)

活动过度是指与同龄儿童相比表现活动过多,过于兴奋多动、坐立不安、小动作明显增多,往往伴有注意力涣散、冲动、易激惹或其他行为问题。儿童在发育阶段许多因素可引起过分多动或与发展水平或与环境不适应的活动过度。此症状最常见于注意缺陷多动障碍(ADHD),此外儿童孤独症、其他精神疾病、脑损害、先天性缺陷、中毒代谢障碍以及药源性不良反应等,亦可表现活动过度,须加以详细检查和鉴别,避免 ADHD 诊断与治疗的扩大化。

(十三)退缩行为(withdrawal)

退缩行为是指有些儿童在无明显原因的情况下表现出过分的胆怯、孤独、退缩,不敢到陌生环境中去,也不愿意与其他小朋友一道玩,拒绝社会交往,因而造成适应环境困难,多见于 4～6 岁儿童以及有社交恐惧症的青少年。一般认为退缩行为与遗传素质、教育方式不当以及精神因素等有关,属于性格、行为偏倚者较多;但严重的、持续性缺乏动机和对社会交往回避或不感兴趣,多见于精神分裂症和儿童孤独症以及社交恐惧(焦虑)症。智力低下儿童适应能力缺陷也有社会性退缩及社交技巧缺乏的表现。

十、意识障碍(disorders of consciousness)

意识(consciousness)是人类所特有的反映现实的最高形式,是指个体对周围环境、自身状态感知的清晰程度及认识反应能力。意识是大脑神经系统的功能活动,使个体对周围环境的认识和自我认识保持清晰,并做出适当的反应,它包含着认知功能的心理活动过程(如意识和觉醒水平、定向力、注意力、记忆、知识、理解、概念化和抽象能力)。在各种不良因素的作用和影响下,可以发生意识障碍(disorder of consciousness)。意识障碍包括意识清晰度下降、意识范围的缩小,是一种病理的心理状态。此时患者对自我和周围环境的认识和反映能力发生障碍,精神活动普遍抑制,主要表现为:①感知觉的清晰度降低、迟钝,感觉阈值升高;②注意力难以集中,记忆力减退,出现遗忘或部分遗忘;③思维(含思维活动和思维过程)变得迟钝、不连贯;④理解困难,判断能力下降;⑤情感反应迟钝、茫然;⑥动作和行为迟缓/迟钝,缺乏目的性和指向性;⑦出现环境定向力障碍,对时间、地点、事物、人物定向不能辨别,严重时自我定向力(如姓名、年龄、职业等)也不能辨认。定向力障碍是意识障碍的重要标志,但仍然要依据以上几个表现综合判断是否有意识障碍。儿童青少年在严重的躯体疾病、中毒、代谢障碍、中枢神经系统感染、颅脑外伤或脑肿瘤等器质性损害以及脑缺血缺氧时都可能产生不同程度的意识障碍。

儿童意识障碍表现的类型及程度,不仅因疾病的性质及严重程度而异,而且与儿童年龄阶段有一定关系。幼年患者意识混浊、嗜睡较多见,在疾病严重时可能转为昏睡或昏迷,往往伴有抽搐。年龄较大的儿童和青少年在因急性感染、中毒所致严重朦胧状态和谵妄时,常伴有惊恐、错觉、精神运动性兴奋征象。一般可根据患者对外界刺激的反应及对人物、时间、地点的定向力是否准确来判断有无意识障碍,并要注意观察患者吸乳或进食情况,一般仪表、礼貌、表情和言语表达和理解,有无烦躁不安、激惹或无目的的活动等现象。及时正确地判断患者有无意识障碍非常重要,对于断定病情的严重程度、病因、鉴别诊断和急诊处理都具有重要意义。在临床检查时应尽快确定患者一般感知觉、注意力和记忆有无障碍,并进行神经系统检查和相应的实验室检查。

儿童意识障碍可有七大表现,下面简要叙之。

(一)朦胧状态(twilight state)

朦胧状态是指在意识清晰度降低的同时伴有意识范围的缩小或狭窄,表现为患者在狭窄的意识范围内,可有相对正常的感知觉,以及协调连贯的复杂行为,但对此范围以外的事物却不能进行正确的感知。患者表情呆板或茫然,联想困难,仔细检查可发现定向障碍,片段的幻觉、错觉、妄想以及相应的行为,常突然发作与终止,持续数分钟至数小时不等,数日较少见,事后遗忘或部分遗忘,多见于癫痫性精神障碍、癔症等。

朦胧状态有两种表现形式:

(1)日间朦胧状态。日间朦胧状态表现为意识清晰度下降,意识范围狭窄,患者似乎还能进行有目的的动作,但对周围事物不能正确感知判断,可有错觉、幻视,持续时间短,言语活动改变,有些患者缄默不语,意识恢复后出现遗忘,常见于各种传染病、中毒、创伤性应激障碍及癫痫发作。

(2)夜间朦胧状态。夜间朦胧状态可见于半醒半睡状态、夜惊、睡行症、惊恐发作或癫痫性意识障碍等。

(二)梦样状态(dreamlike state)

梦样状态(亦译 oneiroid state)是指在意识清晰度降低的同时出现梦样的体验,表现为外表好像清醒,但患者完全沉溺于幻觉与幻想中,就像做梦一样,与外界失去联系,一般持续数日或数月,恢复后对梦样内容可部分回忆。儿童梦样状态患者多表现为意识水平降低,虽未入睡,但患者对外界刺激的阈值提高(反应能力下降),定向障碍,行为举止表现往往与患者日常活动内容相关,并体验到相对完整的情绪,事后可能回忆。例如,一幼儿园小女孩,因误服曼陀罗(洋金花)中毒,似梦样表演她在幼儿园参加拔萝卜游戏活动,边唱边拔,生动逼真。梦样状态多见于病毒感染、风湿性感染、结核性脑膜炎、中毒,也可发生于精神分裂症等。

(三)谵妄状态(delirium states)

谵妄是意识障碍常见的一种形式,是指患者在意识清晰度降低的同时出现大量的幻觉、错觉,这些幻觉和错觉以形象鲜明的恐怖性幻视和错视为主,如猛兽、毒蛇等。在恐怖性幻视和错视的影响下,患者往往产生紧张和恐惧的情绪反应,出现喊叫、逃跑,双手在空中不停地抓摸等不协调性精神运动性兴奋。患者的思维不连贯,理解困难,可有片段的妄想,周围环境定向力障碍,部分严重的患者甚至会丧失自我定向力。谵妄状态往往在夜间加重,因此具有昼轻夜重的规律,一般持续数小时至数日,意识恢复后可有部分遗忘或全部遗忘。儿童谵妄是严重的意识障碍,其特征基本与成人相同,表现为意识水平下降,刺激阈升高,定向力障碍,言语零乱,不连贯,伴有错觉、幻觉、情绪和行为改变,精神运动性活动增多或减少,惊恐不安,睡眠周期紊乱,症状波动,持续时间短,也有再现平时所经历活动的举动。儿童在谵妄之前,常表现为情感脆弱,易伤感哭泣,胆怯,紧张焦虑,对周围事物错觉性的感知,称谵妄前状态。谵妄常见于感染、中毒以及代谢障碍。

(四)昏迷(coma)

昏迷是指意识完全丧失,以痛觉反应和随意运动消失为特征和标志,对外界任何刺激均无反应,吞咽反射、防御反应,甚至瞳孔对光反射均消失,并可出现病理反射如神经系统病理反射阳性。昏迷常见于各种原因引起的严重脑损害或躯体疾病、中毒重症病危时期。

(五)嗜睡(drowsiness)

嗜睡是指意识的清晰度轻微降低,表现为患者在安静的环境中经常昏昏入睡,但给予适当的刺激后可以立即觉醒,并可进行简单的应答或反应,当刺激停止后,患者又很快进入睡眠状态。

(六)混浊(confusion)

混浊是指意识的清晰度轻度受损,表现为患者反应迟钝、思维缓慢,注意、记忆出现障碍,理解困难,能回答简单的问题,但对复杂的问题则表现茫然,不知所措。同时还存在时间、地点、人物等周围环境定向障碍。此时吞咽,角膜、对光反射存在,但可出现强力抓握(强握)、吸吮等原始反射。

(七)昏睡(sopor)

昏睡是指意识的清晰度较混浊更低,表现为患者的周围环境定向力和自我定向力均丧失,没有言语功能;对一般的刺激没有反应,只有强刺激才能引起防御性反射如压眶反应、灼热刺激引起缩手反应等。此时角膜、睫毛等反射减弱,吞咽、对光反射迟钝,深反射亢进,病理反射阳性,可出现不自主运动及震颤。

十一、常见的精神疾病综合征

精神疾病综合征是指对在临床上具有一定内在联系且往往同时出现的一组精神症状的统称。这些综合征对于群发症状的理解分析和疾病的诊断具有重要价值和影响,在成人精神病中较为多见和常见。近年来,儿童青少年精神疾病患者中,具有这类典型综合征表现特征的患者不断增加,所以在此加以介绍。

(一)幻觉妄想综合征(hallucinatory-paranoid syndrome)

幻觉妄想综合征是指以幻觉为主,并在幻觉的基础上产生相应的妄想,幻觉和妄想联系紧密,且互相影响。例如,一15岁女性患者听到同学评论她(幻听)的话后,逐渐怀疑同学对其行迹进行跟踪监视和破坏(妄想)。该症多见于精神分裂症,也可见于器质性精神障碍和精神活性物质所致精神障碍。

(二)躁狂综合征(manic syndrome)

躁狂综合征以情感高涨、思维奔逸和活动增多为特征,主要见于躁狂发作,也可见于器质性精神障碍。另外,某些药物如糖皮质激素、抗抑郁药物等也可引起类似发作。

（三）抑郁综合征（depressive syndrome）

抑郁综合征以情感低落、思维迟缓和活动减少为特征，主要见于抑郁发作，也可见于器质性精神障碍。此外，某些药物如利血平等也可引起类似发作。

（四）紧张综合征（catatonic syndrome）

紧张综合征最突出的症状是患者全身肌张力增高，包括紧张性木僵和紧张性兴奋两种状态。前者常有违拗症、刻板言语和刻板动作、模仿言语和模仿动作、蜡样屈曲等症状，后者则表现为突然暴发的兴奋激动和暴烈行为。紧张性木僵状态可持续数日或数年，可无任何原因地转入兴奋状态。而兴奋状态持续时间较短暂，发作后往往再次进入木僵状态或缓解。紧张综合征可见于精神分裂症、抑郁发作、急性应激障碍、器质性精神障碍、药物中毒等。

（五）遗忘综合征（amnestic syndrome）

遗忘综合征又称柯萨可夫综合征（Korsakoff's syndrome），患者无意识障碍，智能相对完好，主要表现为近事记忆障碍、定向力障碍和虚构，多见于酒精中毒性精神障碍、颅脑损伤所致精神障碍、脑肿瘤及其他器质性精神障碍等。

第六章 症状评估与诊断

第一节 儿童行为与精神症状的特点及
对其诊断的总体要求

儿童行为发育障碍与精神障碍的诊断,主要依据是搜集的全面完整的、准确的病史和临床检查(包括体格检查、精神状况及实验室检查)。识别、判断精神活动与行为举止是否正常以及有哪些发育与精神症状(或综合征)是临床诊断最基本的步骤,也是儿童心理卫生保健医生和精神科临床医生不可缺少的基本功。"症状(symptom)"在医学中表示疾病的征象,可作为正确诊断的指征;在心理学和发育行为学中则泛指人在成长过程中出现的心理或/与行为偏离常态,既可以是一定的偏差(轻者),也可以是病理性的异常(严重者)。虽然现代医学高科技诊断手段(包括神经电生理、影像学以及心理评估与诊断技术等)迅速发展,但临床诊断访谈,即与儿童面对面的交谈,检查和进行行为观察,识别行为异常与精神症状,为诊断提供依据仍是临床心理诊断和临床医学诊断不可忽视的理论知识和技术。

人的精神活动方面的异常表现称精神症状,是大脑功能紊乱的表现,即认知、情感、意志和行为方面的异常。对异常精神活动的表现加以客观描述,称描述性精神病理学。对精神症状的形式和内容进行描述,分析症状的性质和类型归属,是诊断的重要信息。描述症状要尽量做到客观性、真实性,避免主观性和和片面性。每个病例可表现一系列的症状、体征和年龄因素差异的特征,心理医生与临床医生应加以综合评定。正如前面几章所介绍的,儿童处于发展阶段,发育尚未完善,成长速度快,发展有其连续性和阶段性,各个发展阶段的生理心理特征对于儿童精神障碍的临床征象有重要的影响。因此,在访谈诊断过程中要评估其精神活动与行为的表现是否符合其相应的年龄因素特征并进行比较,即结合儿童本身的发育阶段判断其行为是否正常,同时还要结合儿童生长所处的家庭环境、社会环境、文化背景、风俗习惯、宗教信仰等作为评定参考。儿童行为与精神症状的出现取决于发育异常与疾病的性质,同时,与患者发育水平、生活经历体验以及环境、教育等均有关系。儿童发育成长、环境因素、生活事件等对儿童心身发展都可产生程度不同的影响,行为与精神活动异常的表现也会随之发生变化。因此,在评估儿童行为与精神症状的表现时,须将儿童青少年的整个生活与其环境联系起来,了解他们行为与精神异常表现的发展过程,以及在家庭、幼儿园、学校和社区中具体表现的情况。

儿童行为与精神状况的检查是诊断访谈过程重要的组成部分,门诊或住院病例须对儿童行为与精神状况认真观察和描述记录,主要包括外表和行为、与检查者的关系(合作情况)、意识、情感和心境、言语和思维、感知觉、注意力与记忆力、定向、智力、自知力和判断力等。对获得的信息资料加以归纳总结,然后与儿童行为发育障碍与精神疾病诊断的标准进行比较和鉴别,得出相应的诊断。对于儿童时期行为发育障碍与精神疾病诊断的准确性、安全性、风险性要更为重视,要尽量减少判断的失误,以免不恰当地给儿童贴上疾病或异常的标签,影响儿童健康成长。

儿童行为与精神症状具有明显的年龄特征,不同年龄阶段往往以某些症状为突出表现且不典型,如言语功能障碍、运动和行为异常、意识改变和抽搐等。幼年儿童行为与精神症状较为单调、贫乏,以退缩、恐惧、交往障碍、言语和社会功能倒退为多见。随着年龄的增长,心理行为发展,其行为与精神症状形式和内容也逐步表现为复杂多样。儿童时期形象性感性认识多于抽象性理性认识,一般心理行为与精神症状以行为改变、情感障碍(如惊恐、焦虑、强迫症状)、学校适应困难和感知障碍较为多见;幻觉内容以生动、鲜明的形象性为突出,错觉以及幻想性幻觉较成人为多见。此外,诊断时还要依据儿童所表现的行为与精神症状出现的时间、场合、症状的严重程度和持续的时间(持续性或是短暂性)及症状自发波动过程来判断。同时须理解儿童的行为与症状表现可能受多方面相互作用的影响,包括生物因素(躯体疾病、营养、发育状况等)、心理因素(气质、性格特征以及诱因、幼时经历、认知功能发育等)、社会因素(家庭环境、亲子关系互动情况、父母关系、工作、社会环境及宗教信仰)等影响。

近年来,有关儿童行为与精神发育理论以及发展心理学理论的发展,促进了儿童心理卫生保健工作者和儿童精神医学工作者去理解和探索儿童和青少年的各种心理行为发育障碍和精神障碍的病理机制,并了解生物因素与环境因素的相互作用,辨别正常儿童发育与异常儿童疾病之间的差异。在儿童精神医学临床工作中常常可以见到不同的致病原因表现为同一的临床症状,而同一的病因也可能导致不同的一系列临床表现和不同的远期后果。例如,儿童注意缺陷多动障碍和抽动障碍(tic disorder,TS)可能是由于多种不同的原因所致。近年来,儿童和青少年精神障碍共病(comorbidity)问题越来越引起临床的关注,共病不仅导致临床诊断的困难,而且也增加了治疗的难度,如常见强迫症与 Tourette 综合征共病,强迫症与轻躁狂共病,儿童焦虑障碍与抑郁共病等。因此,临床医生须识别儿童和青少年精神障碍共病表现的诊断指征,区分行为与精神症状的主要和次要表现,以及发生顺序和因果关系等。了解共病临床征象,明确疾病诊断,对疾病的预测、治疗和预防都有重要的意义。

第二节 可用于早期发现或诊断的筛查和检查工具

在早期可以帮助我们了解和发现儿童心理行为发育与精神障碍表现的工具常用的有 3 种,下面简要叙之。

一、发育筛查工具

中国儿童发展中心(Child Development Center of China,CDCC)幼儿智能发育量表、丹佛儿童发育筛查量表(Denver development screen test,DDST)、儿童发育筛查量表(development screen test,DST)、贝利婴儿发育量表(Bayley scale of infant development,BSID)、0~6 岁儿童心理发育量表(简称儿心量表)、瑞文推理测验联合型(combined Raven's test,CRT)、皮博迪图片词汇测验(Peabody picture vocabulary test,PPVT)、本德尔视觉运动格式塔测验(the Bender visual motor gestalt test,BVMGT)、视觉—运动整合发育测验(the developmental test of visual-motor integration,VMI)、哈里斯绘人测验(Harris draw-a-person test,DPT)等。

二、行为评定问卷(量表)

阿成贝切儿童行为量表(Achenbach child behavior checklist,CBCL)、康耐尔儿童行为评定量表(Conner's child behavior parents report scale,PRS;

Conner's child behavior teachers report scale，TRS）、孤独症行为评定量表
（autism behavior checklist，ABC）、儿童期孤独症评定量表（childhood autism
rating scale，CARS）、克氏孤独症行为量表（Clancy autism behavior scale，
CABS）等。

三、智力、个性、气质评定量表

明尼苏达多相人格测试（Minnesota multiphasic personality inventory，
MMPI）、艾森克个性测验（Eysenck personality questionaire，EPQ）、卡特尔
16 项个性问卷（Cattell's 16 personality factor，K-16PF）、儿童气质量表、韦氏
学龄前儿童智力量表（the Wechsler preschool and primary scale of intelligence，
WPPSI）、韦氏学龄儿童智力量表（Wechsler intelligence scale for children，
WISC）中国修订版、斯坦福-比内智力量表（Stanford-Binet intelligence
scales）、瑞文渐进模型测验（Raven progressive matrices test，RPM）、注意力
测验等。此外，笔者在 1990 年曾经在导师姚凯南教授的指导下，引进并修订
了用于诊断儿童数学学习困难的测验——关键数学算术诊断测验（key math：
diagnostic arithmetic test，KeyMath 或 KMDAT，下同），对小学 1～6 年级学
生的数学学习能力可以进行初步诊断，帮助学生矫正能力不足。本书的最后
一章将会介绍儿童学习困难的诊治，其中也提到了此测验，故对此测验做一简
单介绍。

KMDAT 是美国教育博士康纳利（Connolly）、那奇曼（Nachtman）以及普
里切特（Pritchett）于 20 世纪 70 年代初提出的，也是美国教学能力诊断最早
的一个系统化、标准化的测验，是一种个体用数学技能测验，适用于学前至
12 岁的儿童。整个测验包括 14 个分测验，分布在内容、操作、应用三大数学
栏目内。内容栏目包括计数、分数、几何学与数学符号 3 个分测验，操作栏目
包括加、减、乘、除、心算、数字推理 6 个分测验；应用栏目包括词语障碍、缺失
元素、货币、测量、时间 5 个分测验，共 209 个题目。测验时学生答对一题得
1 分，答错不计分，总分 209 分，所有分测验得分相加即得到原始分（raw
score），通过测验可以了解受试者 4 个不同水平（总测验，每一大栏目测验，分
测验，题目测验）的成绩。另外，根据受试者的原始测验得分，在诊断记录纸上
又可画出受试者各个分测验成绩的剖面图，找出受试者在数学学习的哪一方
面是优势，哪一方面是薄弱环节，诊断对比十分明了。该测验的另一大特点是
全部试题由主试口授，不需受试者自己阅题，这就排除了受试者阅读方面有困

难时对测验成绩的影响,比较客观、科学。同时题目编排由易到难,图文并茂,彩色画面,富于变幻,符合儿童特点,能够激发学生的兴趣。此外,每次测验时间短(30 min左右),有利于建立协调关系。因为具有这些特点,该测验于1971年以来在美国广泛流行,成为常模法诊断的一个典型代表。它是一个很方便实用的能力测验工具,能迅速得到测验结果,是其他诊断方法的基础,当儿童明显不能胜任数学学习时,我们就首先对其做常模法诊断,KMDAT就是首选的测验。

对于KMDAT的效度研究,国外学者做了不少的工作。普赖斯(Price)比较了KMDAT与加利福尼亚成就测验(California achievement test,CAT)分测验C和D后认为,KMDAT有较好的教学适用性;麦克尔·布里恩(Breen)对32名8~12岁的学习困难儿童分别给予了伍德科克-约翰逊(Woodcock-Johnson)心理教育测验中的数学和阅读分测验,KMDAT以及Woodcock阅读优势测验,结果发现两个数学诊断测验有良好的相关性,在年级等值和标准分方面,两者的相关系数分别是0.79和0.93。在KMDAT与成就测验的相关关系研究中,伊夫斯(Eaves)和西蒙(Simpson)测验了171名平均年龄为12.8岁的学生的皮博迪个体成就测验(Peabody individual achievement test,PIAT)和KMDAT的成绩,结果发现,PIAT的数学测验得分与KMDAT的测验得分(总分)有较好的相关性;埃斯蒂斯(Estes)等同时测验了69名学习困难学生(年龄为6岁11个月至14岁8个月)在广泛成就测验(wide-ranging achievement test,WRAT),PIAT以及KMDAT 3个测验上的成绩,同时与教师的客观评价进行比较,结果发现这几个测验有较高的偏相关性,在年级平均成绩上,KMDAT的测验结果与老师的评定几乎是相等的。另外,伊夫斯等比较研究了认知水平测验(cognitive level test,CLT)与KMDAT的关系,结果显示,CLT认知指数与KMDAT总分有很高的相关性,笔者提出应把CLT作为评价KMDAT的一个好方法,这种观点得到许多研究结果的支持。

鉴于国内当时还没有一个系统性的小学数学学习困难的诊断方法,因此,依照KMDAT原理、原则、方法、程序,结合我国实际,移植、修订KMDAT使其具有中国特点,这是很有必要的。笔者1990年在西安医科大学读研究生期间,在导师姚凯南教授的指导下,应用导师引进的1976年版的KMDAT,开展了该测验的国内修订与标准化预实验研究,研究发现:①KMDAT具有良好的信度、效度;②KMDAT的项目具有一定的辨别力和难度梯度;③将KM-DAT用于研究数学学习困难的学生则发现,学习困难学生KMDAT得分显著地落后于正常对照学生,以 KMDAT 年级等值进行比较则学习困难学生落后正常对照学生两个标准差以上;④各个年级 KMDAT 得分与学生的数学学业成绩有较高的正相关性;⑤KMDAT 的实际测量结果与教师对学生的数学能力的客观评价之间有较好的正相关性。

需要说明的是,不管是筛查或/和问卷调查所发现有偏异的孩子,一定要动态观察和进行进一步的检查评估,综合分析,弄清偏异的性质后,再考虑下一步的诊断与治疗安排,切忌以一两次的筛查结果为凭证轻易给孩子贴上标签的行为。

四、诊断标准要求

按照我国精神障碍诊断的标准要求,在对儿童青少年进行发育障碍或精神障碍症状诊断时,要满足以下的标准:①症状标准,症状表现在数量和性质方面达到了疾病诊断的标准;②病程标准,症状在时间维度上持续了相当长的强度,达到了时间标准;③严重程度标准,症状造成的损害已经影响到了个体的社会功能或/和使个体感到痛苦;④排除标准,排除了能引起类似症状的其他疾病或障碍。只有同时满足了上述 4 个标准的行为异常或精神症状才可以被诊断。

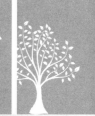

第三部分

干预篇

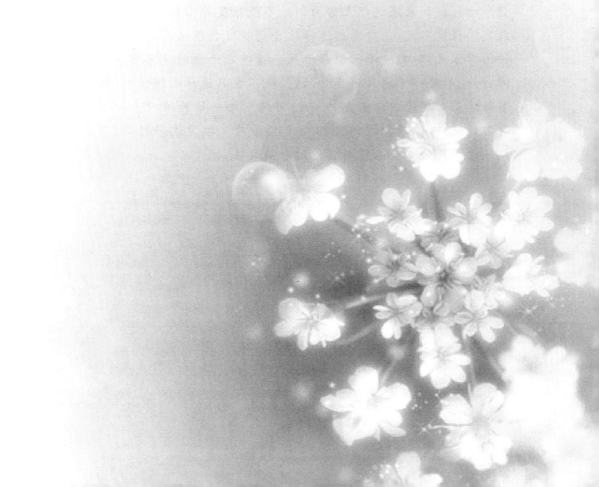

由于儿童青少年正处于身体与心理行为同时发育的特殊时期，对早期出现的各类心理行为发育异常症状以及此后较为严重的精神病性症状，原则上应该首先选择心理治疗与行为干预和矫正，动员社会各方力量（家庭、学校、社区、社会团体、非政府组织、学术组织、新闻媒体、政府等）尽最大可能对儿童进行帮助、辅导、矫正、挽救和治疗。如果通过以上努力仍然不能改变异常的行为或症状，或改变的程度不大，就要考虑选择结合药物或物理治疗或中西医结合的治疗方式，对儿童进行综合干预。治疗或干预时既不要排除药物治疗，也不要一味地只用药物治疗；既不要只选择心理治疗，也不要盲目迷信心理治疗能够解决一切问题。每一种的治疗干预措施都有其优缺点，理想的方法是综合干预治疗。按照这一思路，下面介绍一些常用的心理治疗与其他治疗的方法。

第七章　心理治疗简介

第一节　绪　论

近代研究表明,30％～75％患者的疾病与心理因素和生活环境有关。很多情感障碍和心理疾病可以由心理社会因素促发或引起,在疾病的病因上存在着心理社会因素、个体发育和生物学因素复杂的相互作用。因此,治疗患者的方法,除了生物医学方法外,心理治疗方法也是一个很重要的治疗方法。

"随着中国社会向商业化的变革,人们面临的心理问题对自身生存的威胁,将远远大于一直困扰于中国人的生理疾病。这无疑使我们注意到这样一个事实:未来中国将出现一个庞大的心理治疗和咨询系统,服务于这一系统的人员预计将达数百万人。""一切的成就,一切的财富,都始于健康的心理。"

一、心理治疗的概念、主要特征

(一)心理治疗的概念

心理治疗(psychotherapy)又称精神治疗,是指应用心理学的理论与方法治疗患者心理疾病的过程。从广义上讲,心理治疗就是通过各种方法,运用语言和非语言的交流方式,影响对方的心理状态,通过解释、说明、支持、同情、相互之间的理解来改变对方的认知、信念、情感、态度、行为等,达到排忧解难、降低心理痛苦的目的。从这个意义上讲,人类所具有的一切亲密关系都能起到"心理治疗作用"。理解、同情、支持等心理反应就是生活中最值得提倡的心理"药师"。在心理治疗的概念上,国内外学者各有不同侧重点的定义,现介绍如下,供心理治疗时参考。

(1)心理治疗是以医学心理学理论为指导,以良好的医患关系为前提,由经过专门训练的医生运用心理学的技术或手段,改善、矫正或消除患者的异常心理状态和由此引起的各种躯体症状的一种治疗方法。心理治疗的最终目的是使患者偏离正常的人格向正常方向发展。

(2)心理治疗是经过训练,为社会所承认的治疗者与患者之间进行的一种有计划的、充满感情和坦诚信赖的相互作用,主要是言语,有时也包括身体活动,试图减轻患者的痛苦和能力损害。在治疗过程中,治疗者可能要,也可能不要患者亲属或其他人参加。心理治疗还常常包括劝告患者接受和忍耐痛苦,并把这种痛苦视为个人成长过程中不可缺少的锻炼。

(二)心理治疗的主要特征

人格心理学家艾森克认为,心理治疗主要特点是:

(1)心理治疗是一种两人或多人之间的持续的人际关系。

(2)参与心理治疗的其中一方具有特殊经验并接受过专业训练。

(3)心理治疗的其中一个或多个参与者是因为对他们的情绪或人际适应、感觉不满意而加入这种关系的。

(4)在心理治疗过程中应用的主要方法实际上是心理学的原理,即包括沟通、暗示及说明等机制。

(5)心理治疗的程序是根据心理障碍的一般理论和求治者的障碍的特殊起因而建立起来的。

(6)心理治疗过程的目的就是改善求治者的心理困难,而后者是因为自己存在心理困难才来寻求施治者予以帮助的。

二、心理治疗的作用

(1)提高人类心理健康水平。

(2)增强人类对环境(内部环境、外部环境)的适应能力。

(3)缓解和/或解除心理痛苦,治疗心理疾病。

(4)作为躯体疾病、精神疾病的重要的辅助治疗手段,促进疾病治疗。

(5)重塑人格。

(6)对社会稳定、文明、发展起重要的辅助作用。

三、心理治疗的不足(面临的挑战)

从 19 世纪上半叶,奥地利人麦斯默(Mesmer)发明以暗示(suggestion)、集体性催眠（hypnosis）为主要媒介的"动物磁性疗法"也称"麦斯默通磁术"（Mesmerism）以来，西方心理治疗已经走过了 100 多年的历史。100 多年来，心理治疗在世界各地得到了迅速发展，但仍然面临着诸多挑战：

（1）迄今为止，在心理治疗历史上，仍没有人能够超越弗洛伊德（Freud）。虽然弗洛伊德创立的精神分析治疗是有明显缺陷的，但它在心理治疗领域内的影响与地位仍然无人能撼。现今的许多心理治疗理论，不管其如何宣称，总会或多或少地带有弗洛伊德的影子，精神分析理论仍被尊崇为各种心理治疗理论与技术的基础。

（2）缺乏系统、公认，又被实践证明是正确的心理治疗理论。各种心理治疗只能解决一部分人的一部分心理问题，而且为数不少的心理治疗理论是矛盾的或是相反的，一些民间疗法（如有人用宗教信仰治疗人际问题和失眠）反而有明显的治疗作用，从而引发人们对各种心理治疗理论的科学性、疗效的真实性与实证性的质疑和争论。

（3）现代科学技术的发展，尤其是药物治疗学的突破，使药物治疗在短期内可以解决一些心理（精神）问题，使求助者可在短时间内恢复到病前的健康状态，大大地降低了人力、物力、财力以及时间上的投入，对心理治疗提出了明显的挑战。

（4）心理治疗也有严重的副作用，这一点似乎总有人在回避或没有被认识到。如果在一个错误的时间找到了一个错误的心理治疗师，使用了一个错误的治疗方法，可能不仅没有解决原有的问题，反而给来访者（咨客）或患者增添了新的苦恼或问题，或使原有的问题更加严重，甚至危及来访者的生命安全。最近几年来，国内外有关不良心理治疗医师借心理咨询与心理治疗之际，对来访者实施经济剥削、性剥削、控制等导致不良或恶性后果的案例报道不在少数，应当引起足够的重视。

由于心理治疗是心理医生与来访者之间的互动过程，因此，心理治疗除了要面对以上四大挑战外，从事心理治疗的医生的执业水准、能力、个性、职业道德（职业操守）等也是制约心理治疗效果的重要因素。耗时长、起效慢、费用贵、疗效主观缺乏客观证据、类似问题或症状（或患者）治疗的可复制性（可重复性）差等，这些不同于其他治疗手段的特征，也是心理治疗发展中需要突破的瓶颈。

四、如何理解和应用心理治疗

心理治疗，顾名思义，就是依靠心理学的方法来进行的治疗，是与主要针对生理治疗的药物治疗或其他物理疗法不同的治疗方法。依据心理学的主要理论与治疗实施要点,心理治疗可分为分析型心理治疗(分析问题原因)、认知型心理治疗(改变思想和认知)、支持型心理治疗(提供情绪支持)、行为型心理治疗(强化正性行为)、人际关系型心理治疗(社交技能改善)等诸多种类,个体可以根据自己的实际情况选择使用或联合使用。

五、心理治疗成功的共同治疗因素

心理治疗虽有很多不同的方法,但其疗效的取得与成功与否可能和下列共同的治疗因素有关:

(1)相互信赖的治疗性医患关系。

(2)医生耐心的倾听和对患者谈话的鼓励,使患者的不良情绪得到疏泄。

(3)治疗者根据对患者的详细了解,按照自己的理论和逻辑所做的解释,博得患者的信赖,促进了患者的理解和内省。

(4)对疾病原因、性质提供另外一种解释,帮助患者改变认知和态度,使患者有可能用另一种更为积极的方式来对付困难。

(5)使患者获得学习新经验的机会,通过暴露、脱敏、强化等步骤,提供成功经验,加强患者对疾病康复的希望和信心。

(6)心理治疗者自身的人格特征和吸引力有助于唤起患者克服困难、战胜疾病的希望。

(7)心理治疗者激励和振奋患者的精神,使患者取得依靠自己力量解决问题的信心,从而推动患者对新的认知、行为方式的学习。

(8)一切的心理治疗都有暗示的成分,催眠治疗中暗示尤为重要。

上述这些共同的因素可能对改变患者认知、情绪和行为,促进其病情或症状的好转或治愈起关键性作用。

六、心理治疗病例的选择或心理治疗的适应证

不是什么问题或疾病(症状)都适合做心理治疗,心理治疗与行为干预有其适应范围。病例或适应证选择不当可能导致治疗失败的后果,严重者甚至会影响到患者的生命安全。

(一)短期内心理治疗能见到明显效果的情况(适应范围)

(1)接受心理治疗的动机强烈的患者。

（2）年龄小，年轻的患者，可塑性大。

（3）智力正常，有中等以上文化程度，有良好的学习与理解能力。

（4）患者所处的环境良好或可以改变。

（5）患者人际关系较稳定（有较为稳定、良好的社会支持系统）。

（6）患者的问题（症状或疾病）是社会心理因素的致病作用较明显的。

（7）患者无显著的人格障碍，也不属于重性精神障碍的发作期。

（二）心理治疗方法的选择

（1）心理治疗总体上对恐惧症、焦虑障碍、部分抑郁症患者等效果好。

（2）行为治疗（behavior therapy）对恐惧症、焦虑、适应障碍、神经性厌食症、神经性贪食症、强迫症等效果好。

（3）人本主义（humanistic psychology）心理治疗（患者/来访者或咨客中心疗法）（client-centered therapy）适合于自信心、自尊心缺乏的患者。

（4）认知行为疗法（cognitive behavior therapy，CBT）适合于各类抑郁症（重症常加用药物），焦虑，神经性厌食、贪食，社交恐惧症，强迫症等的治疗。

（5）暗示催眠治疗（hypnotic suggestive therapy）适合于分离（转换）障碍（癔症）的患者。

从心理治疗总体疗效上看，神经症性障碍的治疗效果优于精神病性障碍的疗效。

七、心理治疗对医生的要求（心理治疗师的条件）

心理治疗对从业的心理治疗师要求很高，具体有以下几条：

（1）医疗作风与服务态度好，对患者诚恳、热情、同情。

（2）有博得（或赢得）患者的信任，建立良好的、相互信任的医患关系（或称治疗关系）的能力。

（3）善于倾听患者诉说，不轻易打断患者的陈述，设身处地地理解和感受他们/她们的痛苦和情感。

（4）善于激励或鼓励患者，提高患者的自尊心和自信心。

（5）有充分的专业知识和技能。

（6）阅历丰富（人文、自然与社会科学知识经验），能不断完善自己的人格。

（7）没有私心杂念，严于律己，职业道德高尚（医德高尚）。

（8）保守秘密。

八、心理治疗的原则

(1)全面了解患者的原则:不以点带面。

(2)共同参与的原则:医患互动、共同决策,这不同于单纯的生物医学模式的单向治疗。

(3)个体化原则(唯物辩证的原则):不同的患者用不同的方法,同一患者不同的疾病或症状发展阶段心理治疗的方法也可能有变。

(4)医院、家庭、社会共同参与治疗康复的原则(社会支持系统参与治疗的原则):具体概括起来有 8 条,治疗关系的和谐性,提出和解决问题的针对性,心理治疗的计划性,治疗手段的综合性,严格的保密性,治疗方法的灵活性,治疗者立场的中立性,对亲朋好友治疗的回避性。

心理治疗医生在心理治疗过程中的作用可以概括为 5 条:①帮助患者意识到自身的力量;②帮助患者找到妨碍自己发展的障碍;③使患者对于自己成为什么样的人形成自己的决策;④使患者能诚实地观察自己的行为和风格,不偏执、不夸大、实事求是;⑤使患者对于改善和提高自己的生活质量做出决定。

九、心理治疗的分类

(一)按照不同心理治疗理论划分

(1)精神分析与心理动力学派:弗洛伊德(Freud)为代表。

(2)行为主义的学习理论:华生(Watson)、斯金纳(Skinner)为代表。

(3)人本主义理论:马斯洛(Maslow)、罗杰斯(Rogers)为代表,"患者或咨客中心疗法"为其代表。

(4)认知行为理论:有多位学者创立,理论体系尚未完全建立,目前仍在发展完善之中。

(5)森田疗法(Morita therapy):森田正马(Morita Shoma)为代表。

(6)整合理论(integrative psychotherapy):由于各种心理治疗理论各有优缺点和应用局限,目前的趋势是各种治疗理论与方法的综合应用。

(二)根据是否使用语言进行治疗划分

(1)言语治疗或言语心理治疗:即传统意义上的心理治疗。

(2)非言语治疗:包括情境治疗(环境治疗)、艺术治疗、游戏治疗、沙盘(箱庭)治疗等。

(三)根据被治疗的对象多少划分

(1)个别心理治疗(个体心理治疗):1∶1治疗。
(2)集体心理治疗(团体心理治疗):1∶3(及以上)治疗。

(四)根据患者的意识觉醒程度划分

(1)觉醒状态下的心理治疗。
(2)半清醒状态下的心理治疗
(3)催眠心理治疗。

十、心理治疗的过程

(1)开始期:主要是搜集患者病史、资料,建立初步信任,对心理治疗做出安排,一般需要会谈或访谈1~3次。

(2)中间期:又分2个阶段,即分析、认知问题阶段和改变、重建阶段。分析、认识问题阶段:相当于医学上的问题或症状诊断阶段。改变、重建阶段:相当于医学上的治疗阶段,但医生只起辅助作用,主体为患者。

(3)结束期:包括疗效评估与巩固治疗,当医患双方均认可时可以结束心理治疗。

(4)疗程问题:分为长程和短程两类。长程治疗:治疗时间在1年或以上,可达到数年之久(如精神分析治疗等)。短程治疗:治疗时间在6个月或6个月以下。关于治疗的频率,一般个别心理治疗:每次45 min左右,每周2~3次即可。团体心理治疗:每次90 min左右,每周1次即可。

十一、心理治疗的发展趋势

(1)治疗理论与方法上出现整合趋势:各种理论、方法的实际应用,因来访者问题的不同而出现不同的组合方式,治疗上更趋向整合。

(2)治疗疗程根据现实需要,出现短疗程、重实效的变化,尤其是对第一次心理治疗的重视与传统明显不同。

(3)医学治疗手段与心理治疗方法相结合,医学心理学的发展方兴未艾。

(4)循证医学的证据在医学心理学中的应用、在心理治疗中的应用日益受到重视。

第二节　心理治疗理论与技术简介

一、精神分析疗法(psychoanalytic psychotherapy)

(一)概　况

精神分析疗法由弗洛伊德于 19 世纪末创立,曾在西方心理治疗领域占有重要的地位。现在这一经典的方法已较为少用,取而代之的是经过"改良"了的方法。虽然由于社会环境、民族文化差异等原因,经典的精神分析治疗在我国未能被推广和应用,但是精神分析疗法的一些思想对当前心理治疗仍然具有重要的指导意义,不少学者认为精神分析理论是当前不少心理治疗理论的基础。

精神分析学说强调潜意识中早年心理冲突在一定条件下(如精神刺激、素质因素等)可转化为各种心身症状(精神疾病如癔症、神经症,躯体疾病如溃疡等)。因此,通过耐心的长期的"自由联想"等内省方法,帮助患者将潜意识中的各种心理冲突(主要是幼年时期的精神创伤和焦虑情绪体验)挖掘出来,带入意识之中,转变为个体可以认知的内容进行疏导,可以使患者重新认识自己,并改变原有的行为模式,达到治疗的目的。

精神分析疗法与其他心理疗法的不同之处在于,其目的不是单纯地消除患者的症状,而是注重人格的转变,或思维模式的转变、态度的转变,以及解决早年的心理冲突,消除潜意识心理冲突的影响,启发患者的自我意识,通过分析,达到认知上的领悟,消除各种不良的防御模式。

该理论的具体学说要点如下所述。

1. 人格结构学说

弗洛伊德认为人格结构由本我、自我、超我 3 个相互密切作用的系统构成,人格发育异常,可以导致心身各种疾病。

(1)本我(id)是人格最原始的系统(包括本能)和一切精神能量的源泉,并供给自我能量。本我是唯一与生俱来的人格结构,由生物本能和欲望组成,遵循快乐原则行事,而不顾及任何生理上或社会性的限制,并要求立即得到满足,本我为人格的活动提供能量,这种能量称为力比多(libido),它源自人的生的本能,也叫性力。例如,婴儿出生时就存在的寻求本能满足的内驱力属于本我。本我按享乐原则行事,不管具体情况只求本能需要立即得到满足,如不能做到,则会压抑到梦境或幻觉中去。弗洛伊德认为人类的本能行为包括追求长寿不死的求生本能和既能满足种族繁衍也能满足性愉悦的性的本能(爱的本能)。为求生存不死,人类就会主动作战或攻击以使自己获得生存的安全感,但后人更多地强调了性的本能而忽视了前者,给弗洛伊德扣上了性本能理论的帽子,实际上是对弗洛伊德精神分析理论的一种误解和误读。

(2)自我(ego)是人格的执行系统,调整本我与外界和超我之间的关系。自我在出生后头两年渐渐发展起来,遵循现实原则行动,在衡量现实的条件下,满足本我的冲动。对于本我的原始欲望,自我会进行理性而现实的分析判断,以决定本我能否在当下的环境条件下就获得满足。所以自我是根据现实原则行事的,自我可以推迟对欲望的立刻满足,等待获得更理想的对象或方式再达到满足。自我思维具有继发性思维的客观性和逻辑性的特征。自我在本我和超我之间充当了裁判员或法官的角色。

(3)超我(superego)在 5 岁左右开始形成,代表社会要求,特别是来自父母的价值和标准。超我的一部分称为良心,是个人的道德标准,另一部分称为自我理想,是个人在幼年时受到父母赞扬或奖赏的那些行为。超我是从压抑本能(本我)需求中升华而来,是按理想原则发展的人格结构的最高层次。超我具有道德标准、价值观、远大抱负和完美典型的特点,人格发育至此已经成熟。

2. 精神分析学说的 3 个领域

弗洛伊德认为,人格发展与人的意识密切相关,而人的意识又有 3 种表现形式。

(1)潜意识又称无意识(unconscious):是个体无法直接感知到的那一部分心理活动(主要是指不被外部现实、道德理智所接受的各种本能冲动、需求和欲望,以及导致精神痛苦的既往事件等),是(几乎是)各种精神活动的原动力。因此,潜意识是指不能被个体自知的那部分精神活动。

(2)前意识(preconscious):介于意识和潜意识两者之间,指未被注意到或不在意识之中,但通过自己集中注意或经他人的提醒又能被带到意识区域的心理活动与进程。前意识是在儿童期发展起来的介于潜意识与意识之间的中介意识。潜意识中的事物在进入意识之前先进入前意识,前意识的作用在于保持对欲望和需求的控制,延缓本能的满足,按照外界现实要求和个人道德水准调节个体的精神活动。因此,前意识相当于意识与潜意识之间的安全门。

(3)意识(conscious):是与语言(即信号系统)有关的,是心理活动中与现实联系的那部分,能被自我意识所知觉。弗洛伊德认为意识是人们通过注意感知外界环境和内外刺激。意识是自我进行对外活动时必需的认识条件。潜意识内的事物,只有经由前意识才可进入意识。因此,意识是人类意识的高级状态。

3. 本能学说

弗洛伊德认为人有两种最基本的本能:①爱的本能或性力,包括性欲本能、个体生存本能等,目的在于保存种族繁衍与个体生存;②死亡和攻击本能,包括人类心理的攻击、破坏、敌意、仇恨等成分,以及其衍生的贪婪、野心、暴虐等。本能和焦虑是人格动力中的两个核心构成成分,中枢神经系统的基本功能之一是控制或压抑本能冲动。

4. 自我功能

弗洛伊德认为自我是人格的根基,是人格发展的控制系统。其功能为:

(1)自我控制调节本能(本我)活动,延缓个人实现欲望的紧迫感和立即释放冲动的要求,自我对本我与外部世界具有协调作用。

(2)自我使个人精神活动保持与外界的联系,可分为:现实感,是指个人对自身和客体存在具备觉察能力;现实检验,是指自我使个人对外界具备做出客观评估和判断的能力;对现实的适应,是指自我使个人在生长发育过程中,能根据对现实的判断,运用应对能力适应客观环境;客体关系,是指自我使个人在生长发育过程中,形成与发展同他人关系的能力。

(3)防御机制:弗洛伊德认为焦虑是人格冲突的结果,与个体早期所经历的惩罚和痛苦相联系,预示着危害或损伤的来临。为了对付焦虑的痛苦状态,人们便采取一些防卫机制(defense mechanism)去适应环境以保持心理平衡。也就是说,防御机制是指自我使本能要求符合现实的要求和环境条件,以缓解个体内心的焦虑和压力的过程。常用的防卫机制有:

①压抑(repression),是将一些观念和感情排除或阻止于意识之外。如果发生在观念和感情进入意识层面之前就加以压抑,则称为原发性压抑;在观念和感情进入意识层面之后加以压抑,则称为继发性压抑。

②投射(projection),是自我将个人拒绝接受的某些本能冲动和衍生物投射给客体,使个人认为是外界给予的。

③否认(denial),是指个人为了避免觉察现实中的某些痛苦方面,拒绝予

以承认。

④歪曲现实(misrepresent reality)，是指个人为了适合内在需要，给外界客体冠以新形式。

⑤内向投射(introjection)，是指个人将客体特征内在化，如将恋人的特征内在化，以达到对恋人的亲近感。

⑥躯体化(somatization)，其实质也是一种内向投射，是指个人以躯体的不适表现(临床症状)代替精神(心理)的症状。

⑦置换(replacement)，是指个人在潜意识内通过一事物转换为另一事物，以解决存在的矛盾，尽管此时本能冲动的性质和目的并未改变。

⑧合理化(或称文饰作用)(rationalization)，是指个人对某些不能认可的态度、信念、行为赋予个体可以认可的正当理由，使自我能接受。

⑨升华(sublimation)，是指个人将某些不能接受的目标或行为转变为社会能够接受的目标或行为，从而满足本能冲动(双赢或多赢模式)。

⑩退行(regression)，是指个体在受到挫折或面临焦虑、应激等状态时，放弃已经学到的比较成熟的适应方法或技巧，人格特征或行为模式退化到前期发育的功能状态，以避免发育后期产生的焦虑或敌意等恶劣情感对自己的影响。

新弗洛伊德学派不过分强调性本能和性矛盾冲突在精神活动中的重要性，而重视社会、文化、人际关系等在人格形成过程中的重要性。新弗洛伊德学派认为适应是指机体与环境之间的相互作用，包括自觉调整、环境的强制性改造以及两者的相互作用。通过连续观察，发现婴儿从最初几个月起一直到将来，内驱力和个人需要的满足对自我发展有决定作用，但也肯定母亲的重要作用。因此，精神分析的技术也被修正，提出需要通过长期治疗，用患者与治疗者之间互动的移情关系，调整心理结构，消除内心的异常情结。

(二)精神分析治疗的一般技术和内容

1. 自由联想(free association)

自由联想是精神分析的基本手段。治疗者要求患者毫无保留地诉说他想要说的一切，包括近况、家庭、工作、童年记忆、随想、对事物的态度、个人成就和困扰、思想和情感等，甚至自认为是一些荒谬或奇怪的不好意思讲出来的一些想法。医生要鼓励患者尽量回忆从童年时期起所遭受的一切挫折或精神创伤。精神分析理论认为通过自由联想，使患者潜意识的大门不知不觉地打开了，潜意识里的心理冲突可逐渐被带入意识领域，使患者对此有所领悟，从而重新建立起现实的、健康的心理。自由联想技术贯穿于整个精神分析疗法的过程，是精神分析治疗的三大基本技术之一。

2. 抗拒(resistance)或称阻抗

抗拒是自由联想过程中患者在谈到某些关键问题时所表现出来的自由联想困难。其表现多种多样，如正在叙述的过程中，患者突然停止话题，似乎已经没有什么东西可以谈了，或者推说想不起来了，或者顾此而言它；或者反复地陈述某一件事，不能深入下去和扩展开来；或者甚至认为分析治疗没有意义，要求终止治疗；等等。抗拒的表现是有意识的，但根源却是潜意识中本能地有阻止被压抑的心理重新进入意识的倾向。当自由联想交谈接近这种潜意识的"心理症结"时，潜意识的抗拒就自然发生作用，阻止其被真实表述出来。精神分析理论认为，当患者出现抗拒时，往往正是其心理问题之关键所在。因此，医生的任务就是在整个治疗过程中不断辨认并帮助患者克服各种形式的抗拒，将压抑在潜意识中的情感发泄出来。如果潜意识的所有抗拒都被逐一战胜，那么患者实际上已在意识层次上重新认识了自己，分析治疗也就接近成功。精神分析疗法之所以需长时间才能完成，其原因被认为是潜意识的抗拒作用所致。

3. 移情(transference)

移情是精神分析治疗很重要的内容。患者在沉入对往事回忆的分析过程中，往往会说出许多带有焦虑感情的事情。患者可能将治疗者看成是过去与其心理冲突有关的某一人物，将自己对某人的体验、态度或行为方式等怨恨情感活动不自觉地转移到治疗者身上，从而有机会重新"经历"往日的情感，这就是负向移情(negative transference)。正向移情(positive transference)则是患者爱怜情感的转移，即把治疗者看成自己喜欢的、热爱的、思念的对象。面对患者的移情，医生应做出恰当的反应，不应"忘记"自己的角色，采取友善、克制和认真的态度对待患者讲述的内容。医生通过对移情的分析，可以了解患者心理上的某些本质问题，引导患者讲述出痛苦的经历，揭示移情的意义，帮助患者进一步认识自己的态度与行为并给予恰当的疏导，使移情成为治疗的动力，促使患者尽快康复。

4. 发泄(abreaction)

发泄是让患者自由地表达被压抑的情绪，特别是过去强烈的情感体验，事实上这种发泄往往通过对医生的移情作用而表现出来。医生应在治疗规范许可的条件下鼓励患者进行这种发泄。

5. 释梦(dream interpretation)

释梦也称梦的解释,是心理分析的重要手段。弗洛伊德在《梦的解析》中提出:"梦乃是做梦者潜意识冲突或欲望的象征,做梦的人为了避免被人家察觉,所以用象征性的方式以避免焦虑的产生。""分析者对梦的内容加以分析,以期发现这些象征的真谛。"精神分析理论认为梦的内容与被压抑在潜意识中的内容存在某种联系。患者有关梦的报告可以作为自由联想的补充和扩展,并认为有关梦境的分析结果更接近于患者的真正动机和欲求。但是梦境仅是潜意识心理冲突与自我监察力量对抗的一种妥协,并不直接反映现实情况。这就需要医生对梦境进行特殊的解释,要求患者把梦中不同的内容进行自由联想,以便发掘梦境的真正含意。

6. 解释(interpretation)

解释是医生在心理分析治疗过程中,对患者的一些心理实质问题,如他说的话的潜意识含义进行解释、引导或劝阻,帮助他克服抗拒。解释是一个逐步深入的过程,根据每次谈话的内容,用患者所说的话为依据,用患者能够理解的语言告诉他心理症结的内容可不断通过自由联想和梦的分析暴露出来,从而达到治疗疾病的目的。

精神分析理论的上述 6 个基本治疗技术中,自由联想、释梦、移情技术特别重要,被称为精神分析治疗的三大基本技术或核心技术。

(三)精神分析治疗过程简介

经典的精神分析治疗所需时间较长,每次约50 min,每周 3～5 次,一般需要 300～500 次。因此治疗过程少则半年,长则 2～4 年。心理分析医生要受过严格的精神分析专门训练。

接受治疗的患者在安静舒适的环境里斜躺在舒适的沙发椅上,将身体放松,集中注意力进行回忆。医生坐在患者头顶方向,以避免让患者看见面部而引起情绪反应,但医生又能够随时倾听和观察患者。

治疗开始,医生只认真听取患者的自由联想谈话,仅偶然提些问题或进行必要的解释。当患者无话可谈时,医生适当进行引导,使之继续下去,直至约定时间。患者回去后,要求他继续对自己进行思考,在下次约定时间,继续进行自由联想的交谈。

经过一段时间交谈,医生对患者的问题有了一定了解,使医生在以后分析交谈中能够正确地实施解释、帮助克服抗拒以及引导发泄。

随着分析的深入,患者将首先在意识上对自己的问题实质有所认识,产生了某种改变的需要。但这仅仅是第一步,只有通过以后长时间的继续分析治疗,才能使患者在潜意识里也接受这一问题实质。只有当患者求医的原因即各种症状已经消失,自我感觉良好,整个治疗才告完成。

据研究发现,精神分析疗法成功的病例通常是青年人和中年人。因为年纪越大,其潜意识里的抗拒程度可能越高,使分析难度增加。另外,医生在治疗中应尽量不透露自己的个人情况,以利于患者的自由联想和移情关系的解决。

(四)适应证和评价

精神分析理论是近百年来最早的系统解释人类心理及行为的心理学体系,对理解人类的精神现象及其规律有重要的贡献,被誉为心理治疗领域的"第一势力"。精神分析疗法大多应用于各种神经症患者,以及心身疾病的某些症状。这种方法已受到不少批评,包括理论无法证实,缺乏客观评判标准,结果难以重复,以及时间太长,费用太大等。

近10余年来,经过修正的新精神分析疗法在时间上已有所缩短,且增加了对社会文化因素与疾病和症状关系的分析,主要用于解决当前迫切要求解决的问题。精神分析治疗的经验证明,那些职务较高、聪明、善于言词而且颇具财力的人,易于从精神分析疗法中受益。

(五)中国的认知领悟疗法

认知领悟疗法是我国临床心理学家钟友彬教授根据精神分析理论结合中国具体情况提出的心理分析法,它保留了精神分析理论中有关潜意识和心理防御机制的理论观点。该理论认为:患者病症的"根源"在于其儿童时期受过的精神创伤对个性形成的影响,这些创伤引起的恐惧在大脑中留下痕迹,当成年期遇到挫折时就可能会再现,从而影响人的心理,以至于用儿童的态度去对待在成人看来不值得焦虑恐惧的事物。由于症状都是幼年时期经历的恐惧在成年身上的再现,因此症状的表现必然带有幼稚性,具有不成熟的、儿童式的心理表现。如果患者真正领悟并相信他的症状和病态行为的幼稚性、荒谬性和不符合成人逻辑的特点,症状就会消失。此外,笔者不同意经典的精神分析学说把各种心理疾病都归因于幼年"性"心理的症结的观点,而认为性变态是成年人用他本人没有意识到的、用幼年的性取乐方式解决成年人性欲或解除苦闷的表现。

本疗法采取直接会面的交谈方式,每次60～90 min,疗程和间隔的时间不固定。每次会谈后要求患者写出对医生解释的意见和结合自己情况的体会,并提出问题。

初次会见时,要患者和家属叙述症状产生、发展的历史和具体内容,经躯体和精神检查确定是否适宜进行心理治疗。在以后的会见中,继续询问患者的生活史和容易回忆的有关经验,建立相互信任的良好关系。随后与患者一起分析症状的性质,引导他相信这些症状大多是幼稚的、不符合成人思维逻辑规律的情感或行动,有些想法近似儿童的幻想,在成人看来是完全没有意义的,不值得恐惧的,甚至是可笑的。当患者对上述解释和分析有了初步的认识和体会之后,再向患者进一步解释,其疾病的根源在于过去,甚至在幼年时期。

本疗法适应于神经症,如强迫症、恐惧症、焦虑症和某些类型的性变态等。

二、行为治疗

(一)定义与历史

行为治疗是一类主要根据行为学习理论原理来认识和治疗临床问题的心理治疗方法。行为学习理论(learning theories of behavior)认为,人的正常的或病态的行为(包括外显行为及其伴随的心身反应),都可以通过学习过程而形成。学习是支配人的行为和影响心身健康的一个重要因素。如果对行为学习各环节进行干预,就可以矫正问题行为,进而治疗和预防一些疾病。行为治疗的基础是实验心理学、神经生理学、控制论以及学习心理学。行为学习理论是以反对精神分析理论的角色出现的,因此也被称为心理治疗领域的"第二势力"。

行为治疗强调问题、针对目标和面向未来。首先对患者的病理心理及有关功能障碍(即问题行为)进行行为方面的确认、检查、监察以及对有关环境影响因素的分析,然后确定可操作化的目标和制定干预的措施,目的是改善患者适应性目标行为的数量、质量和整体水平。行为治疗中的目标确立有各种形式,也就是说,在有关个人体验的各个方面均可作为治疗的目标,如情感、工具性技巧、社交关系、认知、想象,以及其他有关的心理生理指标等。

行为治疗始于20世纪50年代末,在随后的20多年里得到了很大发展。近20多年来,由于认知心理科学的发展,行为治疗逐步借鉴和引入了有关认知改变的技术,在临床上更多采用的是行为与认知的方法,因此亦有学者将此称为行为认知疗法(cognitive therapy)或认知行为治疗。

(二)行为分析与原则

行为治疗要遵循的基本过程与其他心理治疗过程相同,其中,行为分析(behavioral analysis)尤为重要。通过行为分析,客观、明确、量化地描述问题行为的性质、严重程度以及患者行为与其他环境诱因和后果之间的功能性联系,使治疗者能回答:①治疗的问题和目标是什么? ②如何测量和监察治疗的过程? ③使问题持续存在的环境因素有哪些? ④哪一种干预技术比较有效? 实际上,坚持对行为和目标的详细说明是行为治疗不同于其他心理治疗的最重要的特征。

具体来说,可以使用记行为日记(behavior log)或用评定量表的方式来记录何时出现症状(activating event,A),有何诱因和可能的促发因素(belief,B),会出现何种后果以及可能的强化因素(consequence,C)。这种对于事件有关的行为进行详细检查的方式称为行为分析 ABC。当然,在治疗期间,日记和量表也可作为疗效进展和重新考虑治疗方案的一种检查工具。

各种行为治疗方法的应用均遵循一些基本原则:

(1)循序渐进式。逐步给予一系列的练习作业使得患者在处理比较简单的问题中获得自信,最后处理较严重问题,即让患者认识到路要一步一步地走、饭要一口一口地吃这样的道理。

(2)确立靶症状或靶行为。通过行为分析确立患者的靶行为是行为治疗的关键,只有明确了靶行为,才能有的放矢地帮助患者克服其主要问题,否则难以达到预期效果。

(3)实践或练习。将行为作业看成实验来实践完成。须注意,如果达到目的,则意味成功;但没有达到目的并不意味着失败,而是有一个机会更多地了解和认识问题,同时考虑下一步的治疗方案。例如,行为暴露作业让患者进入会引起恐惧的场合并待在那里直至焦虑减轻。如果患者因为过度焦虑而不能待在那里,这一结果并不表明治疗失败,而是说明这一场合所致的害怕的程度较预先估计的为高。同时表明还有一些害怕的内容未被发掘出来,需要向患者进一步了解是哪些潜在的因素存在,或降低能引起害怕的场合等级(参见下述的等级脱敏及暴露疗法)。

(三)方 法

行为治疗常常使用的几种治疗方法,下面简要叙之。

1. 系统脱敏(systematic desensitization)

系统脱敏由美国学者沃尔帕(Wolpe)所创立,最早用于恐惧症的治疗,即在重现恐怖场面(刺激)的同时,引入对立的、令人愉快的刺激,使恐惧反应减弱,称为交互抑制(reciprocal inhibition)。例如,在松弛的状态下,让患者像过去一样想象引起恐惧、焦虑的场面(刺激),这种刺激的强度要分成不同的焦虑等级,然后从最弱的刺激做起,逐步递增,使其在成功的松弛中抑制焦虑反应。这样做,最初可使想象中的焦虑缓解,然后经过泛化,扩展到对现实的场面(刺激)也不再感到恐惧和焦虑。目前系统脱敏更多地用于治疗焦虑患者。治疗医师采用深度肌肉放松技术拮抗条件性焦虑。治疗者或医生先同患者一起制订一份与恐怖、害怕有关的导致焦虑的境遇等级表,然后在治疗中将习得的放松状态用于抑制焦虑反应,这一过程如上所述被称为交互抑制。因此,系统脱敏治疗包含了3个重要的步骤,即放松训练、等级脱敏表,以及这两者的配合训练。

(1)放松训练。放松可以产生与焦虑反应相反的生理和心理效果,如心率减慢、外周血流增加、呼吸平缓、神经肌肉松弛以及心境平静。有许多方法可以产生深度的肌肉放松,如瑜伽、坐禅、气功、静默等技术。在系统脱敏中,最常用的是雅各布森(Jacobson)最先描述的一种渐进性放松技术。

(2)等级脱敏表。在这一步骤里,心理治疗医师需要确定引起患者焦虑的所有诱因(刺激源),并将这些诱发条件列出来,按照产生焦虑严重程度的顺序列一份 10~20 个有关场景的等级表。表 7-1 显示了一名考试焦虑学生的等级脱敏表。

表 7-1 考试焦虑患者等级脱敏表

(1)老师宣布下星期考试
(2)考试前一天晚上复习功课
(3)考试当天正在吃早饭
(4)走在去考场的路上
(5)站在考场外等候进去
(6)进入考场
(7)坐在考试的位置上
(8)老师发放考卷

（3）脱敏。让患者在深度放松状态下，生动逼真地想象自己身临等级表上的每一个场景，从而完成对接触每一组情景所致焦虑的去条件化。去条件化的过程是从轻到重一步步进行的（即逐级暴露、逐渐脱敏）。一般来说，在进入下一场景想象以前，患者对现在（即训练当下）给予的场景刺激应该只有很轻微的焦虑反应，而每一场景的想象可能需要重复数次才能使焦虑降到轻微水平。

2. 刺激对抗

刺激对抗也称暴露疗法（exposure therapy），是指对患者长期和足够地给予可引起焦虑的刺激，并制止其所有由此而产生的回避行为，以至于患者产生对刺激的习惯或耐受，因此而治疗焦虑。根据刺激暴露的不同方式，暴露疗法又可区分为两种：

（1）满灌疗法（flooding），也称冲击暴露疗法。其理论是患者逃避诱发焦虑的境遇实际上是条件反射性地强化了焦虑反应。根据这一假设，满灌疗法是让患者在短时间内迅速面临能产生强烈焦虑的环境或想象之中，并保持相当一段时间，不允许患者逃避，从而消除焦虑和预防条件性回避行为发生。因为焦虑症状不可能持续高水平地发展下去，它是波动变化的，即有一个开始、高峰和下降的过程。整个治疗一般约 5 次，每次 1～2 h，很少有超过 20 次的。满灌疗法的疗效取决于每次练习时患者能坚持到心情平静和感到能自制为止，不能坚持到底实际上就等于逃避治疗，故而疗效就不好。

（2）逐级暴露（graded exposure）。不管满灌疗法的疗效如何，临床上仍有许多患者拒绝接受。另外，满灌疗法对于有强烈焦虑反应的患者和心脏病、高血压患者以及心理素质过于脆弱的患者是禁忌的。例如，近期曾有冠状动脉血栓形成的患者、在高焦虑情境下易发生心律失常和病情加重的患者，可采用逐级暴露法，避免突然发生强烈的焦虑反应。其基本过程与满灌疗法相似，不同的是焦虑场景是通过由轻到重逐级进行暴露的；但又不像系统脱敏那样，它没有特别的放松训练，而且治疗往往是在实际生活环境中进行，而非想象训练。

3. 参与示范（participant modeling）

参与示范是应用社会心理学习的理论，让患者通过模仿来学习，即通过观察模仿他人的行为和行为后果来学习。儿童回避小动物或者害怕登高是通过观察他人在这些情况下出现的恐惧表现和回避行为而习得来的，因此在示范过程中，也应用同样的原则来帮助患者克服恐怖和焦虑。如果儿童害怕狗，就可以让他看一个不害怕的示范，这个示范是与他相同年龄和性别的儿童走近狗，并抚摸它，和它一起戏耍，然后鼓励怕狗的儿童按照同样的方式一步一步地做。班杜拉(Bandura)是社会心理学习理论的代表人物，他认为示范作用是一种替代强化机制即替代条件作用(vicarious conditioning)。班杜拉认为：①那些地位高的人的行为、敌对的行为以及攻击性行为最容易被模仿；②那些受奖励的行为比受惩罚的行为更易被模仿。据此班杜拉和其他一些学者对此治疗方法进行了改良，使之也可用于成人，这种改良方法又称逐级参与示范，主要是在示范中逐步增强恐怖的刺激性境遇。治疗有时可以是以一次长疗程便告结束，也可以是分几个疗程。为了预防症状反复，在等级表的后几项练习中需要延长间歇期，反复训练几个疗程。

4. 自信心及社交技巧训练(assertiveness and social skills training)

自信心及社交技巧训练是教会患者在社会环境中如何恰当地与人交往，用能够使对方接受的方式来表达自己的观点，既达到目的，同时又不伤害和贬低他人。用于自信训练的行为技术有角色示范、脱敏及正强化。

社交技巧训练是应用行为学习原则进行社会技能方面的系统训练，可以帮助患者恢复自信，但也同时注重改善患者在现实生活中所存在的一些问题，如上街买东西、找工作、与人交往、克服害羞等。训练的方法为，对患者社会行为的直接指导和帮助；治疗者的示范或者对有效的社会反应给予支持；患者在应激性境遇下进行练习(角色扮演)，告知患者什么样的表现有效，并给予强化，还要布置家庭作业，以巩固新习得的行为。

5. 厌恶疗法(aversion therapy)

厌恶疗法指患者在某一特殊行为反应之后紧接着给予一厌恶刺激(如电击、催吐剂、体罚、厌恶想象等)，最终使患者学会抑制和消除此行为，也就是说厌恶疗法是通过"惩罚"患者来进行治疗的。厌恶疗法临床上常用于治疗酒依赖或药瘾、性欲倒错(如同性恋、恋物癖、窥阴癖等)，以及其他冲动性或强迫性行为障碍。例如，对性欲倒错患者可采用手淫加厌恶想象(aversive image)或掩敏法(covert sensitization)，也可伴嗅、味觉厌恶技术(如口含小檗碱片)等进行治疗。应该注意，给予的厌恶刺激必须要有足够的量和强度，使得患者产生痛苦(尤其是心理上的，而非生理上的)，且持续时间较长，否则难以见效。最近几年有关厌恶疗法的疗效以及伦理学限制的讨论一直没有终止，故临床上对此方法的应用也越来越慎重。

6. 行为治疗辅助工具(behavioral prostheses)

行为治疗辅助工具的发展是行为治疗中令人瞩目的一个领域,这些工具往往是一些仪器或电子设备,患者在自然环境下使用它们来帮助自己学习新的适应性行为,如用节拍器控制的言语重复训练(metronome-conditioned speech retraining)可用来治疗青少年和成年人严重的口吃障碍。波恩斯(Burns)和布雷迪(Brady)曾报道用一种类似电子节拍器的工具来使患者产生深度的肌肉放松或学会对紧张和焦虑的控制。还有其他行为辅助治疗成功的例子,如用电子信号系统来矫正家庭中错误的沟通方式,以及对某些强迫障碍采用小量电刺激治疗等。必须强调的是,这些工具只能作为治疗的一种辅助措施,而不能作为主要的治疗方法。

7. 正强化和消退法(positive reinforcement and extinction)

根据操作性条件反射理论,如果在一种行为之后得到奖赏,那么这种行为在同样的环境条件下就会持续和反复出现即被正强化;反之,则消退。目前已将这一规律用于临床心理治疗,主要有两种技术,即代币法(token economy)和神经症行为的矫正。

(1)代币法:就是给患者一定数量可以代币的筹码来奖赏其适应性行为,如保持整洁、按时起居等。一旦患者出现这些适当的社交性行为时就可以获得筹码,然后他可以用这些筹码来换取自己需要的东西或得到一些享受,如看电影、外出游玩等。如果患者出现不良行为如吵闹、毁物等,将被罚、被扣除或交出筹码。

(2)神经症行为的矫正:操作性条件反射的原则已被广泛用于治疗特殊的神经症和习惯性障碍。基本的行为矫正步骤为5步:①选择和确定靶行为(或目标行为);②测量靶行为(这一步是关键,因为疗效评定是判断靶行为量和质的变化情况);③选择某一适当的强化因素(一般是确定患者目前在什么活动上花的时间比较多,这种经常出现的行为可作为强化因素);④建立机会,在最初出现微弱的靶行为之后立即给予强化因素;⑤观察治疗进程。

8. 治疗协议或临时合同(contingency contracting)

有些需要治疗的靶行为/目标行为常与周围人的行为有密切关系,需要周围有关人员的配合方能取得疗效,特别是对婚姻问题的治疗。应用建立治疗协议的方法可以帮助夫妻双方找出他们最希望看到的对方的行为,这种帮助他们相互间沟通的方式或方法,甚至可以用书面的方式写下来,成为一种临时合同,约束他们二人的行为和沟通方式。

在不满意和破裂的婚姻中,配偶双方往往不注意可以在相互间的沟通中了解双方需要或期望,因而不大注意这种沟通。不但如此,在破裂婚姻中,夫妻双方常常通过惩罚性的方法来表达自己的愿望,而不是通过理解和谅解(正强化)的手段。通过整理分析夫妻间许多惩罚性和无效的应对方式,建立沟通和谅解的应对方式常常对婚姻关系的改善具有良好的作用。夫妻间相互商讨本身也有治疗作用,只有在相互指责开始转变为相互商讨后才会出现情感和态度上的改变。建立治疗协议的治疗方式不但可用于婚姻问题的治疗,也可用于处理其他有密切关系的人群中所出现的问题。

在儿童青少年的异常行为干预矫正中,治疗协议或临时合同也可以普遍使用,尤其是那些祖、父、子或父、子、孙三代同堂家庭出现行为异常的儿童时,借助这种方式治疗往往能达到意想不到的治疗效果。

9. 松弛疗法(relaxation therapy)

松弛疗法即松弛治疗,是行为治疗中常用的且很重要的一种治疗方法与技术,可以被广泛地应用于多种症状的干预或疾病的治疗,故此处对松弛疗法做一重点介绍。

(1)概况。

①定义和历史:松弛疗法是通过一定程式的训练学会精神上及躯体上(特别是骨骼肌)放松的一种行为治疗方法。在古今中外的心理治疗历史上,均有松弛疗法的原型。特别是在一些宗教中,如基督教、天主教、犹太教、东方的禅宗(Zen Buddhism)、印度教、道教等均有放松训练的成分。然而,现代放松训练的实际应用则要首推雅各布森的先驱著作《渐进性放松》(1938年)。他的放松训练程序基本上是各肌肉群的紧张与放松,并使之区分紧张与放松的感受,涉及60组不同的肌肉。1973年,本斯屯(Berenstein)进一步简化了渐进性放松训练技术,只集中在16组肌肉,而且发展了录音带。

②原理:大量的循证医学研究证实松弛疗法具有良好的抗应激效果。研究表明,进入松弛状态时人的生理功能和能量代谢促使营养性系统功能增强,表现为全身骨骼肌张力下降,呼吸频率和心率减慢,血压下降,并有四肢温暖、头脑清醒、心情轻松愉快、全身舒适的感觉。有些研究还表明,放松可以提高学习能力,改善短时和长时的记忆,增加感觉—运动操作能力,缩短反应时间,提高智力和稳定情绪,长期坚持做放松训练还可改变人的个性特征。

在进行放松训练中,有时还会产生一些特殊的感觉,比如抽动、颤动、麻木感、瘙痒感、烘灼感、不平衡感、上浮感、眩晕感以及知觉变化等。鲁斯

(Luthe)认为这是大脑中储存的异常能量,通过松弛而被释放出来,即所谓自我性解放。这些变化有利于心身功能和神经系统的调整作用,把被压抑的能量化为语言,以恢复混乱了的大脑自我控制机能。

③分类:根据放松方法的不同,可以将松弛疗法分为对照法(也称为渐进性松弛训练)、直接法(也称为自生训练)和传统法(也称为静默法)。在传统法中又可以分为东方静默法、松弛反应、超觉静坐法等。除了以上常用的放松方法外,生物反馈、漂浮、水池等方法均能很好地起到放松的效果。

(2)方法:主要有对照法、直接法及传统法3种。

①对照法:也称为渐进性放松(progressive relaxation,PR)。这一方法是由美国生理学家雅各布森于20世纪20年代提出的。它通过对肌肉进行的反复“收缩—放松”的循环对照训练,使被试者觉察到什么是紧张,从而更好地体会什么是放松的感觉。这种方法不仅能够影响人的骨骼系统,还可以使大脑处于低唤醒水平,在国际上颇为流行。

每次训练大约20~30 min。在安静的环境中,被试者采取舒适放松的坐位和卧位,做3次深呼吸,每次呼吸持续5~7 s。然后按指导语以及规定的程序进行肌肉的“收缩—放松”对照训练,每次肌肉收缩5~10 s,然后放松30~40 s。“紧握你的右手,慢慢地从1数到5,然后很快地放松右手,特别要注意放松时的感觉。再重复一次,注意放松后的温暖感觉。”某一肌群放松后,再转换到另一组肌肉群进行放松。其顺序为:左手、双臂、头颈部、肩部、胸部、背部、腹部、大腿、小腿、脚部。经过反复训练,使被试者在对放松感觉的回忆后就能自动放松全身时,该训练可以逐步停止。以后,被试者凭着对放松感觉的把握,条件反射性地使自己放松。

②直接练:也称自主训练(autonomic training,AT)。该方法是由德国生理学家沃格特(Vogt)于1890年提出的,1905年经德国精神病医师舒尔茨(Schulz)等人修改,现流行于欧美及日本。

该方法在安静的环境中,在舒适的体位下进行。被试者闭上眼睛,静听或默诵带有暗示性的指导语。缓慢而逐个部位地体验肢体沉重感训练、温暖感训练、呼吸训练、心脏训练、腹部温暖感训练以及前额清凉感6种训练带来的放松效果。

自立训练要在指导语的暗示下缓慢地进行。常用的有:“我的呼吸很慢、很深。”“我感到很安静。”“我感到很放松。”“轻松的暖流流进了我的双脚,我的双脚是温暖的。”“我的双脚感到了沉重和放松。”(后两者可以用于身体的不同部位,由下而上地逐一放松,例如可以从双踝关节、膝关节、小腿、大腿、臀部、腹部、胸部、双肩、颈部直到头部等)"我的全身感到安宁、舒适和放松,我感到一种内部的平静。"当接近结束时,深吸一口气,慢慢地睁开眼睛。"我感到生命和力量流遍了全身,使我感到从来没有的轻松和充满活力。"

③传统法:也称静默法(medition,M),也有学者称之为空幻想象的放松训练。它有以下 3 种方式:

a. 东方静默法。中国气功、印度瑜伽、日本坐禅中都包含有放松训练的内容。这些方法均要在意识的控制下,通过调身(姿势)、调息(呼吸)、调心(意念),来达到松、静、自然的放松状态。

三线放松功主要是有意识地闭眼默念"松"字,按次序调整身体各个部位,使整个机体逐步放松,心情平静,达到舒适、怡然自得的境地。三条线是:第一条线(两侧)从头部两侧→颈部两侧→肩部→上臂→肘关节→前臂→腕关节→两手→十个手指,止息点为中指;第二条线(前面)从面部→颈部→胸部→腹部,止息点是拇趾;第三条线(后面)从后脑部→后颈部→背部→腰部→两大腿后面→两膝窝→两脚底,止息点是前脚心。

先注意一个部位,然后静默"松",再注意下一个部位,再静默"松"。从第一条线开始放松,等放松完第一条线后,再放松第二条线、第三条线,每放松完一条线后,在止息点上轻轻意守1~2 min。每次练功约做 2~3 个循环,然后睁开眼睛收功。

b. 松弛反应(relaxation response)。这种方法是美国本森(Benson)在1975 年根据东方静默法的特点而制作的一种新的训练方法。他提出了 4 个必要因素:安静的环境;肌肉放松;用一种手段,如听到重复的一种声音、一个词语或一个短语;一个随和的姿态。

具体做法是:在安静环境中舒适地静坐,闭目,平缓地用鼻子呼吸。在每次呼气的同时,默诵"1"字(或"松""静"字)。将注意力驯服地集中在"1"字上,保持一种随和的态度,并寻找超然的感觉。训练结束时,先闭目静几分钟,然后睁开眼睛,每次训练20 min,每天进行 1~2 次。

c. 超觉静坐(transcentral meditation,TM,或译为超觉人静,或越脱性人静,或超越冥想)。此法由印度物理学家玛哈孔师(Maharishi Mahesh Yogi)创立,把古代印度静坐法和现代物理学中的统一场论结合起来。这一方法由受训者默诵一段固定的语词,使其在闭目凝神中逐步入静。这种训练方法要由专人传教(宗教信仰),故不赘述。

（3）适应证和评价。通过长期的反复松弛训练,可以形成条件反射性心身松弛反应。因此该疗法对于心理紧张性焦虑以及交感神经紧张而引起的头痛、心动过速症状的疾病均有效。在心身医学的治疗中,松弛疗法已被广泛地应用,如对高血压、支气管哮喘、失眠、性功能障碍等多种心身疾病,均具有很好的疗效。

但松弛训练应注意以下一些注意事项:

a. 训练前,要向患者讲解松弛训练的必要性,即要介绍疾病与情绪、应激以及个性之间的关系,使之主动配合,持之以恒。

b. 要有一个较好的训练环境。房间独立、温度适中,保持安静,避免外界干扰。

c. 5 岁以下儿童、精神发育迟滞、精神分裂症的急性期、心肌梗死、青光眼眼压控制不满意者、训练中出现明显倒/反向作用者,均不适于做松弛训练。

（四）适应证和评价

行为治疗的适应证较为广泛,表 7-2 示出了行为治疗对常见心理障碍与疾病的疗效比较。该项调查是在美国开展的,参与疗效评价的专家给 35 种疾病的 21 种疗效评分按其平均得分高低,将疗效分为"疗效肯定"或"基本有效"、"可能有效"、"无效"3 类对应的相关疾病,提示行为治疗的应用领域相当广泛,且针对不同疾病疗效亦不完全相同。

表 7-2　行为治疗对常见心理障碍疾病的疗效比较

疗效肯定	焦虑障碍(广场恐惧症、单纯恐怖症和强迫症),精神分裂症,心身障碍(高血压、雷诺综合征、慢性疼痛和失眠),性功能失调,进食障碍(肥胖症和贪食),品行障碍,多动注意缺陷障碍,孤独症和精神发育迟滞。
基本有效	心境障碍(重症非精神病性抑郁和心境恶劣),心身障碍(头痛、胃肠道疾病),同性恋,遗传性精神障碍,神经性厌食
可能有效	焦虑障碍(惊恐障碍、广泛性焦虑、社交恐怖、创伤后应激障碍),躯体形式障碍,哮喘,性心理障碍(性别认同障碍和性欲倒错),儿童抑郁
无效	双相或精神病性抑郁症,分离性障碍

根据现有的证据和研究报道,行为治疗对各种疾病或障碍的疗效与其他心理社会治疗方法的比较尚待进一步的对照研究求证。

三、认知疗法

(一)概　述

认知疗法即认知治疗。认知理论是 20 世纪 60 年代发展起来的一种心理治疗技术,它是根据认知过程影响情感和行为的理论假设,通过记忆和行为技术来改变患者不良认知的一种理论体系和心理治疗方法的总称,其标志为奈塞尔(Neisser)1967 年出版的《认知心理学》。但它不是由某位心理学家独创,而是由许多学者的共同努力逐渐发展起来的,是一种尚在不断完善之中的心理治疗理论。

认知疗法不同于行为疗法,它更重视患者的认知方式改变和认知—情感—行为三者的和谐。认知疗法也不同于传统的内省疗法或精神分析,它重视目前患者的认知对其心身的影响,即重视意识中的事件而不是潜意识的冲突;内省疗法则重视既往经历,特别是童年期的创伤经历,而忽略意识中的事件。认知疗法最初由美国学者提出,用于纠正抑郁症患者的不良认知,由于其疗效的肯定和研究的科学性,后来逐步引人注意,并被广泛用于临床各种患者的心理障碍。同时,精神动力学治疗和行为治疗也借鉴了其有关的理论与方法,使得传统的这两类疗法有了进一步的发展。因此,有学者认为认知疗法是一座桥梁,沟通了分析性治疗与行为治疗这两大类互为对峙的治疗流派,使得心理治疗的方法与技术走向整合变为可能。

(二)理论假设

认知疗法高度重视患者的不良认知或认知歪曲,并且把自我挫败行为(self defeating behavior)看成是患者不良认知的结果。

艾利斯(Ellis,1913—2007)理性情绪疗法(rational-emotive therapy,RET)就是基于对人的不良认知的分析和纠正,从而达到改善与之相应的行为及行为后果的治疗目的。该疗法 1955 年创立,1962 年正式命名为"理情疗法"。其基本的理论假设是:人既是理性的,又是非理性的。人的精神烦恼和情绪困扰大多来自于其思维中的非理性信念。它使人逃避现实,自怨自艾,不敢面对现实中的挑战。当人们长期坚持某些不合理的信念时,将会导致不良的情绪体验;而当人们接受更加理性与合理的信念时,其焦虑及其他不良情绪就会得到缓解。艾利斯认为一个人之所以情绪困扰或心理异常,主要原因不在于外在世界,而在于他自己如何去面对外在世界。那么人们常常持有的非理性信念有哪些呢?韦斯勒(Wessler)(1980)将其总结为以下几点:①绝对化要求,常以"应该……""必须……"的句子形式呈现出来;②过分概括化,常以偏概全,以一概十,"只见树木不见森林"式的思维模式;③糟糕至极的论断,一件不好的事的发生是非常可怕的,非常糟糕的,不能接受的,是一场灾难。

贝克(Beck)归纳了在认知过程中常见认知歪曲的 5 种形式:①任意的推断(arbitrary inference),即在证据缺乏或不充分时便草率地做出结论;②选择性概括(selective abstraction),仅根据个别细节而不考虑其他情况便对整个事件做出结论;③过度引申(overgeneralization),是指在一事件的基础上做出关于能力、操作或价值的普遍性结论,即从一个具体事件出发引申做出一般规律性的结论;④夸大或缩小(magnification or minimization),对客观事件的意义做出歪曲的评价;⑤"全或无"的思维(all-none thinking),即要么全对,要么全错,把生活往往看成非黑即白的单色世界,没有中间色。

贝克论证说,抑郁症患者往往由于做出逻辑判断上的错误因而变得抑郁,如歪曲事情的含义而自我谴责,一件在通常情况下很小的事件(如溅出饮料)会被看成对生活已完全绝望的表现。因此抑郁症患者总是对自己做出不合逻辑的推论,用自我贬低和自我责备的思想去解释所有的事件(见图 7-1)。

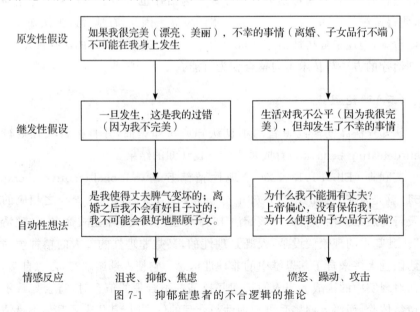

图 7-1　抑郁症患者的不合逻辑的推论

（三）方　法

1. 认知疗法的基本技术

根据 1985 年贝克归纳的认知疗法的基本技术，共有下述 5 种。

（1）识别自动性想法（identifying automatic thoughts）：自动性想法是介于外部事件与个体对事件的不良情绪反应之间的那些思想，大多数患者并不能意识到在不愉快情绪之前会存在着这些想法，并已经构成他们思考方式的一部分。患者在认识过程中首先要学会识别自动性想法，尤其是识别那些在愤怒、悲观和焦虑等情绪之前出现的特殊想法。治疗医生可以采用提问、指导患者想象或角色扮演来发掘和识别自动性想法。

（2）识别认知性错误（identifying cognitive errors）：焦虑和抑郁患者往往采用消极的方式来看待和处理一切事物，他们的观点往往与现实大相径庭，并带有悲观色彩。一般来说，患者特别容易犯概念或抽象性错误。基本的认知性错误有：任意推断、选择性概括、过度引申、夸大或缩小、全或无思维。大多数患者一般比较容易学会识别自动性想法，但要他们识别认知性错误却相当困难，因为有些认知性错误相当难评价。因此，为了识别认知性错误，治疗医生应该认真听取和记下患者诉说的自动性想法以及不同的情景和问题，然后要求患者归纳出一般规律，找出其共性。

（3）真实性检验（reality testing）：识别认知性错误后，接着同患者一起设计严格的真实性检验，即检验并诘难错误信念。这是认知疗法的核心，否则不足以改变患者的认知。在治疗中鼓励患者将其自动性想法作为假设看待，并设计一种方法调查、检验这种假设，结果他可能发现，95％以上的调查事件里他的这些消极认知和信念是不符合实际的。

（4）去注意（decentering）：大多数抑郁和焦虑患者感到他们是人们注意的中心，其一言一行都受到他人的"评头论足"，因此，他们一致认为自己是脆弱的、无力的。例如，某一患者认为他的服装式样稍有改变，就会引起周围每一个人的注意和非难，治疗计划则要求他衣着不像以往那样整洁去沿街散步、跑步，然后要求他记录不良反应发生的次数，结果他发现几乎很少有人会注意他的言行。

（5）监察苦闷或焦虑水平（monitoring distress or anxiety level）：许多慢性甚至急性焦虑患者往往认为他们的焦虑会一成不变地存在下去，但实际上，焦虑的发生是波动的。如果人们认识到焦虑有一个开始、高峰和消退过程的话,那么人们就能够比较容易地控制焦虑情绪。因此,鼓励患者对自己的焦虑水平进行自我检测,促使患者认识焦虑波动的特点,增强抵抗焦虑的信心,是认知疗法的一项常用手段。

由于治疗方法的发展,认知矫正技术已从过去简单地识别自动性想法、检验自动性想法等技术发展到数十多种有肯定疗效的心理治疗技术。

2. 常用认知疗法种类

虽然认知疗法的历史较短,但它的发展却很快,种类发展很多。归纳起来,目前国际上常用的认知疗法有 4 种,即贝克认知疗法、艾利斯合理情绪疗法、赖尔(Ryle)认知分析治疗(cognitive analytic therapy),以及认知行为治疗,其中尤以认知行为治疗应用最为广泛。这里简单归纳一下近年来国内外常用的认知疗法。

(1)合理情绪疗法(rational-emotion therapy,RET):该疗法由埃利斯在 20 世纪 50 年代末提出,基本观点是一切错误的思考方式或不合理信念是心理障碍、情绪和行为问题的症结。对此他将治疗中有关因素归纳为 A—B—C—D—E,即诱发事件(activating event)→信念(belief)→后果(consequence)→诘难(dispute)→效应(effect)。例如,父母拒绝给 10 岁的女儿买小自行车(activating event,A),尽管他们以前曾经许诺过。为此女儿对自己讲(belief,B):"他们出尔反尔,对自己讲过的话不负责任,言行不一,他们不喜欢我!因为他们常常对我这样,他们永远不会为我着想!"由此产生的情绪反应后果(emotive consequence,eC)使她感到愤怒和沮丧,行为反应后果(behavioral consequence,bC)则使她对父母哭闹、发脾气。治疗医生对不合理信念(irrational belief,iB)的诘难(dispute,D)一般采用有针对性的、直接的,以及系统的提问方式,逐步使患者认识到信念或信念系统是引起情绪或行为反应的直接原因,使患者对不合理信念产生动摇,进而取得疗效(effect,E)。

(2)自我指导训练(self-instructional training):由梅钦鲍姆(Meichenbaum)在 20 世纪 70 年代提出,方法是教会患者进行自我说服或现场示范指导,主要用于治疗儿童注意缺陷多动障碍、冲动儿童、精神分裂症患者等。

(3)应对技巧训练(coping skills training):由戈弗雷特(Goldfried)在 20 世纪 70 年代提出,主要是让患者通过在想象过程中不断递增恐怖事件诱发焦虑情绪,以学会调节焦虑和处置焦虑。其中,保持心身的放松与系统脱敏类似,但不同之处在于它有想象应对的成分,主要适用于焦虑障碍患者的治疗。

（4）隐匿示范（covert modeling）：由考铁拉（Cautela）在20世纪70年代初提出，基本原理是想象演练靶行为，让患者预先了解事情的结果和训练其情感反应，以产生对应激情境的适应能力。此治疗方法对恐惧症患者疗效较满意。

（5）解决问题的技术（problem-solving）：倡导者有德苏内拉（D'Zurilla），戈弗雷特等人，基本设想是有情绪异常的人，往往缺乏解决问题的能力，较难选择情境的行为反应。因此他们常常是适应不良的，不能准确地预测自己行为的后果。其基本方法是让患者学习如何确定问题，然后将一个生活问题分解为若干个能够处理的小问题，思考可能的解决方案，并挑选出最佳的解决方案，主要用于治疗情感障碍的儿童、有破坏行为的儿童，以及某些精神病患者。

（6）贝克认知转变法：由贝克在20世纪70年代创立，主要适用于改变抑郁症患者的态度和信念，从而矫正适应不良性认知。本节重点介绍的就是贝克的方法。

3. 认知疗法的基本过程

认知疗法的种类目前虽然有许多种，且各有不同的重点，但基本过程大致相同，见表7-3。

表7-3　认知疗法的基本过程

治疗过程	治疗项目	项目举例
建立求助动机	认识适应不良认知—情感—行为类型：患者和治疗医生对靶问题在认知解释上达成意见统一，对不良表现给予解释并且估计矫正所能达到的预期结果	自我监测思维、情感和行为，治疗医生给予指导、说明和认知示范
适应不良性认知的识别	发展新的认知和行为代替适应不良性认知行为	治疗医生指导患者广泛应用新的认知和行为
在处理日常生活问题的过程中培养观念的竞争，用新的认知对抗原有认知	练习将新的认知模式用到社会情境中去，取代原有的认知模式	患者先用想象方式来练习处理问题或模拟一定的情境或在一定条件下以实际经历进行训练
改变有关自我的认知	作为新认知和训练的结果，患者重新评价自我效能（self-efficacy）	治疗医生通过指导性说明来强化患者自我处理问题的能力

(四)适应证和评价

认知疗法及认知行为治疗等方法已被广泛用于治疗许多疾病或精神障碍,包括抑郁障碍(门诊及住院患者)、焦虑障碍(包括惊恐发作、恐惧症、广泛性焦虑症、创伤后应激障碍)、自杀及自杀企图、强迫症、精神分裂症、进食障碍(包括肥胖症、厌食症和贪食症)、睡眠障碍、人格障碍、性功能障碍及性变态、成瘾问题(包括酒精中毒)、心身疾病高血压、肠易激惹综合征、慢性疼痛、癌症等)、婚姻冲突及家庭矛盾、儿童的品行及情感障碍(包括抽动症及其他病理性行为)。目前在国外有的精神科门诊,60%的门诊精神科患者是给予认知行为治疗的。

认知疗法最主要的是治疗情绪抑郁患者,尤其对于单相抑郁症的成年患者来说是一种有效的短期治疗方法。腊斯(Rush)等曾用认知疗法和丙米嗪分别治疗41例单相抑郁症门诊患者,比较其疗效,发现治疗12周以后两组患者均有显著缓解,而认知疗法组患者在自我报告和临床量表评分上的改善更为明显。另外,认知疗法组的患者对治疗持合作态度者较药物组为多(分别为78.9%,22.7%)。随访6~12个月,疗效稳定。布莱克·博曼(Blackburm)等人亦报道了类似结果。

神经性厌食的认知行为治疗主要有两个阶段:第一阶段,注意侧重行为,极力鼓励患者重新建立正常的进食习惯(一日三餐,没有加餐)。记录下每次吃什么、何时吃和当时的情况,同时也记录呕吐和暴食时的情景。这种方式一般使得患者能够在短时间内学会自控。第二阶段,使用认知技术,在交谈中确定患者的日记和不正确的认知,并指出这些认知的逻辑性错误,然后鼓励患者学会用新的观念或看法,并进行验证。

强迫观念、穷思竭虑患者的认知行为治疗策略在于告知患者:"砂锅打破了还有底吗""允许问题存在""多做少想、做什么想什么、先做后想、不做不想",因为许多强迫症患者是想的多做的少、光想不做。另外,让患者将强迫观念讲出来或写出来,使其能够对自己的想法进行行为的量化和自控。

对于疑病症或躯体化障碍患者来说,他们往往存在躯体症状的先占观念或对健康或疾病的过分焦虑,即可能有1~2分的疾病体征,但有8~9分的躯体症状。因此,治疗中让患者认识到自己对身体感觉的"草木皆兵"和"如临大敌",然后指导患者学会注意力分散和培养兴趣爱好,减少对躯体症状的过分关注。另外,注意强化源的控制,即减少去医院和看医生的次数,不在求医行为上反复强化。

认知疗法目前已开始成为临床各科治疗的手段之一,尤其是在临床心理学和行为医学领域。例如,癌症患者使用认知疗法,有助于减轻患者的情绪抑郁和焦虑,减轻对化疗药物的副反应,改善患者康复过程中的心理社会适应,以及提高患者癌症治疗后的生存质量。已有前瞻性研究证实乳腺癌术后患者应用认知疗法或认知行为治疗者较一般临床处理者的生存期限至少长 6～8 个月。由于癌症患者的特殊性,因此在应用认知疗法上,主要是侧重于处理患者的自我丧失和失去控制感、疼痛、消极的求治动机,以及长期缺乏的心理应对能力等。

有关认知疗法的疗效,许多临床对照研究已经证实它具有减轻情绪症状、改善认知方式和行为表现,以及有长期维持和预防复发的作用,尤其是对抑郁症患者的治疗,可与三环或四环类抗抑郁药一样有效。当然,在临床实践中,绝大多数患者是同时接受药物治疗和认知疗法的,这与传统观点:心理治疗不主张与药物合用有所不同。况且近年来的循证医学研究和心理治疗经验表明,这两者的合并使用,疗效有叠加。

目前,认知理论及认知疗法技术正逐步被广大临床心理工作者及精神科医生所接受,它的技术与方法亦不断得到充实和发展,但也存在一些争议。认知疗法目前面临的主要课题有:①发展更可靠的评价认知过程的方法;②进一步认识和了解认知与情感、行为之间的相互关系;③确立影响认知类型的变量,包括认知发生、维持和改变的影响因素;④将上述变量应用于治疗实践;⑤不断重新评价认知理论的适用范围;⑥认知疗法实施有一定难度。人的惰性是倾向于维持现状,不做改变的治疗症状或疾病。而认知疗法则要人们改变业已形成的不良思维模式和行为习惯,这对患者来说是痛苦的、不情愿的,在具体实施过程中会面临"阳奉阴违"、疗效波动、治疗进程变化不稳的情况。如果认知疗法能圆满地解决以上这 6 个方面的问题,那么毫无疑问它将成为今后临床精神科和临床心理学的重要技术之一。

四、来访者/咨询者中心疗法(又称咨客中心疗法,client-centered therapy)

(一)概　况

1. 定义与理论假设

来访者中心疗法(client-center therapy)由美国心理学家、人本主义心理学的代表人物心理学家马斯洛(Maslow)、罗杰斯(Rogers,1902—1987)于20世纪40年代创立,强调调动患者(又译来访者)的主观能动性,发掘其潜能,不主张给予诊断,治疗则更多采取的是倾听、接纳与理解,即以患者为中心或围绕患者的心理治疗。1974年,罗杰斯又提出将此疗法进一步延伸,改称为人本疗法(personal-center therapy),更强调以人为本,而非来访者,进一步突出被治者为正常人、为心理发展过程中潜能未尽发挥或暴露的阶段性逆遇或问题,治疗本身就是指导被治者认识和了解自我、发挥潜能。

在其他的心理治疗理论中,人的行为被假定为内部矛盾冲突的产物,人本疗法则不强调这些因素。它把人的意识经验视为人的行为基础,既不赞成精神分析学派把人看成本能的牺牲品,认为人的行为是非理性的过程所决定的,道德与善行是非自然的悲观看法。同时,它也反对行为主义把人视为"巨大的白鼠",排斥道德、伦理和价值观念的机器人心理学。因此,来访者中心疗法为人性提供了一幅乐观画图,认为人是具有潜能和成长着的个体。如果各方面发展良好,人就可以让意识指引其行为直到完全实现其最大潜能,成为一个独特个体。心理或行为障碍的产生乃是由于其个人成长受到阻抑所致。自我意识不良和他人施加的价值条件(conditions of worth)是引起心理问题的根源,而这些问题是可通过治疗来消除的。人本主义心理学是以反对精神分析理论和行为主义理论的立场出现的,故被誉为心理治疗领域内的"第三势力"。

2. 人本疗法的特点

通过提高患者的知觉或意识过程来解决行为问题,表明某些精神动力学原则也是人本疗法基础的一部分;而认为每个患者是独特个体,其行为由其想法所支配,则类似认知行为治疗的观点。但是,人本疗法具有以下几个重要的特点:

(1)强调促进患者的成长。其基本假设是如果患者向着发挥其全部潜能的方向发展,他就能发现解决其问题的方法而不需要他人帮助。

(2)患者和医生是平等的"角色"。医患关系类似于"园丁和花"的关系,医生促进患者固有的成长趋向,双方都从这种关系中得益。

(3)医患关系是成长的动力。人本疗法中的医患关系并不着重探讨患者童年的经验,但如果与现在的问题有关,则应了解童年的矛盾冲突在现在的表现,以及对环境影响可能做出什么样的反应。通过治疗性的医患关系,促进患者积极接纳医者,提供积极有效的经验,促进其成长和自我实现。

(4)治疗重点是会谈时的直接体验,对过去很少考虑。因为过去发生的已经不可能改变,也不认为将来和现在同等重要,不主张为将来的问题制订计划。

(5)假设大多数患者和"正常"人没有什么不同,患者的行为和他们对世界的知觉一致。医生力图按照患者看待世界的方式去理解患者的问题,不主张给患者贴上种种诊断治疗的标签。这一点可以说是人本主义心理治疗不同于其他心理治疗的最重要的特点,"天下无患者""你我都一样""发展受阻才是问题"等的观点,极大地调动了人的主观能动性和发展求改变、自己解决问题的潜能,该理论一经推出便深受中青年人群的欢迎和推崇,对于陷入暂时困难和问题中的人们也带来了问题解决的希望和成功的曙光。

(二)基本方法

罗杰斯认为,心理治疗是一种过程而不是一套技术,主张不要通过教育患者的方式去解决患者的问题。他说:"我不能教他人什么,我只能促进他人的学习。"人本疗法的基本理论可以简单地表达为"假如—那么"假说,即假如医生造就了正确的情境,即真诚、积极尊重和设身处地的理解,那么患者就会开始成长和改变。

这种治疗方式和罗杰斯的自我理论有关。他认为个人成长受阻是因为别人对他施加了种种价值条件,迫使他歪曲其真实的感觉。例如,一个青年人想成为一个作家,但家庭施加压力要他学经商,他不得不压制自己内心想当作家的愿望,结果其行为和真实的感情之间日趋分离,抑郁等问题就会发生,成长过程也就停止。人本疗法旨在向患者提供重新开始成长过程的新经验。医生努力提供一种人际关系,这种关系不是做作的,也不是表面的,医生努力在这种关系中表达下述3种态度:

(1)无条件的积极尊重与接纳(acceptance)。这是医生应具有的一种最基本的态度,具体来说,要求治疗医师:①把患者作为一个"人"加以关注(尊重),而不要过多地关注其所谓的症状;②按患者本来的样子加以接受(按患者最初内心想成为什么样人的愿望接纳患者)(接纳);③信任患者改变和成长的能力(相信患者具有自我改变和成长的能力)(信任)。这几点看起来似乎很容易做到,但实际上却常常难以做好。

"尊重"是对患者的关心,但决不试图代替、控制患者,避免使患者能力受损。治疗医生应该自由地向患者表达其积极的关注感情,如认真倾听,显示耐心和热忱;对患者所说话题感兴趣,不任意打断患者谈话或改变话题,努力按患者的观点去理解患者的感情,这样能促进患者自由倾诉。

"无条件接纳"是对患者不加判断地接受。医生要避免对患者做任何评价,不贴诊断标签,只是把患者视为一个"人"加以尊重,接受他们的感情和行为。医生要对自己治疗者角色的许多活动加以节制,如避免做解释等。无条件尊重并不要求医生赞同患者的那些感情和行为,应将患者作为"人"的价值和患者的行为价值区分开来,这样心理问题就会减少。

"积极的信任"是指医生对患者自己解决问题的能力表示信任。医生不以"专家"自居,告诉患者什么地方错了,或教患者该怎么做等。医生不代替患者做决定,不替患者承担责任,也避免给患者劝告,否则,患者认为自己能力差,从而将对医生产生依赖。

(2)通情(empathy)或设身处地的理解。通情要求医生按照患者看待世界的方式理解他的行为。通情和同情不同,仅仅对患者说同情并不能表达通情的态度。积极倾听是一种通情的方法,另一种对表达通情态度有价值的是反馈法,即针对患者的情感反应把患者说过的某些话或短语加以复述,或把患者的情感体验表达得更明确或具体一些。但反馈并不仅仅是重复患者说过的话或短语,而是对患者"情感的净化和重新播放"。下述例子可以表明这种通情态度。

患者:"那天真不好,我一天哭了 3~4 次,我也不知道哪里出了问题。"

医生:"你的感觉很不好,眼泪夺眶而出,你对自己的这种感觉也不明白是怎么回事,一定感到很害怕。"第一句医生似乎是在重复患者的话,但患者并未说过她的感觉不好,医生按患者的观点做出了这种推断,患者也未说过她的悲伤使她害怕,医生觉得如果处在她的地位一定会是这样。如果医生弄错了,患者就有机会给予指正。医生希望让患者知道,他想理解她(或他)。

(3)和睦关系(rapport)或真诚(sincere)和一致性。真诚是医生表达其内心体验的能力,对患者而言,医生是坦诚的。真诚和积极尊重、深入理解紧密相关,它在这 3 种态度中又是最基本的。医生对患者的关心愈真诚,医生对患者的帮助就愈大,医生的感情和外显的动作应当一致,如果不懂装懂,则是徒劳无益的。

人本疗法中医生把患者视为朋友,促进患者的信任感;在治疗中患者将医生视为良好的示范者。下述例子可以显示这种真诚态度。

患者:"从我们见面以后我的感觉已经好多了,如果我的父亲也像您一样温暖,我在童年时期就会好得多了。这样说似乎很傻,但我希望如果您是我的父亲就好了。"

医生："我想假如我有您这样一个女儿的话那是很好的。"

患者的话从精神分析来看是移情，但在这里医生的反应是对其感情的反馈。

(三)适应证和评价

来访者中心疗法在国内主要适用于针对正常人群的普通心理咨询(如大、中、小学生心理咨询)，即咨询对象无心理或精神障碍者，如果有较明显的心理或行为问题者，应主张医学心理咨询或专业心理治疗(如行为、认知疗法等)。

新近的研究还表明，患者得到帮助的程度与和睦关系、准确的通情、积极尊重的态度显著相关。哈尔肯迪(Halkids)发现这3种态度和患者治疗的成功呈正相关。患者从医生那里感受到的这3种态度越多，治疗得益也就越大，也就越容易成功。

五、森田疗法(Morita therapy)

(一)基本原理

森田疗法是日本学者森田正马创造、发展的一种治疗神经症的心理治疗方法。其基本理论包括4个方面，下面简要叙之。

1. 神经质的发生机制

森田在他的任何著作中均不使用"神经症"这个术语，他把我们现在认为的神经症分成神经质和癔症质。神经质是自我内省、理智、疑病的，癔症质是情感过敏、外向、自我中心的。在神经质素质的基础上，由于某种契机导致的病态称为神经质。在癔症质素质的基础上，由于某种契机导致的病态称为癔症。森田神经质的特点之一，就是认为神经质的根本原因是患者先天性素质的变质。他认为患者的此种素质虽然是先天性的，但并非固定不变的，可随着环境发生明显的变化。

2. 生的欲望

森田在这里把"生的欲望"主要界定为心灵深处的反省，可以包含以下几个方面：①不想生病，不想死，想长寿；②想更好地活着，不想被人轻视，想被人承认；③想有知识，想学习，想成为一个伟人，想幸福；④想向上发展。总之，生的欲望是不同层次种种愿望的综合。

3. 疑病性基调

森田曾研究过神经质的发病,他不认为这种患者的动机有什么特殊性,因此他认为导致神经质发病最重要的因素乃是患者的素质,所以便把它称为疑病性基调。疑病性基调是森田的一种假说式的概念,虽说它是一种先天性的素质,但却不是一成不变的,它能随着环境(如父母的养育态度)的变化而变化。

4. 精神交互作用

森田认为对神经质发病有决定作用的是疑病性基调,对于症状的发展有决定作用的就是精神交互作用。对某种感觉如果过度注意,对那种感觉就会变得敏感,对这种敏感的感觉越来越注意便会使之固定,这种感觉与注意进一步相互作用,越来越形成感觉过敏的精神过程。

(二)方 法

首先是准备阶段,先让患者读一读森田疗法的小册子。其次要与患者进行一次细谈,使他对自己的病症有本质上的认识,对森田疗法有一个了解,以解除一些疑虑,加强治疗的信心,以积极的态度参加治疗。有的还采取订合同的方法,以保证患者能按治疗人员的嘱咐去做,并能坚持全疗程的治疗。

森田疗法的住院环境与一般医院有所不同,要求单人房间,房间布置得像家庭一样。患者在住院期间可以发现有许多与他类似症状的患者,他认识到并不是只有他才有这样的问题。森田住院疗法可以分为 3 个阶段,下面简要叙之。

1. 绝对卧床阶段

绝对卧床阶段要求患者安静卧床一周,除了吃饭及去卫生间外不得起床,但可考虑问题及睡眠。在这一阶段中,患者不允许参加任何其他活动,包括读书、看报、吸烟、谈话及娱乐等,也不准家属探视及书信往来。治疗中治疗人员(或医生)每天仅短暂地与病员会面一次,主要是了解一下患者的情况。由于所有分心的方法均已被剥夺,因此患者可直接面对焦虑。最初患者幻想回避焦虑,但不成功。这种恶性循环可使焦虑达到顶点,故症状可加重。治疗人员应注意观察患者的进食及体重变化。持续一段时期后,患者终于逐渐接受了焦虑,使焦虑与自己融成一体。少数患者的恶性循环在这一阶段就可以奇迹般地被打破从而症状得到缓解,但绝大多数患者的改变是不大的。

2. 工作治疗阶段

工作治疗阶段可分为两个时期：

(1)轻工作活动期。让患者带着症状参加一些轻体力的工作，如扫地、搞室内卫生等简单工作，为时约一周。

(2)重工作活动期。进入这一期后，患者可参加一些较吃力的活动，如砍柴、种菜、培植花木、烹饪、喂养小动物等，此期也持续一周。

以上活动均要根据患者的具体情况由治疗人员予以决定和安排。在这阶段中不要求患者与其他病员谈论自己的症状，只教导患者专注于当前的工作活动。通过这样的实践与体验，患者的态度会逐渐发生变化，自然而然地不再与他的焦虑症状去做强迫性斗争。

3. 生活训练阶段

经过两周左右的工作活动期后，就可进入生活训练期了。这时可以允许患者外出，如去商店、读书或做些其他工作，但 40 天内不允许患者见家属、亲友，也不允许与他们通电话。

住院期通常为 60～120 天，也可短至 45 天。治疗人员每天要读他们的日记，还要写出意见，次日归还患者。

在住院期间，患者不可避免地会诉说自己的症状及询问如何治他的病等，医护人员只是要他生活于现实之中，即使患者反复提问，也不做任何回答。这样患者会逐渐不注意自己的症状而有兴趣于工作活动，被称为"无回答疗法"。患者尽管有些焦虑症状，但能够参加必要的日常生活和工作就可以出院。据估计，83％的患者可达到这一水平，出院后可定期回院并交流经验。

(三)适应证的评价

森田疗法适用的年龄为 15～40 岁，以住院为主，门诊治疗只适用于轻症。森田疗法的核心是顺其自然、当为则为。森田疗法的适应证包括强迫思维、疑病症、焦虑神经症和自主神经功能紊乱，癔症则不适合。抑郁神经症可以用药物治疗。此外，对强迫行为、心理问题、心理问题的躯体化也有效。目前，森田疗法在日本也用于治疗某些心理疾病，效果比较满意。

六、支持疗法(supportive psychotherapy)

(一)基本原则

所有心理治疗都给予患者某种形式和某种程序的精神上的支持。如果治疗者提供的支持构成心理治疗的主要内容,这种治疗便称为支持疗法,或支持性心理治疗。以心理应激(或心理压力)理论为线索,支持疗法应遵循以下一些原则:

(1)有针对地支持。当一个人面临心理的挫折时,最需要的,莫过于他人的安慰、同情与关心。支持疗法的第一原则乃是提供所需要的心理上的支持,包括同情体贴、鼓励安慰、提供处理问题的方向与要诀等,以协助患者或求治者能度过困境,处理问题,应付心情上的挫折。通常说来,治疗者要考虑患者所面临的心理挫折的严重性、患者本身的性格及自我的成熟性、适应问题的方式以及应付困难的经验等,从而相应地提供适当支持。

(2)认知调整。由于应激的严重性往往与个体对该应激的认知评价(即个体的看法或感觉)有关,因此支持疗法的另一要领乃在协助患者端正对于困难或挫折的看法,通过改变对挫折的看法以调节、改善问题处理。

(3)善用各种"资源"。支持疗法的另一个特性是帮助患者检讨自己内在或外在的资源。当一个人面临心理上的挫折时,往往会忘掉可用的资源,没有好好运用,以应付困难。特别是常常低估了自己内在的潜力,自己的长处没有好好发挥,同时也常忽略了社会支持系统的作用,如家人、朋友、邻居、慈善机构、康复机构、政府管理部门等。

(4)排除生活事件。有时候一个人所面临的问题,与外在的环境因素有关,包括自己的家庭、学校、工作单位或一般社会环境方面的困难。例如,父母关系不好,亲子关系不融洽,可以考虑如何改善家庭的心理环境,也可以协助患者去处理这些环境上的因素。

(5)提高应对能力。即鼓励功能性的适应,就是跟患者或求治者一起去检讨患者应对困难问题的方式,并鼓励患者去采取较为有用且成熟的适应方式。例如,害怕父母生气而不敢给父母看成绩单,是躲避问题的适应方式。只有面对自己功课不好的事实,求父母帮忙改善功课,才是积极的适应办法。支持疗法的焦点可放在检讨患者采用何种方式去处理心理上的困难,并考虑如何使用功能性的适应方法。

(二)方 法

支持疗法提供的支持主要有下述 5 种成分:解释、鼓励、保证、指导及促进环境的改善。选择安静的小屋子或诊室以亲切交谈的形式进行,不能行走的患者,也可以在其床边进行。支持疗法的过程一般以与患者个别对话为主,大约分成以下几个阶段：

（1）询问。详细搜集患者的各方面资料，包括与发病有关的各种因素、生活条件、家庭情况、社会背景、人际关系、个性特点等。

（2）检查。通过详细的体格检查、心理测验及必要的实验室检查，以初步掌握患者目前的疾病状态。

（3）倾诉。由患者倾诉他的病情，包括他对疾病的看法、疾病的表现以及他对疾病的担心等。此时医生应细心倾听，不要经常打断患者谈话，必要时可以做些启发式提问。

（4）分析。医生根据患者的叙述及他所掌握的资料，对患者情况进行分析。这时要语言中肯、语义明确，分析深入浅出、明白易懂，并适当结合解释、安慰、鼓励等方法。在分析过程中，患者如有不同意见，可以保留，切不可与患者辩论、争吵。

每次治疗时间一般以1 h为限，每周不超过 3 次，整个疗程不超过10 次。

（三）适应证和评价

支持疗法多用于某些遭受挫折，或感到环境严重压力和紧张，或其他灾难，如患了癌症和绝症而精神上难以抵御和补偿的病例，也适用于一般人群中个体遇到的某些心理问题。在其他许多心理治疗方法中，也应结合使用支持疗法。

七、暗示疗法（suggestion therapy）和催眠疗法（hypnotherapy）

暗示是一种最简单化、最典型的条件反射。一般说来，暗示可以分为实施暗示与接受暗示两个方面。从实施的一方说，不是说理论证，而是动机的直接"移植"；从接受的一方说，不是通过分析、判断、综合思考而接受，而是无意识地按所接受的信息，不加批判地遵照行动。

（一）暗示疗法

1. 概况

暗示疗法是一种古老的治疗方法，它是指医生通过对患者的积极调动来消除或减轻疾病症状的一种方法。暗示之所以有治疗作用，其机制并未完全搞清，但是可以肯定的是，暗示的确对被试人体产生了明确的生理与心理的变化。例如，格雷厄姆（Crallam）1960 年所做的态度诱导"实验"，使荨麻疹与雷诺病的受试者皮肤温度发生了与原疾病相反的改变。布洛伊尔(Breuer)等人发现暗示改变了人的行为与动机,甚至重新唤起了消失的记忆。但并不是所有的人均可接受暗示疗法,能接受或适应暗示疗法的是那些暗示性高的人群。那么如何来确定一个人的暗示性高低呢?下面介绍暗示性的测试方法。

临床上常用的暗示性的测试方法有:

(1)嗅觉法。用事先准备好的 3 个装有清水的试管,请被试者分辨哪个装有水,哪个装有淡醋(白醋)或稀释酒精。分辨不出的给 0 分,挑出一种的给 1 分,挑出两种的给 2 分。

(2)平衡法。令被试者面墙而立,双目轻闭,平静但较深的呼吸后,治疗者低调缓慢地说:"请你集中你的注意,尽力体验你的感觉,你是否感到有些站不住了,是否感到前后或左右摇晃?"停顿30 s,重复问话 3 次后,要被试者回答。感到未摇晃者给 0 分,轻微摇晃者给 1 分,明显摇晃者给 2 分。

(3)手臂法。要求被试者闭眼并平伸右手,暗示它越来越沉,沉得往下落。30 s后,下落不明显给 0 分,下落 2~5 寸(6~15 cm)者给 1 分,下落 5 寸(15 cm)以上者给 2 分。

3 项检查测试,得分越高,暗示性越强,反之亦然。为准确反映被试者暗示性高低,一般要求最少测两个项目,得分越低,需要测的项目就越多。

2. 方法

暗示疗法可分为觉醒状态与非觉醒状态下的两类方法。觉醒状态的暗示疗法又有直接与间接之分。直接暗示疗法是指医生对静坐的患者,用事先编好的暗示性语言进行治疗;间接暗示疗法是指借助于某种刺激或仪器的配合,并用语言强化来实施的治疗。非觉醒状态下的暗示疗法是指医生使患者进入催眠状态后实施的治疗。

暗示疗法可以利用的方法很多,常用的有以下一些方法:

(1)语言暗示。通过语言的形式,将暗示的信息传达给受暗示者,从而产生影响作用,如在临床治疗工作中讲"这个药是专治疗这种病的""针刺的止痛效果特别好"等;如在治疗癔症性失明时,轻压患者的双眼球同时用语言暗示"如感到酸胀,就证明视功能正常。如看到金色闪光点,就说明视力已恢复",并让患者充分检查感受,常常发现失明症状会瞬时消失。

(2)操作暗示。通过某些对受暗示者的操作(如躯体检查、仪器探查或虚拟的简单手术等)而引起其心理、行为改变的过程称为操作暗示。例如,利用"电针仪"等治疗癔症性失音症,效果非常好。实施前,先介绍可能的反应,告之通过该仪器治疗,疾病可以痊愈。当患者点头表示明白后,开始治疗。经过一段时间,医生看到患者反应不错,令其试着发出"啊……啊……"音,结果就真的发出了声音。

(3)药物暗示。通过给患者使用某些药物,利用药物的作用而进行的暗示治疗。例如,用静脉注射 10% 葡萄糖酸钙,在患者感到身体发热的同时,结合语言暗示治疗癔症性失语或癔症性瘫痪等病。安慰剂治疗也是一种药物治疗暗示,据有关报告,1 187 名心前区疼痛的患者,应用安慰剂,82% 的患者症状改善。

(4)其他方法。在应用暗示疗法时还可以采用环境暗示、笔谈暗示、自我暗示(autosuggestion)等多种方法,均可以取得一定的疗效。

3. 适应证和评价

暗示治疗对于癔症及其他神经症、疼痛、瘙痒、哮喘、心动过速、过度换气综合征等心身障碍;阳痿、遗尿、口吃、厌食等性与行为习惯问题均有不同程度的疗效。但首先患者要具备易感性与依从性。

(二)催眠疗法

1. 概况

催眠疗法是应用一定的催眠技术使人进入睡眠状态,并用积极的心理暗示控制患者的心身状态和行为,以解除和治愈患者躯体疾病或精神疾病的一种心理治疗方法。究其原理应该说催眠疗法也是一种暗示疗法。

两千多年以前,人类自有书面语言起,有关催眠术的记载就可见于经文、神学之中。公元 2 世纪时,希腊神庙的僧侣曾采用凝视古镜和熏吸硫蒸汽等方法来达到催眠状态,为教徒占卜前途。我国古代神庙中也有类似现象,有些江湖术士也常用这一方法进行各种表演活动而将人引入幻境使之折服。我国古书《唐逸史》、《仙传拾遗》均有类似记载。我国民间流传的游戏,如"降青蛙神",也是类似催眠术的活动。

直到 18 世纪,奥地利医生麦斯麦(Mesmer,1734—1815)才对催眠术进行了较系统的研究。他把催眠状态视为一种动物磁性感应现象,并命名这种技术叫"动物磁气术"或"通磁术"。英国外科医生布莱德(Braid)将麦斯麦的原始理论加以改造,提出了"催眠术"的科学词语以及"单一观念状态"的催眠方法,使催眠术获得了初步科学的形式。法国的精神病学家南锡学派和巴黎学派先后均对催眠术进行研究并加以发展。南锡学派李厄保(Liebault,1823—

1904)是第一位用催眠术开业的医生。巴黎学派沙可(Charcot,1825—1893)对催眠治疗癔症进行了实验研究。

我国催眠术虽历史悠久,但将催眠术科学地运用于医学临床还是 20 世纪初的事。1909 年,余萍客、刘钰墀、郑鹤眠、唐新雨、居中州等人在日本横滨创立了"中国心灵俱乐部",1911 年由横滨迁到东京,并改称为中国心灵研究会,1917 年东京的中国心灵研究会在上海分设"中国心灵研究会事务所",1921 年完全迁回上海,改称为"中国心灵研究会",并广泛开展了催眠治疗。新中国成立后,催眠疗法的发展十分缓慢,直至 20 世纪 80 年代以后,其研究与实践才得到较快的发展。

催眠是一种极其复杂的现象,长期以来对其实质的理解始终众说纷纭,主要有:

(1)精神分析理论。该理论认为催眠是一种精神倒退的表现,是被催眠者将过去经历的体验中所产生的心理矛盾向催眠者投射,从而出现对催眠者的移情。因此,被催眠者就会在催眠状态下,呈现幼稚、原始的特征,像小孩一样富于模仿性和无条件顺从性。而且,通过催眠,易于使被催眠者回到早年生物本能或社会变化中被压抑在潜意识中的心理创伤,使焦虑得到宣泄,从而治愈疾病。

(2)生理心理学理论。巴甫洛夫(Pavlov)认为催眠是脑的选择性抑制,类似睡眠,给予一单调重复的刺激,就会在大脑皮层产生神经性抑制。近来研究表明,催眠现象是通过暗示,产生一种电阻塞,这种阻塞位于脑干网状结构相连接的神经通路之间。1960 年,韦斯特(West)提出催眠是通过良性词的刺激,引起一系列生理变化,从而使机体功能得到恢复。

(3)人际关系理论。人际关系的相互作用,是社会成员间通过交往而导致彼此在行为上促进或促退的社会心理现象。其代表人物哈特(Hart)认为,在催眠状态下,被催眠者放弃了自主性,感到对催眠者的指令有一种遵照履行的责任感。

2. 方法

(1)准备工作:①充分掌握患者的背景材料,如家庭背景、个人学习、工作经历、社交活动、恋爱婚姻、幼年生活经历(包括正性与负性的经验)等;②选择安静、温暖、静适、昏暗的房间,尽量避免各种噪音、冷风、强光的刺激与干扰;③进行暗示敏感性测定。

(2)催眠诱导。催眠诱导的基本技术是语言诱导,因此,暗示性的诱导语言,在任何时候都必须准确、清晰、简单、坚定,模棱两可、含糊不清的语言,只能使被催眠者无所适从,而难以进入催眠状态。

催眠诱导的方法很多,常用的如凝视法。凝视法是通过刺激被催眠者的视觉器官而使其注意力集中的方法。这种方法又可分为光亮法、吸引法和补色法。其中光亮法的具体操作如下:被催眠者平卧床上(或坐在舒适的沙发上),两手自然伸直置于身体两侧,不握拳,下肢自然伸直,足外倾,排除一切杂念,放松全身肌肉,调整呼吸,使之平缓,凝视催眠者手中的发光物体(如电珠、戒指、硬币、萤火涂料等),发光物体距被催眠者眼睛10 cm左右。催眠者开始用单调低沉的语言进行诱导:"请你集中精力注视发光物体,要用双眼注视,把思想集中在发光体上。"催眠者可以微微左右摆动发光体,要有节奏。催眠者继续以低沉而有节奏的语言进行诱导:"一定要盯住发光体……你的眼睛开始疲倦起来,眼皮越来越重……你的眼皮更加重了,呼吸也越来越平稳了……发光体发出了奇异的光彩……你的眼睛已经睁不开了,想睁也睁不开了……你十分想睡,睡吧,好好睡吧……你一定会睡得很舒服。"被催眠者逐渐闭上眼睛后,撤掉发光体,继续用语言诱导,并可检查催眠的深度,可以通过面容、眼睑、口咽、颈部、四肢、呼吸、脉搏、感知觉、暗示性、交往等多项指标来观察其催眠状态的深度。

催眠诱导还可以采用倾听法(刺激听觉器官使其注意力集中)、抚摩法(刺激皮肤使其注意力集中)、观念运动法(通过体验某种观念并与身体某个部位运动相结合使其注意力集中,如食指紧贴法、双手并拢法、身体摇摆法等)。

(3)治疗的实施。催眠的目的在于解除症状去除疾病,因此在进入催眠状态后的治疗实施更为重要。实施的主要方法有直接暗示、引发想象、催眠分析、年龄回归等。此外在整个治疗结束后要有催眠后暗示语,把患者或被治疗者催醒并带回到现实世界。在整个治疗中如何运用催眠休息也是十分重要的。

3. 适应证和评价

催眠疗法是一种经济易行并行之有效的方法。其主要适应证为:神经症、心身疾病、性功能障碍、儿童行为障碍以及戒酒、戒烟、止痛等多种疾病。催眠疗法也可以与其他心理治疗方法联合使用,如精神分析、行为矫正、漂浮疗法等。

八、音乐疗法(music therapy)

音乐疗法是指借助音乐,通过生理和心理两个方面的途径来治疗疾病。

一方面,音乐声波的频率和声压会引起生理上的反应。音乐的频率、节奏和有规律的声波振动,是一种物理能量,而适度的物理能量会引起人体组织细胞发生和谐共振现象,能使颅腔、胸腔或某一个组织产生共振,这种声波引起的共振现象,会直接影响人的脑电波、心律、呼吸节奏等。科学家认为,当人处在优美悦耳的音乐环境之中时,可以改善神经系统、心血管系统、内分泌系统和消化系统的功能,促使人体分泌一种有利于身体健康的活性物质,可调节体内血管的流量和神经传导。另一方面,音乐声波的频率和声压会引起心理上的反应。良性的音乐能提高大脑皮层的兴奋性,可以改善人们的情绪,激发人们的情感,陶冶人们的情操,振奋人们的精神。同时,有助于消除心理、社会因素所造成的紧张、焦虑、忧郁、恐怖不安等不良心理状态,提高应激能力。

在音乐疗法中必须注意乐曲的选择,需要重视节奏、曲调(包括音调和旋律)、和音、旋律配合等因素,对听音乐的人来说,这些因素构成一首乐曲的完形知觉。国外曾有学者做过这样的统计:从事西洋古典音乐演奏的乐队队员大都心境和顺、心理平衡、健康良好、不易患病;而演奏现代"先锋派"音乐的队员有 7%以上出现烦躁易怒、消化不良、失眠健忘等心身欠佳症状,而且较易患病。现代许多学者用电子仪器对不同音乐给人体的作用进行测量,发现快速和愉快的音乐可以使肌肉增加力量;音调和谐,节奏徐缓的乐曲可以使呼吸平稳,脉搏跳动富有节奏感;音色优美的歌曲或悦耳动听的器乐曲,可以调节自主神经,使大脑得到休息,帮助人们解除疲劳。现代的研究认为,曲调能使人产生不同的情绪感受。

音乐治疗应根据患者的不同进行选择。一般来说,要考虑患者的病情、民族、职业、地域、文化程度、爱好情趣、欣赏水平等因素。合适的音乐治疗,常可取得很好的疗效。例如:

(1)忧郁的儿童青少年和患者宜听"忧郁感"的音乐。不管是"悲痛"的"圆舞曲",还是其他有忧郁成分的音乐,都能消去人们心中的忧郁。这是最科学,也是最易见效的方法。

(2)性情急躁的儿童青少年和患者宜常听节奏慢、让人思考的乐曲。这可以调整心绪,克服急躁情绪,如一些古典交响乐曲中的慢板部分为最好。

(3)心境不佳的青少年和患者最好多听优美的轻音乐或严肃的古典音乐。轻音乐可以放松情绪,使患者觉得生活还是平静而又美好的,在音乐声中可以使心灵得到安抚;古典音乐则可使患者沉思、反省,摆脱自我烦恼。

(4)受惊吓的儿童青少年和患者听一些柔和、轻松的乐曲为最好。一个人受惊吓后，最需要有恬静、温雅的气氛，使其及早恢复正常的心境。如果选择患者喜欢听的抒情的、柔和的、轻松的乐曲，则效果更好，恢复更快。

(5)悲观、消极的患者宜多听宏伟、粗犷和令人振奋的音乐。这类乐曲对缺乏自信心的儿童青少年和患者是有帮助的。乐曲中充满坚定、无坚不摧的力量，会随着飞溢的旋律而洒向听者的"软弱"的灵魂，久而久之，会使患者树立起信心，振奋起精神，认真地考虑和对待自己的人生道路。

(6)疲劳的儿童青少年和患者最好能多听一些舒展优美、轻松流畅的音乐。因为这些音乐能增强大脑皮层抑制过程而调节兴奋抑制过程，使之趋于平衡，从而使疲劳迅速消逝。

(7)记忆力衰退的人最好常听熟悉的音乐。熟悉的音乐往往是与过去难忘的生活片断紧密缠绕在一起的，想起难忘的生活，就会情不自禁地哼起那些歌和音乐；哼起那些歌和音乐，也同样会回忆起难忘的生活。记忆力衰退的患者常听熟悉的音乐，确有恢复记忆的效用。

(8)失眠的青少年和患者可常听节奏徐缓与和声悦耳的音乐。这样的音乐可以解除患者烦躁、思虑、不安的情绪，使其有平静、放松、坦然、安全之感，同时也会给患者带来进入甜美梦乡的气氛。

(9)原发性高血压的患者最适宜听抒情音乐。有人做过实验，听一首抒情味很浓的小提琴协奏曲后，血压即可下降 1.3 kPa～2.7 kPa。原发性高血压的患者需要的是平静，最忌讳的是那些有可能使他们听后激动的热情太甚的音乐。

(10)产妇宜多听带有诗情画意、轻松幽雅和抒情性强的古典音乐及轻音乐。这样的乐曲可帮助产妇消除紧张情绪而心情松弛，充满信心，既有利于胎儿发育，也有利于生产，减少疼痛感。孕产妇绝对不宜听那些节奏强烈、音色单调的音乐，特别是迪斯科音乐。

总之，音乐疗法不同于一般的音乐欣赏，它是在特定的环境气氛和特定的乐曲旋律、节奏中，使患者心理上产生自我调节作用，从而达到治疗的目的。

音乐疗法的环境条件应安静、舒适、优雅，避免干扰，患者可取舒适放松的坐位、半卧位、卧位等，治疗时间应因人而异，不做过分规定。

九、家庭治疗(family therapy)

(一)概念及发展简史

家庭治疗是以家庭为干预单位，通过会谈、行为作业及其他非言语技术消除心理病理现象,促进个体和家庭系统功能的一类心理治疗方法。

家庭治疗于 20 世纪 50 年代起源于美国。先锋人物多数是精神科医师、精神分析治疗师,另外也有文化人类学家、心理学家、社会工作者、传播学者。他们有不同的研究角度,对家庭结构、功能或家庭动力学提出不同的理论阐述,发展了各自的治疗方法。到了 60 年代以后,家庭治疗成为实力强大的心理治疗领域,并向北美以外的国家和地区扩散。进入 21 世纪以来,家庭治疗仍在不断进步和发展,各种流派的界限日益模糊,趋向于融合,包括吸纳、结合家庭治疗以外的其他心理治疗的理论和方法。它们的共同点是,将家庭作为整体的系统进行观察和干预。同时,家庭治疗体现的系统思想也影响了个别治疗、团体治疗、心理治疗督导,甚至还引起管理学领域的高度重视,用于医院管理、企业等员工辅助计划(employees' assistance program,EAP)、高管人员心理教练(coaching,客卿)等工作中。也就是说,治疗师不一定要在面对家庭时才应用系统理论和方法。所以,近年有人用"系统干预"(systemic intervention)概念来指称所有应用系统理论、方法进行心理干预的临床实践。

1988 年,系统家庭治疗由德国的史第尔林(Stierlin)和西蒙正式传授到中国。随后,结构式家庭治疗、叙事治疗等流派也得到传播。

中国家庭近几十年来一直处于急剧变化之中,与婚姻、家庭、亲子关系相关的问题既有与其他文化群体相似的共性,又有其独特性,在个人社会生活和心理健康方面发挥着重大的影响。所以,家庭治疗在中国得到了越来越广的应用。但需要提醒的是,也因为同样的原因,中外差异较大,所以我们不能简单地拿我国的家庭盲目地去与外国家庭进行比较。由于传统文化的多样性、家庭构成的特殊性、家庭类别的多样性、民族的差异性、传统的民族性等,才使我们这个世界精彩纷呈、充满乐趣。珍惜当下的,学习先进的,改进缺陷的,追求永恒的,体验大爱的,我们就会体验到中华家庭与文化的魅力,我们就会拥有更多的喜乐与平安。

(二)理论要点

1. 系统的概念

系统的概念是指自我组织、自我生产、自我修复、自我复制着的生存单元,不仅指由物理、化学过程构成的生命体,也包括由交流、互动构成的社会系统,社会系统内各个成员之间的相互交流,以及由这些交流所引发的生理心理过程及其后果,如思维、情感及相应的神经递质改变,以及精神障碍、心身疾病。

2."系统(式)思维"(systemic thinking)

"系统(式)思维"是指一种观察、描述的方法,从某成员与其他成员的关系出发,而非由内因来解释其行为。系统式的观察方法总要把个体行为与一种具体情境和整个观察框架联系在一起,这种情境不仅对理解患者的行为非常重要,对于观察、反思医患关系,以及评估医疗干预的作用和副作用也同样如此。

3. 索引患者(index patient,IP)

索引患者也可称为"被确认患者"(identified patient),呈现的问题是家庭成员相互作用的结果,家庭本身才是"患者"——问题系统。改变病态现象不能单从治疗个人成员着手,而应以整个家庭系统为对象,通过会谈和行为作业传达信息,以影响家庭结构、交流和认知特点(家庭认识论),改善人际关系。

家庭治疗的系统思维充分体现新医学模式,强调心与身、人与环境的统一。其优点在于:①整体观念,多层次、全方位看问题,避免片面性。②价值取向,从病理心理学到积极心理学,避免缺陷取向、求全责备、苛求完美、悲观主义;既把家庭作为人生幸福的港湾,又重视其在异常心理发生中的病理意义。③关注范围从个体心理健康扩展到人际系统心理健康,从心理动力学扩展到家庭动力学。④发展观,避免静止看问题、只看横断面的问题、只看既往的或既有的问题。⑤工作重心从矫治缺陷到动员、发展资源,重视预防与康复。由于家庭治疗在我国开展的时间较短,应用较多的也仅有 20 年左右的时间,故此处仅做以上简单的介绍。

十、箱庭疗法(Sandplay therapy)

箱庭疗法是最近几年来在国内逐渐兴起的一个非言语性的心理治疗方法,也有学者称其为沙盘游戏疗法,是指心理治疗体系中一种极具创造性和表现力的治疗形式。箱庭疗法是指在一个自由和受保护的空间,来访者通过从玩具架上自由挑选,在沙盘内用各种模型、玩具摆出心灵的故事并进行自我表现,使来访者与无意识接触并表达超语言的经历和被阻碍的能量。其实施过程是:在咨询者陪伴下,来访者从玩具架上自由挑选一些玩具模型在一个特制的沙箱里进行创作,直到形成一幅箱庭作品,从而以不同的形式探索和表达其深层的心灵,再现其多维的现实生活,使来访者的无意识整合到意识中,即"无意识意识化"。从本质上说,箱庭疗法是一种从人的心理深层面来促进人格变容的心理治疗方法。

箱庭疗法的一大突出特点就是将心理内容以物化方式呈现出来,让原本"看不见、摸不着""发展变化""性相近,习相远"的"心"变成了可视化的实体。但是,需要明确的是,这种可视化并不意味着咨访双方就能从意识水平上对作品内容予以理性理解或口头描述。虽然,箱庭中所发生的内容可能反映了历史或以时间为顺序呈现的清晰情况,但同时,箱庭作品也展示了心灵的一些微妙经验。

由于荣格(Jung)学派箱庭疗法强调荣格分析心理学的理论背景,常令人误以为箱庭表达的就一定是无意识的内容。其实,箱庭作品可以说是咨访双方的个体意识、个体无意识以及集体意识、集体无意识交互作用的结果。就此而言,箱庭与其说是来访者的作品,还不如说是咨访双方合作的作品。

箱庭疗法通过洞察无意识世界、扩大意识疆域来帮助需要表达的个体,不论儿童、成人还是老人。荣格发现,通过在泥土、岩石和水中玩耍,他恢复了平衡和创造性的生活,并将由此体验到的情感转化为心像(image)。在这样的游戏表现活动中,个体以主动想象(active imagination)的方式,发现无意识中的内在资源,并将其整合到意识中来。1997 年,阿曼达(Amatruda)指出:"通过箱庭,个体踏上前往无意识幽暗丛林的旅程,在无意识中,个体发现其内在的智慧,带着从中获得的礼物回到社会和现实世界中来。"箱庭,通过有形化的作品,帮助个体具体形象地表达真实自我,跟随着内在智慧和精神的指引追求其全部的潜能。有关箱庭疗法的详细介绍可以参见本书后附的相关参考著作。

十一、游戏治疗(play therapy)

游戏治疗是指通过游戏玩耍的方式对儿童的心理问题或行为症状进行帮助和治疗的非言语类心理治疗方法。根据儿童中心游戏治疗的开创者艾斯兰(Axline)的定义:"游戏治疗是让儿童'演绎'(play-out)心中感情和困境的良机,似如成人在某种治疗中'倾诉'(talk-out)他内心的困境般。"兰德雷斯(Landreth)则认为:"游戏治疗是儿童与游戏治疗师之间的互动关系。透过治疗师所挑选的适当玩具,协助儿童在一个安全的关系里,以其最自然的沟通媒介——游戏,全面地表达并探索他自己的情感、思绪、经历与行为。"

(一)游戏治疗的目标

游戏治疗的目标有:①建立正确的自我概念;②更能接纳自己;③对自己更具信心;④体验控制的感觉;⑤更能自我主导,更信赖自己而自力更生;⑥建立自我评估的内在资源;⑦为自己做独立性的抉择;⑧提高在面对处理事务过程中的敏锐度,愿意承担更大的责任。

正如前文所述,游戏对儿童的发展具有重要意义。在游戏治疗中儿童游戏的象征意义是:"玩具是儿童的字汇,游戏是儿童的语言。"儿童游戏的意义有以下几点:①游戏是经验的再呈现;②游戏是儿童对此经验的反应;③游戏是儿童对此经验的感受;④游戏是儿童重新整理经验,将现实中无法掌握的部分化为可掌控部分的过程;⑤游戏是儿童学习新的解决方法的途径。

那么游戏是如何治疗儿童受到创伤的心灵呢? 游戏治疗可以通过以下的方式或途径,达到治疗儿童心理创伤的目标:①通过改善父母的养育方式和改善管教方式,跟孩子说声"对不起";②通过游戏促进亲子关系改善或好转;③通过游戏提高父母对儿童发展心理的认知;④通过游戏提升父母或抚养人对子女情感要求的敏锐度;⑤通过游戏给予子女正面肯定与鼓励;⑥通过游戏对孩子的心理创伤提供及时的治疗;⑦游戏也是一种交流方式,使父母与子女有单独相处的时间与机会;⑧通过游戏促进家长婚姻与家庭和谐;⑨通过游戏也可以使管理部门发展完善的儿童教育制度。

(二)游戏治疗的 4 个基本讯息

游戏治疗可以通过传递出以下 4 个基本讯息,来帮助和指导儿童在创伤中恢复和成长:①我在这里(I'm here);②我在聆听(I listening);③我明白你(I understand);④我在关怀你(I care you)。

(三)儿童在游戏治疗中的学习

通过游戏治疗,儿童可以在以下几个方面得到学习和提高:①通过游戏儿童学会尊重自己;②通过游戏儿童学会他们的感情是可接纳的;③通过游戏儿童学会为自己负责任;④通过游戏儿童学会在面对问题和困难时,更具创造力;⑤通过游戏儿童学会做选择,并为自己的选择负责任;⑥通过游戏儿童学会自我控制及自我指导;⑦通过游戏儿童慢慢学会在情感层面上接纳自己。

由于游戏治疗具有上述的特点,所以它更多地被应用于语言障碍、社交障碍、创伤应激等所导致的儿童行为与交流异常。

第八章 躯体治疗

精神障碍的躯体治疗（somatotherapy）主要包括药物治疗和电抽搐治疗（electroconvulsive therapy，ECT）。药物治疗是改善精神障碍尤其是严重精神障碍的主要和基本措施。电抽搐治疗在特定情况下作为一种治疗手段，具有一定作用。精神障碍的治疗中，胰岛素休克治疗和神经外科疗法等现已很少使用或限制使用。

第一节 药物治疗概述

精神障碍的药物治疗是指通过应用精神药物来改变病态行为、思维或心境的一种治疗手段。

多数精神药物是亲脂性化合物，易于肠道吸收和通过血脑屏障，最终到达脑部而起作用。除锂盐外，大多数精神药物血浆蛋白结合率高，过量中毒不易采用血液透析方法清除。除锂盐外，大部分精神药物的靶受体或靶转运体也是内源性神经递质的作用位点或回收泵。慢性疾病患者普遍对药物治疗依从性差，精神疾病患者更是如此。

精神药物（psychotropic drugs）的分类：抗精神病药物（antipsychotics）、抗抑郁药物（antidepressants）、心境稳定剂（mood stabilizers，也译为情绪稳定剂）或抗躁狂药物（antimanic drugs）和抗焦虑药物（anxiolytics）。此外还有用于治疗儿童 ADHD 的精神振奋药物（psychostimulants）和改善脑循环及改善神经细胞代谢的脑代谢药物（nootropic drugs）。

第二节 抗精神病药物

抗精神病药物主要是治疗精神分裂症和其他具有精神病性症状的精神障碍。

一、分　类

（一）第一代抗精神病药

第一代抗精神病药又称神经阻滞剂（neuroleptics）、传统抗精神病药、典型抗精神病药，或称多巴胺受体阻滞剂。其主要药理作用为阻断中枢多巴胺 D2 受体，治疗中可产生锥体外系副作用和催乳素水平升高，代表药为氯丙嗪（chlorpromazine）、氟哌啶醇（haloperidol）等。

（二）第二代抗精神病药

第二代抗精神病药又称非传统抗精神病药、非典型抗精神病药、新型抗精神病药、现代抗精神病药等。第二代药物在治疗剂量时，较少产生锥体外系症状但少数药物催乳素水平升高明显。其按药理作用分为以下 4 类：

（1）5-羟色胺和多巴胺受体拮抗剂（serotonin-dopamine antagonists，SDAs），如利培酮（risperdone）、齐拉西酮（ziprasidone）。

（2）多受体作用药（multi-acting receptor targeted agents，MARTAs），如氯氮平（clozapine）、奥氮平（olanzapine）、喹硫平（quetiapine）。

（3）选择性多巴胺 D2/D3 受体拮抗剂，如氨磺必利（amisulpride）。

（4）多巴胺受体部分激动剂，如阿立哌唑（aripiprazole）。

二、作用机制

几乎所有的抗精神病药物都能阻断脑内多巴胺受体（尤其是多巴胺 D2 受体）而具有抗精神病作用。①多巴胺受体阻断作用：主要是阻断 D2 受体。②5-羟色胺受体阻断作用。③肾上腺素能受体阻断作用。④胆碱能受体阻断作用。⑤组胺受体阻断作用。

三、临床应用

抗精神病药物的治疗作用可以归于 3 个方面：①抗精神病作用，即抗幻觉、妄想作用（治疗阳性症状）和激活作用（治疗阴性症状）；②非特异性镇静作用；③预防疾病复发作用。

（一）适应证与禁忌证

抗精神病药物主要用于治疗精神分裂症和预防精神分裂症的复发、控制躁狂发作,还可以用于其他具有精神病性症状的非器质性或器质性精神障碍。

严重的心血管疾病、肝脏疾病、肾脏疾病以及有严重的全身感染禁用,甲状腺功能减退和肾上腺皮质功能减退、重症肌无力、闭角型青光眼、有既往同种药物过敏史也禁用;白细胞过低、老年人、妊娠期妇女和哺乳期妇女等应慎用。

(二)用法和剂量

(1)药物的选择:主要取决于副作用的差别。

(2)急性期的治疗:用药前必须排除禁忌证,做好常规体格和神经系统以及血常规、血生化(包含肝肾功能)和心电图检查,一般 1～2 周内逐步加至有效治疗剂量。急性症状在有效剂量治疗 2～4 周后可开始改善,多数患者 4～8 周症状可得到充分缓解。若剂量足够,治疗 4～6 周无效或疗效不明显者,可考虑换药。对于兴奋躁动较严重、不合作或不肯服药的患者,常采用注射给药。药物通常使用氟哌啶醇或氯丙嗪。

(3)恢复期的巩固治疗:也称继续治疗。在急性期症状获得较为彻底缓解的基础上,仍要继续以急性期有效剂量巩固治疗至少 6 个月,然后可以缓慢进入维持治疗。

(4)稳定期的维持治疗:一般维持剂量比治疗剂量低,传统药物的维持剂量可以缓慢逐渐减至治疗剂量的 1/2;除氯氮平外,新一代药物安全性提高,可以采用略低于急性期有效剂量维持治疗。对于首发的、缓慢起病的患者,维持治疗时间至少 5 年。

长效制剂在维持治疗上有一定优势,只要 1～4 周给药一次,可考虑选择使用。

四、不良反应和处理

(一)锥体外系反应

(1)急性肌张力障碍(acute dystonia):出现最早。男性和儿童比女性更常见。

(2)静坐不能(akathisia):在治疗 1～2 周后最为常见。

(3)类帕金森症(parkinsonism):最为常见,治疗的最初 1～2 个月发生。女性比男性更常见,老年患者常见,并因淡漠、抑郁或痴呆而误诊。没有证据表明常规应用抗胆碱能药物会防止锥体外系症状发展,反而易发生抗胆碱能副作用。如果一定要给予抗胆碱能药物的话,应该在 2~3 个月后逐渐停用。

(4)迟发性运动障碍(tardive dyskinesia,TD):多见于持续用药几年后,极少数可能在几个月后发生,用药时间越长,发生率越高。TD 以不自主的、有节律的刻板式运动为特征,处理重在预防,使用最低有效剂量或换用锥体外系反应低的药物。

(二)其他神经系统不良反应

(1)恶性综合征(malignant syndrome):是一种少见的、严重的不良反应。临床特征是:意识波动、肌肉强直、高热和自主神经功能不稳定。该症状最常见于氟哌啶醇、氯丙嗪、氟奋乃静(fluphenazine)等药物治疗时。药物加量过快、用量过高、脱水、营养不足、合并躯体疾病以及气候炎热等因素,可能与恶性综合征的发生、发展有关。处理是停用抗精神病药物,给予支持性治疗。

(2)癫痫发作:抗精神病药物能降低抽搐阈值而诱发癫痫。癫痫发作多见于氯氮平、氯丙嗪和硫利达嗪治疗时。氟哌啶醇、氟奋乃静等在治疗伴有癫痫的精神障碍患者中可能较为安全。

(三)自主神经的不良反应

自主神经的不良反应有口干、视力模糊、排尿困难、便秘、体位性低血压、反射性心动过速等。

(四)体重和代谢内分泌的副作用

体重和代谢内分泌的副作用有体重增加,催乳素分泌增加多见。

(五)精神方面的副作用

精神方面的副作用有过度镇静、头晕和迟钝等。药物对精神分裂症患者认知功能的影响与疾病本身的认知缺陷交织在一起。抗精神病药物引起的抑郁主要表现为快感缺失,尤其见于多巴胺阻断作用强的传统药物。

(六)其他副作用

其他副作用有谷丙转氨酶(alanine aminotransferase,ALT)升高,粒细胞缺乏罕见,硫利达嗪可导致心电图的 Q-T 间期延长(奎尼丁样作用)等。

罕见的变态反应包括药疹、伴发热的哮喘、水肿、关节炎和淋巴结病。

(七)过量中毒

精神分裂症患者常常企图服过量抗精神病药物自杀,意外过量见于儿童。过量的最早征象是激越或意识混浊,可见肌张力障碍、抽搐和癫痫发作,脑电图显示突出的慢波,常有严重低血压以及心律失常、低体温。抗胆碱能作用(尤其是硫利达嗪)可使预后恶化,毒扁豆碱可作为解毒药。

五、药物间的相互作用

抗精神病药物可以增加三环类抗抑郁药的血药浓度、诱发癫痫、加剧抗胆碱副作用;可以加重抗胆碱药的抗胆碱副作用;可以逆转肾上腺素的升压作用;可以减弱抗高血压药胍乙啶的降压作用,增加 β 受体阻断剂及钙离子通道阻断剂的血药浓度而导致低血压;可以加强其他中枢抑制剂如酒精及利尿剂的作用。

抗酸药影响抗精神病药物的吸收。吸烟可以降低某些抗精神病药如氯氮平的血药浓度。卡马西平(carbamazepine)通过诱导肝脏药物代谢酶,可明显降低氟哌啶醇、氯氮平的血浆浓度而使精神症状恶化,或增加氯氮平发生粒细胞缺乏的危险性。某些选择性 5-羟色胺再摄取抑制剂(selective serotonin reuptake inhibitors,SSRIs),如氟西汀(fluoxetine)、帕罗西汀(paroxetine)和氟伏沙明(fluvoxamine)抑制肝脏药物代谢酶,增加抗精神病药浓度,导致不良反应或加剧。

六、常用抗精神病药物

(1)氯丙嗪:传统的抗精神病药物,多为口服,针剂主要用于快速控制患者的兴奋和急性精神病性症状。

(2)奋乃静(perphenazine):自主神经副作用较少,适用于伴有脏器(如心、肝、肺、肾等)等躯体疾病患者。儿童与老年使用较为安全。

(3)氟奋乃静:用于有癫痫的精神病性症状。

(4)氟哌啶醇:针剂常用于精神科急诊、兴奋躁动等的处理。口服制剂小剂量可用于儿童 Tourette 综合征以及常规剂量治疗有癫痫的精神病性症状。

(5)五氟利多(penfluridol):为长效制剂,每周给药一次,常用于治疗不合作者。

（6）舒必利（sulpiride）：口服制剂可用于治疗精神分裂症，但需要较高剂量；针剂可用于治疗木僵状态。要注意此药可引起血性泌乳的副作用，停药可恢复正常。

（7）氯氮平：属于二线用药，主要用于治疗难治性、伴自杀或无法耐受锥体外系副反应的精神分裂症患者。近来也有用于难治性抑郁或双相障碍的治疗。需注意此药可以引起骨髓抑制，出现粒细胞减少症，多为可逆性的，停药可恢复。

（8）利培酮和帕利哌酮（paliperidone）：在氟哌啶醇基础上研发而来，主要治疗精神分裂症，有普通片剂、口服液、针剂3种剂型，是国内上市最早的非典型抗精神病药物。目前已有注射用长效针剂投入使用，在提高疗效的同时，锥体外系副反应也明显减少，但体重增加、高密乳素血症仍然可见。对于拒绝治疗的精神分裂症患者而言，利培酮口服液无色无味、可与食物同服，仍是一种不错的选择。此外，美国食品与药品监督管理局（Food and Drug Administration，FDA）已经批准利培酮用于治疗5～16岁儿童孤独症伴兴奋激越与自伤攻击症状。

（9）奥氮平：在氯氮平的基础上研发而来，但对血象无明显的影响，主要用于精神分裂症，较少发生锥体外系副反应，但易引起肥胖、血糖血脂变化，多为可逆性的。近来也有用于难治性抑郁或双相障碍的治疗。国外已有奥氮平针剂在临床上应用，但国内目前仍没有同样剂型上市。

（10）喹硫平：与奥氮平相似，也是由氯氮平化学结构改造而来，对精神分裂症的阳性症状作用较弱，对情感症状有一定疗效，几乎不引起锥体外系副反应及迟发性运动障碍，但可引起嗜睡、体位性低血压等。国外也有将其用于失眠症的治疗，一般的失眠症治疗剂量是25 mg。

（11）齐拉西酮：对精神分裂症疗效肯定，几乎不引起体重增加，锥体外系副反应少见，但可能会对心电图QT间隙有影响，需要与食物同服以提高生物利用度。近几年在国内已有普通注射针剂上市，主要用于早期控制症状。

（12）阿立哌唑：是目前唯一用于临床的多巴胺D2受体的部分激动剂与调节剂（也有学者称其为多巴胺与5-羟色胺功能平衡抑制与调节剂）。治疗精神分裂症的疗效与氟哌啶醇相当，用药初期易出现激越、焦虑副作用，几乎不影响体重，极少发生锥体外系副反应。2010年，美国FDA也批准了阿立哌唑用于治疗6～17岁儿童孤独症伴兴奋激越与自伤攻击症状。

（13）氨磺必利：在舒必利基础上研发而来，故又称阿米舒必利，作用及副作用与舒必利相似,低剂量改善阴性症状,高剂量对幻觉妄想效果好。

第三节　抗抑郁药物

抗抑郁药物是一类治疗各种抑郁状态的药物,但不会提高正常人的情绪。目前将抗抑郁药物分为 4 类:①三环类抗抑郁药(TCAs);②单胺氧化酶抑制剂(monoamine oxidase inhibitors,MAOIs);③选择性 5-羟色胺再摄取抑制剂(SSRIs);④其他递质机制的新型抗抑郁药。

一、三环类抗抑郁药

(一)作用机制

TCAs 阻断了去甲肾上腺素(noradrenaline,NE)能和 5-羟色胺(5-hydroxytryptamine,5-HT)能神经末梢对 NE 和 5-HT 的再摄取,长期用药后可降低受体的敏感性(下调作用)。TCAs 也具有胆碱能 M1 受体、去甲肾上腺素能 a1 受体和组胺能 H1 受体阻断作用。

(二)临床应用

(1)适应证和禁忌证:治疗各类抑郁症,但精神分裂症患者伴抑郁症状应慎用;还可用于治疗焦虑症、惊恐发作和恐惧症。

(2)药物的选择:丙咪嗪(imipramine)镇静作用弱,适用于迟滞性抑郁与儿童遗尿症;氯米帕明或称氯丙咪嗪(clomipramine)和 5-HT 再摄取抑制剂一样,既能改善抑郁,也是治疗强迫症的有效药物;阿米替林(amitriptyline)镇静和抗焦虑作用较强,适用于激越性抑郁;多塞平或称多虑平(doxepin)抗抑郁作用较弱,但镇静和抗焦虑作用较强,常用于治疗恶劣心境障碍和慢性疼痛;马普替林(maprotiline)心肝毒性较小,以往常用于老年抑郁患者。

(3)用法和剂量:按照每个药物的使用说明,用 1～2 周的时间逐渐增加到最大有效剂量。剂量和血药浓度足够,治疗 6～8 周无效或疗效不明显者,可考虑换药。由于 TCAs 在体内的半衰期长,一般可以每日 1 次,睡前服或以睡前剂量为主方式给药。

经过急性期抗抑郁治疗,抑郁症状已缓解,此时应以有效治疗剂量继续巩固治疗 4～6 个月,一般维持 6 个月或更长时间。

(三)不良反应及其处理原则

(1)抗胆碱能副作用:尽量减少抗抑郁药物剂量,必要时加用拟胆碱能药对抗副反应。

(2)中枢神经系统副作用:减少原使用药物剂量或换药,或使用副作用相对较少的药物,密切观察反应并及时处理,监测血药浓度等。

(3)心血管副作用:注意用药禁忌,用药期间监测心电图。

(4)性方面的副作用:治愈疾病后停药或减少药物剂量,选择无此类副作用或副作用较小的药物。对儿童青少年来讲,这类副作用不应成为主要问题。

(5)体重增加:注意药物选择、饮食控制、限制食盐过多摄入等。

(6)变态反应:即过敏反应。病史甄别,避免使用能产生此类反应的药物,或停药禁用。

(7)过量中毒:及时洗胃、输液、促排泄,积极处理心律不齐,控制药物所致的癫痫发作,使用能对抗中毒反应的药物等。

二、新型抗抑郁药物

(一)SSRIs

抑制突触前膜对 5-HT 的回收,对 NE 影响很小,几乎不影响多巴胺(dopamine,DA)的回收。其中帕罗西汀、氟伏沙明有轻度的抗胆碱能作用。

适应证包括抑郁症、强迫症、惊恐症、贪食症等,但不同的 SSRIs 对不同靶症状的剂量、起效时间、耐受性和疗效不同,在强迫症和贪食症及减肥的治疗中剂量应相对较大。

(1)氟西汀:主要用于抑郁症、强迫症和神经性厌食症/贪食症的儿童青少年。需注意用于治疗强迫症时的剂量为治疗抑郁症时的 2～3 倍。

(2)帕罗西汀:对伴焦虑的抑郁症以及惊恐障碍较适合。

(3)舍曲林(sertraline):对儿童青少年的强迫症作为首选药物之一,其次也可用于抑郁症。

(4)氟伏沙明:对儿童青少年的强迫症作为首选药物之一,其次也可用于抑郁症。

(5)西酞普兰(citalopram)和草酸艾司西酞普兰(escitalopram):适用于各

种抑郁症或伴惊恐的抑郁症,是 SSRIs 类药物中对肝脏细胞色素 P450 酶影响最小的药物,因此几乎没有药物配伍禁忌,安全性较高。

(二)其他递质机制的新型抗抑郁药物

(1)文拉法辛(venlafaxine):属于 5-HT 和 NE 再摄取抑制剂,具有剂量依赖性单胺药理学特征,主要用于严重抑郁和难治性抑郁,还可适用于治疗 ADHD,但要注意药源性转躁问题。

(2)度洛西汀(duloxetine):和文拉法辛一样属于 5-HT 和 NE 双重再摄取抑制剂,除适用于严重抑郁症外,还能改善慢性疼痛,如糖尿病性周围神经痛。

(3)曲唑酮(trazodone):药理作用既阻滞 5-HT 受体又选择性地抑制 5-HT 再摄取,适用于伴有焦虑、激越、睡眠以及性功能障碍的患者。

(4)安非他酮:又称布普品(bupropion),具有 NE 和 DA 再摄取抑制作用,又具有激动 DA 的特性,长期大剂量服用可使 β 肾上腺素受体下调,适用于双相抑郁、迟滞性抑郁、睡眠过多、用于认知缓慢或假性痴呆及对 5-HT 能药物无效或不能耐受者,还可用于注意缺陷障碍、戒烟、兴奋剂的戒断和渴求。

(5)瑞波西汀(reboxetine):系选择性 NE 再摄取抑制剂,尤其是 SSRIs 治疗无效者可选用,但不推荐用于老年患者。

(6)米安色林(mianserine)和米氮平(mirtazapine):药理作用主要是拮抗突触前 a2 肾上腺素受体,以增加 NE 能和 5-HT 能的传递,还对 $5-HT_2$ 和 H_1 受体具有阻断作用,因此既可抗抑郁又可抗焦虑,还具有镇静作用。米氮平单用或与其他抗抑郁药联用可用于严重抑郁和难治性抑郁患者。

(7)阿戈美拉汀(agomelatine):系褪黑素能 M_1 和 M_2 受体的激动剂以及 $5-HT_{2c}$ 受体的阻滞剂,是全新机制的新一代抗抑郁药,适合于成人抑郁症或严重抑郁症患者。

(8)其他药物:如植物贯叶连翘(即圣约翰草)提取物,国产疏肝解郁类中药、草药也可用于临床治疗。

第四节　心境稳定剂

心境稳定剂,又称抗躁狂药物,是治疗躁狂以及预防双相情感障碍的躁狂或抑郁发作且不会诱发躁狂或抑郁发作的一类药物，主要包括锂盐和某些抗癫痫药如丙戊酸盐（valproate）、卡马西平等。

一、碳酸锂（lithium carbonate）

碳酸锂是锂盐的一种口服制剂，也有口服缓释剂型，为最常用的心境稳定剂。

（一）适应证和禁忌证

主要适应证是躁狂症和双相情感障碍，它是目前的首选药物，对躁狂症以及双相障碍的躁狂发作或抑郁发作均有治疗和预防复发作用。

（二）用法和剂量

锂盐的治疗窗狭窄，中毒剂量与治疗剂量接近，有必要监测血锂浓度，可据此调整剂量、确定有无中毒及中毒程度。血锂浓度宜为 $0.8 \sim 1.2$ mmol/L，超过 1.4 mmol/L 易产生中毒反应。

（三）维持治疗

锂盐的维持治疗适用于双相障碍及躁狂症的反复发作者。

（四）副作用

锂在肾脏与钠竞争重吸收，缺钠或肾脏疾病易导致体内锂的蓄积中毒。

（1）早期的副作用：无力、疲乏、嗜睡、手指震颤、厌食、恶心、呕吐、腹泻、多尿、口干等。

（2）后期的副作用：持续多尿、烦渴、体重增加、甲状腺肿大、黏液性水肿、手指震颤等。女性患者可能会出现甲状腺功能减退，心电图可能会出现类似低钾改变等，均为可逆性。

（3）锂中毒先兆：呕吐、腹泻、粗大震颤、抽动、呆滞、困倦、眩晕、构音不清、意识障碍等，应立即检测血锂浓度，如血锂浓度超过 1.4 mmol/L 时应减量。血锂浓度越高，脑电图改变越明显，因而监测脑电图有一定价值。

（4）锂中毒及其处理：立即停用锂盐，大量给予生理盐水或高渗钠盐加速锂的排泄，或进行人工血液透析，一般无后遗症。

二、抗癫痫药物

(1)丙戊酸盐:常用的有丙戊酸钠和丙戊酸镁,并有双丙戊酸钠缓释制剂。丙戊酸盐对躁狂症的疗效与锂盐相当,对混合型躁狂、快速循环型双相障碍以及锂盐治疗无效者可能疗效更好;可与锂盐合用治疗难治性患者;肝脏和胰腺疾病者慎用,妊娠期妇女禁用。

(2)卡马西平:对治疗急性躁狂和预防躁狂发作均有效,尤其对锂盐治疗无效的、不能耐受锂盐副作用的以及快速循环发作的躁狂患者,效果较好。卡马西平与锂盐合用预防双相患者复发,其疗效较锂盐与抗精神病药物合用要好。青光眼、前列腺肥大、糖尿病、酒依赖者慎用,白细胞减少、血小板减少、肝功能异常以及妊娠期妇女禁用。

(3)拉莫三嗪(lamotrigine):拉莫三嗪不仅是一种心境稳定剂,而且具有较明显的抗抑郁作用,特别是对双相抑郁、快速循环、混合发作等均有良好疗效,而且对双相抑郁有预防复发的效果。拉莫三嗪是唯一对双相抑郁相比对躁狂相或轻躁狂相更为有效的心境稳定剂,并能增强锂盐的疗效。此外,拉莫三嗪对精神分裂症的难治性阳性症状治疗亦有一定的增效作用。

第五节 抗焦虑药物

抗焦虑药物:种类繁多,目前应用最为广泛的是苯二氮䓬类(benzodiaz-epines),其他的还有 5-HT$_{1A}$、受体部分激动剂丁螺环酮(buspirone)和坦度螺酮(tandospirone)、β肾上腺素受体阻滞剂如普萘洛尔。多数抗抑郁药以及部分抗精神病药(小剂量使用)均有抗焦虑作用。

一、苯二氮䓬类

苯二氮䓬类目前有2 000多种的衍生品,在国内常用的只有 10 余种,其药理学作用主要表现为 4 个方面:①抗焦虑作用,可以减轻或消除患者的焦虑不安、紧张、恐惧情绪等;②镇静催眠作用,对睡眠的各期都有不同程度的影响;③抗惊厥作用,可以抑制脑部不同部位癫痫病灶的放电不向外围扩散;④骨骼肌松弛作用,系抑制脊髓和脊髓上的运动反射所致。

(一)适应证和禁忌证

苯二氮䓬类既可抗焦虑又可镇静催眠,可用于治疗各型神经症、各种失眠以及各种躯体疾病伴随出现的焦虑、紧张、失眠、自主神经紊乱等症状,也可用于治疗各类伴焦虑、紧张、恐惧、失眠的精神病以及激越性抑郁症、轻性抑郁的辅助治疗,还可用于癫痫的治疗和酒精急性戒断症状的替代治疗。凡有各种严重的心血管疾病、肾病、药物过敏、药物依赖、妊娠头 3 个月、青光眼、重症肌无力、酒精及中枢抑制剂使用时禁用,老年、儿童、分娩前及分娩中慎用。

(二)药物的选择

有持续性焦虑和躯体症状,西地泮、氯氮卓等长半衰期药物;焦虑呈波动形式,奥沙西泮、劳拉西泮等短半衰期药物;伴抑郁的焦虑,阿普唑仑;伴睡眠障碍的焦虑,氟西泮、硝西泮、艾司唑仑、咪达唑仑等;癫痫,氯硝西泮;戒酒,地西泮;缓解肌肉紧张,劳拉西泮、地西泮、硝西泮等。要尽量避免 2 种甚至 3 种药物同时合用。

(三)用法和剂量

开始时小剂量,一日一次或根据病情每日 2~3 次;3~4 天后可加到治疗剂量;能口服尽量口服,剂量宜小不宜大;可以静脉注射,但要慎重。

(四)维持治疗

苯二氮䓬类连续应用不能超过 4 周,减药应该缓慢进行;根据病情与药物特点选择适当的维持治疗。

(五)副作用/不良反应

苯二氮䓬类药物副作用较少,一般能很好耐受,偶尔有严重并发症。其最常见的副作用是嗜睡、过度镇静、智力活动受影响、记忆力受损、运动的协调性减低、反应的速度与敏捷性降低等。上述的副作用常见于肝脏病患者或老年患者。妊娠的前 3 个月禁用此类药物,以免引起胎儿畸形,新生儿唇裂、腭裂等。苯二氮䓬类药物的毒性作用较小。严重躯体疾病患者、年老体弱者以及同时服用其他精神药物或吗啡类药物或酒精等,更易出现中枢性呼吸抑制甚至死亡。以自杀为目的过量服用此药者,如果同时服用酒精或其他精神药物,则易导致死亡。基于以上原因,应禁止服用苯二氮䓬类药物的人驾车、登高、独自游泳、高空操作等,以免发生意外;对于中老年患者或体弱者,应谨慎使用或禁用此药。

(六)耐受与依赖

苯二氮䓬类药物可产生耐受性,应用数周后需调整剂量或更换药物种类才能取得更好疗效。长期应用后可产生依赖性,包括躯体依赖和精神依赖,与酒精和巴比妥可发生交叉依赖。躯体依赖症状多发生在连续使用 3 个月以上者,而且半衰期越短的药物越容易发生依赖。突然中断药物使用,将引起戒断症状(焦虑、激动、易激惹、失眠、震颤、头痛、眩晕、多汗、烦躁不安、耳鸣、人格解体,以及胃肠道症状如恶心、呕吐、厌食、腹泻、便秘等),严重者可出现抽搐/惊厥,此种表现虽然罕见,但可导致出现死亡的严重后果。因此,苯二氮䓬类药物不能长期使用,且要在医生指导下使用,减停药过程要缓慢进行。

二、丁螺环酮和坦度螺酮

丁螺环酮和坦度螺酮是非苯二氮䓬类抗焦虑药物,化学结构属于阿扎哌隆类(azapirones),系 5-HT$_{1A}$ 受体的部分激动剂;通常剂量下没有明显的镇静、催眠、肌肉松弛作用,也无依赖性报道;主要适用于各种神经症所致的焦虑状态以及躯体疾病伴发的焦虑状态,还可用于抑郁症的增效治疗;不良反应较少,如口干、头晕、头痛、失眠、胃肠功能紊乱等。

第六节 电抽搐治疗

电抽搐治疗,又称电休克治疗(electrical shock therapy),是以一定量的电流通过大脑,引起意识丧失和痉挛发作,从而达到治疗目的的一种方法。

一、适应证和禁忌证

(一)适应证

①严重抑郁,有强烈自伤、自杀企图及行为者,以及明显自责自罪者;②极度兴奋躁动冲动伤人者;③拒食、违拗和紧张性僵者;④精神药物治疗无效或

对药物治疗不能耐受者。

（二）禁忌证

①脑器质性疾病；②心血管疾病；③骨关节疾病；④出血或不稳定的动脉瘤畸形；⑤有视网膜脱落潜在危险的疾病；⑥急性的全身感染、发热；⑦严重的呼吸系统疾病；⑧利舍平治疗者；⑨老年人、儿童及妊娠期妇女。

二、治疗方法

（一）治疗前准备

①详细的体格检查，必要的辅助检查和实验室检查；②知情同意；③按要求禁食禁水；④排空大小便，取下能引发损伤的物品如义齿、发夹等，松解衣领口等；⑤准备好急救设备和药品；⑥测体温、呼吸、脉搏、血压等；⑦按医嘱治疗前用药如阿托品。

（二）操作方法

操作方法主要有以下几个步骤：①电极的安置；②电量的调节：一般用 $80\sim120$ mA，通电时间 $2\sim3$ s；③治疗次数，一个疗程 $6\sim12$ 次；④抽搐发作；⑤抽搐后处理。

三、并发症及其处理

常见的并发症有头痛、恶心、呕吐、焦虑、可逆性的记忆减退、全身肌肉酸痛等，这些症状不需要处理。由于肌肉的突然剧烈收缩，关节脱位和骨折也是较为常见的并发症，脱位以下颌关节脱位为多，发生后应立即复位；骨折以 4 至 8 胸椎压缩性骨折多见，应立即处理。

四、电抽搐治疗的改良方法——无抽搐电休克治疗

无抽搐电休克治疗保持了电休克治疗的功能，但不会引发全身的抽搐反应，因而在临床上得到了广泛使用。目前临床上已推广使用无抽搐电休克治疗法。

五、治疗次数（疗程）

一般从每日一次过渡到隔日一次或者一开始就隔日一次，一个疗程 $6\sim$

12 次。一般躁狂状态 6 次左右即可,幻觉妄想状态多需要 8~12 次,抑郁状态介于两者之间,根据具体情况而定。

除上述的躯体治疗方法外,近 10 年来在国内外也兴起了一种新的物理/躯体治疗方法:经颅磁刺激治疗技术。经颅磁刺激(transcranial magnetic stimulation,TMS)是一种利用脉冲磁场作用于中枢神经系统(主要是大脑),改变皮层神经细胞的膜电位,使之产生感应电流,影响脑内代谢和神经电活动,从而引起一系列生理生化反应的磁场刺激技术。TMS 按发生的脉冲模式分:单脉冲刺激(single TMS,sTMS)、双脉冲刺激(pair-pulse TMS,pTMS)、重复脉冲刺激(repetitive TMS,rTMS)、复合刺激(burst)等 4 种。脑科学研究工作者认为,21 世纪脑科学研究领域有四大技术:TMS、正电子发射体层摄影(positron emission tomography,PET)、功能磁共振(functionality magnetic resonance imaging,fMRI)和脑磁描记法(magnetoencephalography,MEG)。其中 TMS 因具有"无创、安全、检测、治疗"等优势特征,2010 年美国有线电视新闻网(Cable News Network,CNN)将 TMS 评为 21 世纪最有前景的十大医学技术之一。

合理选择治疗参数及加强临床观察,对确保 TMS 治疗的安全是非常重要的。每次治疗通常持续30 min,每周治疗 5 天,每个疗程 2~4 周。

近年来,TMS 在人的异常行为与心理、精神疾病的治疗中得到了广泛的应用:如抑郁症、失眠症、精神分裂、强迫症、创伤后应激障碍、躁狂症等;美国 FDA 于 2008 年 10 月 8 日正式批准并推广 rTMS 治疗抑郁症。

此外,TMS 对吸毒行为也有较好的治疗作用。TMS 对吸毒(可卡因)者的检查和治疗方面也获得了令人鼓舞的结果:吸毒者静息运动阈值增高,长距离皮质间易化增高;研究表明吸毒者谷氨酸能神经过度兴奋,TMS 可以提高运动诱发电位(motor-evoked potentials,MEP)阈值是对吸毒者抽搐发作和精神病的保护机制。2007 年,哈佛大学一项研究[One session of high frequency repetitive transcranial magnetic stimulation(rTMS)to the right prefrontal cortex transiently reduces cocaine craving],6 个患者参与试验,rTMS 10Hz 刺激双侧额叶背外侧,用视觉模拟量表(visual analogue scales)检测刺激前、结束、4 h后,发现刺激右侧额叶背外侧(DLPFC)对吸毒者有明显治疗效果,毒品渴望度减少 $19\%(13.4\%\sim24.6\%)$,$p=0.0029$。韩国政府估计,韩国全国4 860万人口中,约 200 万人有网瘾,其中 87 万为青少年。韩国首家网瘾戒除诊所已经使用 TMS 技术来治疗和戒除网瘾。

第九章　儿童学习困难的诊断与干预

阅读材料

儿童学习困难的诊断与干预

　　从小学时期开始,直到上大学之前,在儿童青少年之中与学习相关的最为常见的行为与精神障碍是注意缺陷多动障碍(ADHD),最受到政府重视的疾病是儿童孤独症(autism),但最能引起家长和学校以及学生本人关注的疾病则是学习困难。学习困难是一个横跨医学、心理学、教育学的综合性、复杂性疾病,将学习困难搞清楚,有助于理解儿童行为发育与精神障碍之间的联系与区别以及症状学的干预重点,故此章专题介绍儿童学习困难的诊断与干预。

　　学习困难(learning difficulty,LD)也有学者称为学习无能、学习能力缺陷、学习障碍(learning disability,LD)等,它是学龄期儿童最为常见的问题之一。从字面意义或英文表述上看,学习困难与学习障碍两者内涵是明显不同的。学习困难不管是内在原因还是外在原因,损害的程度上似乎较轻;而学习障碍则更多强调的是一种内在的能力缺陷,所造成的后果可能更为严重。据国外资料报告、学习困难占学龄期儿童的 5％～10％。国内在 20 世纪 80 年代曾有报道称杭州市、攀枝花市和长沙市小学生的发生率为 13％～17％。儿童学习困难以小学 2～3 年级为发病的高峰年龄,男多于女,男女之比约为(6～10)：1。

第一节　概　述

一、学习困难的概念和分类

　　一提到学习困难,家长和老师最常想到的问题是该儿童是否大脑有问题,或是智力落后,有时甚至连儿童本人也存有类似的疑惑。其实,发生学习困难的儿童,并不呆傻或愚笨,他们是聪明的,智力是正常的,只是由于某些在目前还没有被搞清的原因的影响,才在学习中出现了困难。从一般规律讲,智力落后肯定会发生学习困难;但有学习困难者,智力不一定落后。因为学习与多种因素有关,而非只受智力影响。这里所指的学习困难就是指没有躯体疾病及精神疾病、智力正常的儿童,在同等受教育的条件下,学习成绩与其智力水平所能达到的期望成绩相比,明显落后。它既可以表现为单科或多科成绩落后,也可以表现为在获取与运用听讲、说话、阅读、书写、推理或数学能力上有重大困难,是一个综合征。学习困难的表现形式有多种多样,但归纳起来主要有4种类型:即语言表达困难(听和说困难)、书写性语言学习困难(读和写困难)、算术学习困难及推理困难(思维和概括困难)。目前较多使用的是下述分型,即阅读障碍、拼写障碍、计算障碍及混合型学习技能障碍。在这些类型的学习困难中,国外对阅读困难研究得较多,而对其他类型的学习困难研究得相对较少。国内近20年来对在正常学校学习的、智力正常而学习有困难的儿童开展了研究,对学习困难的特征和类型、如何诊断、如何防治等,还未形成最终统一的认识,但研究工作仍非常活跃,已有不少很有见地的研究成果或文章发表。

二、病 因

学习困难的病因迄今没有完全明确,一般认为,造成儿童学习困难的原因有三大方面,即生物学因素(内因)、心理认知因素(学习心理过程因素)及环境因素(外因)。生物学因素主要包括遗传、神经结构及机能异常(脑的解剖、生理功能异常等,即器质性假设)、生理晚熟、中枢神经系统递质改变、微量元素影响等。心理认知因素与环境因素所涉及的方面较为复杂,下面简单加以介绍。

(一)生物学因素

(1)器质性假设。主张器质性原因的学者,通常是从学习困难中脑功能轻微失调(minimal brain dysfunction,MBD,也有人称为 ADHD)的角度来讨论的。有学者研究发现,学习困难儿童大脑两半球结构及机能偏侧化方面存在异常。神经生理学认为学习困难是大脑成熟迟滞造成的,新近的研究提出了神经损伤、神经鞘膜化过程障碍的学说。虽然大家对多动症和学习困难,谁是因谁是果的问题争论不休,但普遍认为,任何原因造成的大脑功能失调和/或大脑损伤及成熟过程延迟是儿童学习困难的常见原因。

(2)遗传—素质假设。有人对同卵双生儿进行研究发现,同时发生学习困难者占17%。还有人对寄养出去的同胞与同父异母,或同母异父所生的"半同胞"比较发现,寄养出去的同胞患 MBD 的占50%,半同胞占14%,这两者的患病率均比一般人群高。另外有学者发现,阅读困难可以遗传好几代,学习困难儿童的父亲、叔父,或其他亲戚,常见有这种问题。1987 年,理查森(Richardson)研究发现学习困难的发生率在上述人群中高达45%以上。单卵双生子比以异卵双生子学习困难的发病率更高。也有人对人类第15对、第6对染色体进行研究,尝试确定学习困难的基因位点,故而主张学习困难是遗传造成的。

(3)生物化学假说。主张这一假说的学者,认为儿童中枢神经系统内单胺类中枢递质如 5-HT、DA、NE 等改变,导致了学习困难及多动注意障碍的发生,因为这些递质是神经细胞间信息传递的媒介。

(4)生理上的晚成熟。凯特(Kate)认为,在入学的儿童中,有一些儿童的入学生理条件尚未完全成熟,适应能力差,容易产生学习障碍,继而导致一些情感问题的产生,形成恶性循环。

(5)微量元素。国外学者认为儿童早期受重金属铅污染,入学后其学习成绩与智力水平明显受到损害。近年来同时也提出了汞污染、工业现代化带来的空气污染等,也是学习困难的原因之一,但研究结果常有矛盾结论。

(二)心理认知因素

(1)智力。学习困难儿童尽管其智力一般是正常的,但构成智力的因素有缺陷。这种构成因素中的缺陷一般表现在间接的抽象概括思维能力、类比推理能力上。因此,智力结构不平衡是造成儿童学习障碍的一个重要因素。

(2)学习适应性差。学习适应本质上是一种生活适应,需要个体良好的人格因素来维系,与心理健康水平紧密相关。学习困难学生在心理功能(如质量守恒判断、延迟满足需求等)成熟度以及学习的适应性上较差。

(3)学习动机水平较低。对学习无兴趣、无动力,对自我信心不足,影响其学习技能的发展和潜能的发挥。

(4)学习方法与认知策略。方法与策略简单、机械,缺乏丰富想象,偏科偏学较普遍。

(5)感觉综合失调。只有不到 30％的学习困难是由感觉综合失调所造成的。台湾学者郑倍熊报道,正常儿童的感觉综合失调率为 15.9％,学习困难儿童为 28.0％。

(6)情绪与行为问题。国内学者研究发现,学习困难的主要原因是多种精神卫生问题(占 87.8％)。国外研究发现,学习困难儿童有比较多的情绪和行为问题,以多动和注意力不集中最常见。斯迪文曼(Strawderman)报道 3.585％的儿童有抑郁。学习困难儿童抑郁、焦虑问题的发生率约占此类儿童的 2/3,是造成儿童发生学习困难的主要原因之一。

(7)矛盾和紧张等心理因素。儿童心理上的矛盾、紧张是造成阅读迟滞的重要原因。例如,有的父母及学校,对儿童的要求互相矛盾;有的儿童害怕失败,以及对完成学业的强迫性愿望,常常使儿童对待学习产生情绪焦虑、紧张、阻滞、不感兴趣。儿童对自己、伙伴、兄弟姐妹或父母的矛盾心情,可造成对学习的逃避。新近研究发现各种心理因素破坏了儿童主动学习的企图或动机选择,影响了选择性注意、记忆及认识活动,这些均会造成学习困难。

(三)环境因素

(1)家庭与教养因素。早期剥夺会导致儿童心理发育障碍和学习困难。早期缺乏受教育机会,家庭环境不良,父母曾是学习困难者,儿童发生学习困难的可能性很大。家长对学习的态度往往影响孩子学习动机与兴趣的形成。研究发现,许多学习困难的儿童,都具有不良的家庭环境(如父母常吵架,家庭气氛紧张,家庭对儿童的学习不重视、不关心等);父母与教师教育方法不当(如苛求、粗暴、溺爱、惩罚、训斥等),儿童在学校因学习成绩差受到歧视等因素。虽然多数学者认为环境因素并非学习困难的导因,但却是一个重要的影响因素。有些医生强调精神因素,认为父母尤其是母亲在怀胎时受到精神刺激,或者儿童本身受到刺激,即可出现多动症,造成学习困难及行为异常。但这种说法,只是推测,尚无大量循证研究事实证明。

(2)学校因素。校风、班风不正,学校教学观念偏离(如以升学率为指挥棒),教学方法失当,教学水平不高,教师素质低等极易造成学生学习困难。其中最为常见的是老师对学生的不良或不恰当期待,具体表现在:老师从内心不接受、不喜欢学习困难的学生,认为他们不想学好,也不会学好;潜意识中还歧视、厌恶他们,因而在学习中不给或少给他们机会发言;对他们不重视,甚至忽视他们的存在;对他们出现的良好行为很少表扬、欣赏;在同一差错发生之时,有意无意地"歧视"学习困难学生；对待学习困难儿童往往是伤害他们的自尊，造成学习困难学生与老师的感情疏远，加重了他们学习困难的严重程度。

（3）社会文化因素。脑体倒挂，分配失衡，拜金热、重商热、追星、崇拜热，片面追求物质享受，知识无用论遗毒，不良影视文化所渲染的暴力、色情、极端个人主义与利己主义等渗透，以及不顾社会道德的传媒渲染及影响等，常使对社会一知半解的儿童受到诱惑而不专心学习，继而发生学习困难。

第二节　临床表现及与多动症的关系

学习困难是一组以学习成绩明显落后为突出表现的综合征，其最主要、最突出的特点是学习成绩不好，特别是阅读困难。儿童的学习成绩受多种因素的影响，如学习态度、智力水平、学习方法、教育方法等。学习困难儿童智力水平大多正常或接近正常，教育环境也良好，本应能跟上正常的教学进度，但他们由于注意、认知、行为等方面的原因，却无法适应正常学习活动的要求，致使学习成绩低下，形成潜在学习能力与实际结果的差距。除此之外，还有相当多的儿童同时伴有品行问题，如冲动-多动等。

学习必须有精确的知觉辨别能力，学习困难儿童一般视力检查正常，但有特殊的视功能障碍，常常不能在某些背景上识别字或图形，不能鉴别一个字是否反转或倒转，经常把 41 写成 14，把 b 当成 d，或把 p 当成 q，分不清"上""下"的区别，不知道 6 与 9 有什么不同。有时单独给他们呈现某一个字或图形时，能够认识，而在较复杂的环境中，则无法识别。有的对类似的字难以区别，不能正确区别笔画的长短、多少，如不会区别"于"与"干"、"斤"与"斥"、"天"与"夭"等。有的对书写的词的位置顺序的理解困难，如不能区别"我的书"与"他的书"、"我打他"与"他打我"。有的儿童空间定向能力低下，分不清左右、上下、高低、里外，在离开家门稍远的地方，就迷失方向，找不到回家的路。有的儿童时间概念模糊，不知道今天是几月几日或星期几，也不知道现在是什么季节；常把早饭说成午饭，把今天、昨天和明天混淆起来；常用"早"指晚上发生的事。有些儿童还会出现嘴上说"小"，实际上是指大的物体；对于熟悉或常用的东西，往往讲不出它们的名称或颜色。

学习困难儿童，听力检查是正常的，但听觉辨别能力很差，如不能区别兵与拼，不能区别近似的声母和韵母；对于五六个词以上的句子不能重复，常常讲出一些无意义的让人无法理解的"词";他们难以用语言把自己是怎么想的、自己对问题的认识和想法准确地说出来,很难维持与同伴、同学的交谈,所以社会交往能力很差。有的儿童是言语混乱,说话时常说出一些半句话;大声朗读时,经常不是加词就是漏词,或是把字词前后顺序颠倒。如果让他们自己不出声地去默读一道文字题,他们就很难理解题意,不知题中讲了些什么,让自己干什么等。

学习困难儿童,也有书写困难,他们难以把想象到的东西画出来,或把看到的词,转化为手的运动写下来,即难以抄写黑板上的习题。有的儿童表现为写字与绘画能力差,共济运动笨拙,精细动作不良。三四年级的学生,不知道人的一只手上有几个手指头,不知道人还有耳朵、鼻子、头发等。大多数的学习困难儿童到了 9 岁或 10 岁还不会扣扣子、系不好鞋带、不会用剪刀等。他们大多数是行动和手脚不灵活,动作笨拙,总需要人们的帮助和注意。他们一天到晚总是丢三落四,不是丢了铅笔就是丢了作业本,书包里整天都乱糟糟的,需要大人随时帮助整理。由于学习成绩不好,加上动作笨拙,丢这忘那,所以常常被小伙伴们或同学们捉弄和嘲笑,成为一些恶作剧的受害者。

学习困难儿童有时能做"加"和"乘",就是不会做"减"和"除"。他们大都能心算而且心算能力也不差,但却不能笔算。由于这种儿童往往有空间定向困难(如不能辨别上下、左右)和对所学的算术运算法则没有掌握好,因此在算术运算中产生各种错误。例如,有的儿童多位数加法不是从右边开始加了进位,而是从左边开始加,把中间的进位放到了右边;有的儿童进退位运算法则掌握得不好,出现数位上的错误;有的则把乘法当成加法算;等等。在高年级算术学习困难儿童中,进行分数运算时,常出现分子分母同加减的错误。诸如此类的错误运算方式和方法在许多算术学习困难儿童中都存在。

学习困难儿童还难以应付变化了的事务,也就是说不能以新的方式适应或从事新的事物。例如,不吃碎了的点心,因为他认为点心总是圆的,碎了的就不是点心;在学校外边就不能认出自己的老师;认为从厦门大学到火车站去,只能坐 1 路公共汽车,换了别的车他就无法接受;要某一个东西时,总是固执地非要他要的那个不可,不管周围情况有何变化也不能更改。

学习困难儿童除了上述的特点外,还有行为及情绪等方面的异常,主要表现在以下几个方面:

(1)活动过度。主要表现为动作过多,在需要自我控制的场合,不能克制自己的行动,活动过度。许多学习困难儿童从小就活动量大,甚至在胎儿期母亲就反映这类儿童的胎动特别频繁和剧烈。

在幼儿期和学龄前期,他们就特别活跃,难得有安静的时候,好哭闹,不易养成有规律的饮食、睡眠与排便习惯。上学后在课堂上不能安宁下来,东摸西看或大声讲话,或从座位上站起来。有的慑于老师的威严,不敢放肆活动,就悄悄地做小动作,切橡皮、咬指甲、削铅笔、刻桌子,或是偷偷用纸团骚扰邻桌的同学,甚至揪女同学的辫子等,常常被老师批评、罚站、惩处或调换座位、单独安排座位等,仍不能使其活动减少。

(2)学习注意力涣散、易分心。注意的范围广、阈值低,注意力难以集中和持久是这类儿童的又一显著特点。学习困难儿童在课堂上不能集中精力专心听讲,思想常常开小差。窗外的一声鸟叫或风声等细小的变化,都会引起他的注意和反应。他的注意力不断变化、搜寻,就是不能集中听讲。做作业时不到10 min就想活动,别人的一声咳嗽或同学铅笔掉落到地上的声音都能吸引他转移注意力,往往是边做作业边玩耍。由于注意力不集中,做题常常错误百出,家长常常抱怨这类孩子坐了几小时,可作业题没做几道,需要家长采取强制措施和给予耐心帮助才会完成作业。

(3)情绪不稳,冲动性强。不少学习困难儿童或多或少地表现出一些情绪和意志方面的问题,其主要特点是情绪不稳定,好冲动行事,自我控制能力差。他们的情绪易受到外界环境的影响,对感兴趣的活动过度兴奋、激动,玩得高兴时,大笑大叫,得意忘形;遇到些小事便会过度激动,大发脾气。他们往往感情用事,想干什么就干什么,做事凭心血来潮,一时冲动,往往不顾及后果。他们要什么就必须立刻满足,显得很任性,延迟满足对他们来说是非常困难的。他们会做出一些不可预测的行为,上课时无故喊叫,考试时做几道题就抢先交卷,玩游戏时急不可待,不愿按顺序轮转排队,有的甚至会突然做出一些危险举动。这种喜怒无常、易冲动和激惹的情绪,容易与同学或周围的小伙伴发生冲突,为一点小事发生争吵或打架,使小伙伴们害怕、讨厌,不愿和他们一起玩。这种适应环境的困难反过来又加重了他们的恶劣情绪,情绪与行为之间形成了恶性循环。

(4)品行问题。有些学习困难儿童的学习成绩低下是由行为问题引起的。这类儿童自制能力较差,容易染上不良习惯,出现种种不良行为,如逃学、说谎、打架、偷父母的钱,甚至行窃。由于与人交往经常发生冲突和受到挫折,他们形成了孤僻、敏感、多疑和暴躁的性格。这些性格弱点使他们与别人格格不入,与父母也难以建立恰当的感情关系,有强烈的逆反心理。经老师、家长的批评教育,他们对自己的不良行为也能承认错误,表示愿意改正,但事后不久,又会犯同样的错误。

国内近 10 年来的研究显示,学习困难儿童除了学习技能、学习成绩上的缺陷外,各种精神卫生问题也十分突出,如注意缺陷、多动性障碍、抽动障碍、焦虑障碍、抑郁障碍、强迫障碍等,以及人格特征如麻烦型气质、不稳定型个性、自我贬低与否定的价值取向、摇曳不定的动机系统等,常常与学习困难互为因果而形成恶性循环。笔者在临床工作中对这些问题深有体会。

应该指出的是,上面这些特征是学习困难儿童共有的、可能出现的特征,但具体到某一个学生身上不一定都会出现。学习困难儿童的共同特征是学习成绩很差,而且这些儿童也必定具有上述特征的某几项,正是这些心理行为障碍干扰影响了其学习成绩。此外,上述学习困难儿童的特征,有许多方面与儿童多动症的表现相重叠,但多动症并不代表着学习困难,应对两者进行鉴别诊断。

第三节　诊　断

一、儿童学习成绩的判断标准

(一)教学大纲标准

根据教学大纲的内容和要求判断学生知识和技能的掌握情况以及学习成绩是否达到学生所处的那一学年规定应达到的水平和要求。在我国,教学大纲是国家育部统一制定的,而评价学生知识技能的掌握情况及学习成绩,是由学生的任课老师及其所在的学校进行的,国家没有统一的考试形式。一般认为,学生任课老师在平时、期中、期末对学生所进行的考试形式,就是以这种标准为基础的。

(二)年级平均成绩标准

年级平均成绩标准是指把学生的学习成绩与同班级的同学、同一地区的同年级同学乃至全国的同一学年同学的平均成绩进行比较,来判断一个学生的成绩比这个平均成绩高还是低,相差多少。到目前为止,我国还未建立一个经过标准化的统一的年级成绩测验,但各省、各地区根据本省、本地区的情况都在一定的时间内定期地进行各年级统一考试,形成了本地区的年级成绩测验,这种区域性的标准化考试(如中考成绩),是可以作为判断标准的。在这种标准学习成绩考试中,该学生的成绩在该地区平均成绩的 20% 以下时,即可认为是学习成绩很差,发生了学习困难。

(三)智力标准

智力标准是指从儿童本身的能力(智力)角度出发,把学生的学习成绩及知识技能的掌握情况与其智力水平应该达到的水平进行比较,判断学生是否发生了学习困难。一般来讲,智力正常的儿童,学习不应该出现很多问题;智力水平优良的儿童,应该取得与其智力水平相适应的优良成绩。当儿童实际的学习成绩与智力水平所能达到的成绩相差很多时,即为学习困难。表 9-1 所示的情况中,A、B、C 这 3 种情况即是学习困难,而 D 的情况是与智力水平相适应的,即由于低智力引起的,不属于此章讨论的范畴。

表 9-1 儿童智力水平与学习成绩的关系

		智力水平		
		优	良	差
学习成绩	上			
	中	A		
	下	B	C	D

二、诊断的原则

诊断儿童学习困难必须遵循一定的原则,在这些原则的基础上,通过以下的方法和途径诊断学习困难。

(1)学习困难儿童的智力是正常的或接近正常的。因此,在进行诊断前应首先进行学龄儿童的智力检查(如中国修订本 WISC 智力检查),以排除智力低下引起的学习困难。

(2)必须经过全面仔细的临床医疗检查,排除影响儿童学习的躯体疾病。

(3)必须经过儿童精神疾病的检查,排除其他精神疾患如儿童精神分裂症、抑郁症等所致的学习困难。

(4)学习困难儿童与其他儿童一样,应该具有同等的学习机会,不是处于被剥夺了学习权利的儿童,如在学龄期根本无机会上学念书或在上学途中因其他原因辍学。

(5)学习困难应该是长期的,一两次的考试成绩或偶尔的考试成绩下降不应视为学习困难。在这方面,学生的任课老师的认定具有重要价值。一般要求学习困难应该持续至少一年以上甚至更长时间。

(6)学习困难的诊断,必须有多学科的人员参加,包括儿童平时的任课老师以及其他相近专业的人员,如儿童心理工作者、儿童精神病学家、教育工作者、儿科医生、学生管理者等,单个学科的检查结果不能作为学习困难诊断的唯一依据。

三、诊断步骤与方法要求

由于学习困难的原因目前尚未完全清楚,这类儿童也有许多与正常儿童相类似的地方,其表现有许多方面又与多动症儿童相重叠,故给诊断造成了相当的困难。尽管如此,教育及医学界的研究者们仍然摸索出了一些诊断及评定的方法。通常由家长或老师发现可疑儿童,然后请医生、教育专家或心理工作者予以鉴别,并提供教育治疗的建议。诊断步骤如下所述。

(一)详细询问了解现病史及既往病史

详细询问了解现病史及既往病史这种方法,仍然是目前确定学习困难的主要手段之一。老师和家长报告以往的行为表现,尤其是初次发生学习困难、成绩很差时的表现,该生是如何发展到目前这种程度的等,要注意询问明白儿童首先发生的是动作过多、注意障碍?还是学习上不去、成绩很差?这对鉴别这个孩子到底是多动症还是学习困难是很重要的。多动症长期发展下去都会程度不等地影响到学习,只有靠病史资料才能鉴别。在搜集病史的过程中,老师主要介绍在学校中的情况,家长介绍在家中的情况。

(二)临床医疗检查和精神疾病检查

临床医疗检查和精神疾病检查的目的是排除由于躯体疾病或精神疾病所造成的学习困难。

(三)智力检查及学习成绩评定

在对学习困难儿童的诊断过程中,智力测验主要有两个用途:①判断学习困难儿童的智能水平,排除单纯因智力发育落后造成的学习困难;②从智力测验的不同分测验的得分上,可初步判断儿童在哪些方面能力偏低,造成学习困难,然后再选用有关的专门性测验加以评定,以确定其困难所在。目前常用的工具是最新版的 WISC 中国修订版,这一量表包括 11 个分测验:常识、理解(领悟)、算术、类同(相似性)、背数、词汇、译码(数字—符号)、填图、积木(积木图案)、图片排列、拼图(拼物),用于测验儿童的言语能力和操作能力。当言语智商与操作智商得分相差 20 分及以上时,提示儿童智力发展与智力结构不平衡,有可能出现学习困难。

学习成绩考查也用于了解儿童在不同学科上的能力差异,在这一方面最能说明问题的是学习成绩测验。国外现在已经有多种可适用于不同年龄、性别儿童的学习成绩测验方法,如广泛成就测验(wide range achievement test,WRAT)、皮博迪个人成就测验(Peabody individual achievement,PIAT)、格雷(Gray)口语阅读测验等,不下数 10 种,可从不同侧面测验儿童的学习能力。儿童的学习能力是以各种神经心理过程为基础的,常常表现于读、写、算各科的学习成绩。但读、写、算的能力不能与神经心理过程画等号,也就是说不能简单地认为读、写、算等哪一方面的成绩不好就等于是哪一种神经功能有了障碍。由于读、写、算等是十分复杂的过程,需要多种神经心理过程参加才能完成,而临床医生则希望了解究竟是哪一种或几种神经功能过程发生了问题,才能有利于治疗。通过学习成绩测验,医生希望能够了解以下 4 方面的神经心理功能:

(1)语言能力和阅读能力。阅读能最好地反映这方面的功能。可让儿童大声诵读一段文章,可分别采用检查者读一句,儿童跟着读一句,及让儿童自己看着书本念的方法;还可采用交谈、提问的方法让儿童概括复述内容等进行检查,如果发现有阅读困难的儿童应做失语症检查。

(2)视觉—空间能力。在学习成绩测验方面,计算能最好地反映这方面的能力,而写字、认字及阅读与这方面的能力有一定的关系。我国的文字是属于象形文字,因此,正确书写与视觉-空间能力的关系,较英语类的拼音文字更为明显。在临床上应用 VMI,发现 VMI 与学业成绩有很高的相关性,同时对学生未来的智力与学习成绩的预测也具有较高价值。

(3)分析问题的能力。数学计算与阅读能较好地反映这方面的能力,认字与写字也与这方面的功能有一定的关系。解数学应用题是较好的方法之一。

(4)运动的计划与执行。写字能最好地反映这方面的能力。

国内目前暂没有已经标准化了的统一的学习成绩测验可供使用,但可以通过对患者读、写、算能力的初步了解,以发现在上述四大神经心理过程中,究竟是哪一项或几项有异常,以利于有针对性地开展治疗或干预。如果某一个儿童上述 4 项神经心理功能均低下,则不一定是学习困难,而可能是智力落后或其他问题。只有当上述 4 项神经心理过程中有一项或两项明显低于其他项目时,才能考虑是学习困难。

究竟如何判断一个学生的智力水平所能达到的成绩与实际学习成绩间的差距呢?这里介绍两种美国密歇根州使用的方法。

(1)百分率方法:即一个儿童在学习的某一方面或某几方面的成绩较应有的水平落后相差 40% 或以上时,即可认为是学习困难。

(2)年级水平比较法:根据智力检查结果及儿童受正规教育的年数,计算出其目前应该所处的年级水平(期望值),然后与其目前实际的年级水平做比较,确定两者的差距。如果一个儿童在学校学习了 5 年,他的智力检查 WISC-CR 的 IQ 值为 106,那么他目前应该是 $(5 \times 106 \times 1.0)/100 = 5.3$ 年级水平,也就是说应该是 5 年级学生了,而实际上他现在是 3 年级,这就意味着他落后了两年左右。实际年级水平与应该处于的年级水平之间相差多少才有意义呢? 美国学者提出了下列标准:

一年级	落后 0.5 学年
二年级	落后 1 学年
三年级	落后 1.5 学年
四年级以上	落后 2 学年

需要指出的是,上述两种方法及标准是美国的,由于社会文化、经济背景以及教育要求与标准的不同,因此我们不能直接拿来应用。目前在我国还没有统一的标准和方法,它们可暂用来作为参考。

(四)行为评定表的应用

使用行为评定表的目的是为了鉴别多动症儿童与其他行为、情感障碍的儿童;这类儿童绝大多数有学习问题,而学习困难儿童大多数有行为问题,因此这类评定表有相当高的甄别价值。这些行为评定表由医生发给了解儿童生活、学习的人来填写,下面介绍两种量表。

(1)康耐尔儿童行为评定量表(PRS),该量表是为老师和家长识别多动症儿童设计的,分为家长问卷 28 个问题,老师问卷 48 个问题。通过这两份问卷可以了解儿童的品行问题、学习问题、心身问题、冲动—多动、焦虑、多动指数 6 个方面的问题。在日常应用中，还有一种简明的 PRS，共 10 个问题，用于多动症儿童的初诊筛查以及观察治疗前后儿童主要症状的变化，比较敏感，且简单易行，临床应用广泛。需要强调的是，如果老师和家长对同一儿童的量表评分出现明显的差异时，应以老师的评定为准。

（2）阿成贝切儿童行为量表（CBCL），该量表是一种大型的综合式的量表，表中内容远较 PRS 内容复杂详细，故能说明的问题较多。与 PRS 一样，该量表也分为老师及父母用两种，内容大致相似。本量表包括两大部分，第一部分为七大项目，所包含的内容为有关儿童的社会、学校、体育竞技活动及家庭中与其他成员的关系等问题。经过统计分析后归纳为 3 个主要的分量表，即活动情况、社会行为及学校行为。第二部分包括 113 个项目，每个项目均为 3 级记分，即"0"代表全无此种情况，"1"代表有一点，"2"代表非常明显。经过分析处理，此量表可评定以下 9 方面的内容，即精神分裂症、抑郁症、社交不良、强迫症、躯体问题、社会退缩、多动、攻击及违法行为，并将这些问题又分别再隶属于内向及外向两大项目之下。此量表已有经过可信性（可靠性、信度）和有效性（效度）测定的不同年龄、性别的正常值，可适用于 4～16 岁的儿童；还可以根据所获得数据画出剖面图（就像 WISC 中国修订本智力测验的剖面图作法一样），使儿童的行为问题一目了然。国内已于 20 世纪 80 年代完成了此量表的国内标准化与修订工作，由于此量表的内容较多，使用方法也较复杂，这里不再进行详细介绍。

（五）教育诊断的专门性测验

学习困难儿童在内在能力方面的情况是千差万别的，为了确定儿童的学习困难所在，必须使用专门性测验。这些供教育诊断用的专门性测验是由专业人员进行的，比较复杂，这里只简单地加以介绍。

（1）班达视觉动作完形测验（Bender visual motor gestalt test）：它可以反映儿童心理功能的成熟程度，是一种非文字测验，适用于 4 岁以上的儿童。

（2）本顿视觉保持测验（Benton visual retention test，BVRT）：将测验图案放在儿童面前 10 s 即拿走，让他们通过回忆将图案复制在一张与图案纸大小相同的纸上。

（3）弗罗斯蒂视觉发展测验（Frostig developmental test of visual pemeption）：该测验适用于 3～8 岁的儿童，也适用于具有视知觉困难的较大儿童。

（4）动作能力测验：该测验系台湾师范大学教育研究所编制，用于评量每个儿童的精细动作能力。

（5）注意广度测验：利用瞬时显示器来测定儿童的注意广度。

（6）记忆广度测验：可选用 WISC 中国修订本智力测验中的数字广度分测验，即让受试儿童顺序复述一串数字以及倒背一串数字。

（7）左右意识测验：测定被试儿童对左右关系的了解和辨别能力，特别是对躯体左右部位的认定能力，可应用让·皮亚杰修订赫德（Hurt）的左右意识测验。

（8）左右偏用测验：测定被试儿童使用双手和双眼时有无优势现象，可用哈里斯大脑优势测验。

（9）伊利诺心理语言能力测验（IIlinois test of psycbolinguistic abilities）：对于学习困难儿童来说，这是一个较完整的教育诊断测验。它几乎包括了儿童学习过程所涉及的所有心理能力内容，通过测验可发现妨碍儿童有效学习的因素所在，适于年龄为 2～10 岁儿童以及在学习能力上有问题的 10 岁以上的儿童。该测验包括 10 个分测验和两个补充测验，即听觉接受、视觉接受、听觉口语联合、视觉动作协调、口语表达、手势动作表达、语法完形、视觉完形、听觉序列记忆、视觉系列记忆 10 个分测验。补充测验用于评量听觉完形与发育联结，当被试儿童存在拼音与阅读问题时才使用，此套测验的备份测验可单独使用。其原始得分可换算为心理语言年龄和量表分数，从而可得出被试儿童能力的差异。

（六）软性神经体征检查

学习困难儿童身上还可表现出许多软性神经系统体征，多动症儿童也程度不同地有所表现。所谓软性神经系统体征系指那些没有定性或定位诊断价值的，有可能随年龄的增长而自行消失的异常体征，也可见于正常儿童。"软性"是与瘫痪、麻木等有器质性病变的"硬性"体征相区别的一种称谓，简称软神经征。软性神经体征检查主要有：

（1）指鼻试验。让儿童用食指点自己的鼻尖，5 岁以下可睁眼进行，5 岁以上必须闭眼，速度不要求很快，每侧手各试 5 次。这是传统的协调动作测验，学习困难儿童及多动症儿童往往不能很好完成，失误表现多，动作笨拙。

（2）两臂伸展试验。让儿童闭眼而坐，将两臂向前伸直，这时如出现舞蹈病样动作，手指和手抬高，并伴有坐不住、脸扭歪、嘴向外鼓和两手举过头顶，则是多动症与学习困难儿童的典型表现。

（3）翻手试验。这是测验儿童的交替运动能力情况的一种方法。让小儿坐在桌前，将两手平放在桌面上，当翻过来手掌向下时，拇指沿着桌边下垂，两手食指靠拢；当翻过来手掌向上时，两手小手指靠拢。要求小儿反复做这样的翻手动作，学习困难儿童及多动症儿童表现动作笨拙，肘部摆动幅度大，甚至乱翻一气。

（4）脚尖走路。用脚尖走 20 步再返回，观察手臂有无外展等联合动作，严重者在用脚尖走路时口唇、舌头也在协动。

（5）脚跟走路。用脚跟走 20 步再返回，观察有无肘部屈曲、手臂伸展等联合动作。

（6）对指试验。让儿童一手握拳，另一手用拇指依次接触其他手指，这时观察其对指手是否笨拙，握拳手是否发生"镜样"联带动作，即也像对侧手那样用拇指依次接触其他手指。正常儿童很少有这种动作，而多数学习困难儿童及多动症儿童会出现这种"镜样"动作。

（7）实体觉试验。让儿童将两手放在背后，把一些简单的东西放在他手里，如铅笔、钥匙、硬币等，让他们凭触觉说出这些是什么东西，有不少学习困难儿童及多动症儿童辨认不出来。

四、鉴别诊断

儿童学习困难必须与精神发育迟滞、儿童多动症等病进行鉴别诊断，此处主要介绍与儿童多动症的鉴别诊断。

多动症或称注意缺陷多动障碍（ADHD），与学习困难一样，也是儿童时期的一个常见问题，其发生率为 1.5%～10%，男多于女，多在 3 岁左右起病，以注意障碍、活动过多以及冲动行为为主要特点，有部分儿童同时伴有学习困难（15%～38%伴有阅读障碍，33%伴有数学障碍）。多动症与学习困难是学龄儿童的两个常见问题，多动症不等于学习困难，有学习困难不一定就有多动症。学习困难儿童中 50%～60%具有多动症表现。多动症的患者，由于注意力不能集中，在上课时不认真听讲，小动作过多，老师讲的内容没听进去多少，听进去的也没有完全掌握，这样在做作业时就不会做，或者按错误的方法去做，久而久之，学习方面积累的问题就会越来越多，考试时成绩比正常儿童差很多。由于学习成绩下降，加上多动、注意障碍等问题，多动症的儿童很容易受到周围同学的冷嘲热讽，加上他们自身有某些偏异的行为（如上所述），与同学的交往困难,学习上的困难得不到同伴与老师及时的帮助,他们就越发着急,越急小动作就越多,小动作越多就越不能自制,上课就越不能集中注意力听讲,越不注意听讲,作业就越不会做,成绩就越直线下降,形成恶性循环。此时,他们会产生自卑感与情绪抑郁,加上学习成绩差往往容易受到老师和家长的批评,这些批评又会挫伤其自尊心,更降低了他们想做好学生的动机;交际和学习的双重挫折又会加深他们的错误的认识,影响学习动机,从而影响成绩和行为,出现自暴自弃的各种破坏、捣乱行为;这种做法,又反过来再激起父母和老师的批评和讨厌,形成了恶性循环。这也就是为什么常常看到有些多动症儿童开始学习还不错,慢慢就越来越差,最后完全是多动症表现的原因。学习困难儿童主要是由于注意、认知、行为等方面的障碍,无法适应正常活动的要求,致使学习成绩低下,他们并非都有多动症,而有多动症的儿童并不一定发生学习困难。如笔者曾接诊了一位多动症患者,用 WISC 中国修订本检查IQ 值为 120,学习成绩平均在 85 分以上,KMDAT 的成绩比同班级同年龄的正常对照学生的成绩还好。像这样的儿童,就不能说他是学习困难儿童,只能说患有多动症。笔者的体会是,多动症在学习上可能有两种类型,一种类型是多动症伴有学习困难,另一种类型是单纯的多动症不伴学习困难。从这一点出发,可以认为学习困难是多动症的伴发症状或是多动症的结果。因此,为了预防儿童学习困难的发生,首先要治疗多动症,对于已发生学习困难的儿童,治疗多动症则能间接地提高其学习成绩。

鉴于多动症与学习困难有密切的关系,为避免把多动症与学习困难相混淆延误患病儿童的治疗,这里简要地介绍一种简单的儿童多动症的初诊筛查方法。

儿童活动过多不一定就患有多动症,多动症的诊断必须达到一定的标准,下面这个简明量表中的 10 个问题,是供家长和老师判断一个儿童是否有多动症的一种检测方法(见表 9-2)。

表 9-2 康耐尔儿童行为评定

姓名: 性别: 年龄:
学校: 住址:

项目名称	程度			
	没有 0	稍有 1	较多 2	很多 3
1. 活动过多,一刻不停				
2. 易激惹,好冲动				

续表

项目名称	程度			
	没有 0	稍有 1	较多 2	很多 3
3. 打扰其他同学				
4. 做事有头无尾,注意力短暂				
5. 经常地坐立不安				
6. 注意力不集中,易分心				
7. 要求必须立刻满足,易受挫折而灰心丧气				
8. 常常容易哭				
9. 情绪变化迅速剧烈				
10. 发脾气,暴躁,或出现不可预料的行为				

上述表中程度一栏,没有时为 0 分,稍有一点为 1 分,较多为 2 分,很多为 3 分。填表时只需在对应程度栏的位置上打"√"即可,如第一个项目:活动过多一刻不停,如果某个儿童这个问题较多,就在"较多 2"栏下面打"√"即可。其他各项的打分方法与此相同,最后将儿童 10 个项目的得分相加即为总得分,如果总分在 15 分以上,即可初步筛查这个儿童可能有多动症。与父母填的表相比,老师填的表意义更大。

第四节 治疗和预防

学习困难儿童的治疗应采用综合治疗的方法,应将支持性心理治疗、特殊教育、行为矫正、药物治疗等方面结合起来,不能过分强调或依赖某一种治疗。

对于学习困难儿童而言,关键是要纠正其不正确的认识和观念,增强自信心,要让他们明白,他们同样可以成为国家和人民的有用之材。与此同时,家长和老师对于学习困难必须予以理解、支持和帮助。

一、支持性心理治疗

学习困难儿童也能成为国家和人民的有用之材,必须端正对学习困难儿童的认识。

(1)学习困难儿童脑子并不笨,他们的智力是正常的,家长和老师决不能当着儿童的面尤其是不能当着儿童同学的面说有学习困难的儿童是"笨孩子""没有出息"等。这些言论会大大伤害儿童的自尊心,同时破坏儿童与说话者间的感情交流,儿童就会产生抵触、反抗情绪,越发感到自己无望,对学习丧失信心。

(2)学习困难儿童的某些冲动行为或情绪异常等,并不是这些儿童不想学好,而是他们的自制力较差,需要大人的理解和帮助。他们心里也想改正自己的行为,但坚持不了多久,又不由自主地重犯老毛病,这种情况也可能与他们的脑功能成熟程度有关。笔者从 2004 年起,对 500 多位学习困难和 ADHD 儿童的视觉诱发电位进行检查发现,他们的诱发电位 P300 和 N100、N200 几乎均有不同程度的异常,这种异常常常会影响他们的有意注意力以及认知功能,从而干扰学习过程。基于此,家长和老师要有耐心,对儿童出现的好的表现要及时表扬,使其对自己树立信心,一点一点地改正,千万不要操之过急。儿童都有非常强烈的荣誉感,自己的表现能够得到大人的表扬与同学的认可,是他们感到最快乐的事。学龄儿童在这一点上尤为明显。老师和家长要善于利用儿童的这种荣誉感,而不要轻易地去伤害他们,这对纠正儿童的不良行为表现是至关重要的。

(3)学习困难儿童成绩不好是可以改变的,只要方法得当,收效是很明显的。此外,学习困难儿童虽然学习成绩不好,但他们在机械、建筑、艺术、体育、无线电等方面仍可能发挥特殊才能,有的还可能成为发明家或/和科学家(如发明家爱迪生早期就是一个学习困难者)。退一步讲,即便是学习困难儿童在学习上不能遂父母愿望,他们在一些特殊领域仍能成为有用之材。

(4)学习困难儿童的学习成绩差以及行为、情绪异常不是一天两天就能改变的,因此,在帮助儿童提高学习成绩及矫治不良行为方面要有耐心、爱心。"爱是恒久忍耐,又有恩赐。"只要坚持努力,目标终能实现。

(5)学习困难儿童的问题应尽早解决,不应让其拖延至成年期,否则,他们的生活质量(表现在社交、学业、职业、情绪和行为、自我意识和主观满意度、社会经济地位等方面)将低于正常同龄人群。除了要接受正确的观念和理念之外,学习困难儿童还必须得到家长和老师的正确对待和帮助。

学习困难儿童需要正常儿童需要的一切东西,需要有父母的爱,需要得到人们的注意和关怀。父母不能因为孩子学习成绩不好、行动不讨人喜欢而厌恶他,相反要更多地关心他、同情他、了解他、耐心帮助他。如果父母能及早发现,及时给予特殊的帮助和教育,情况是可以大大改善的。下述两种对待学习困难儿童的态度和做法是错误的,应予以纠正。第一种认为学习困难学生的出现,给自己的小家庭增加了额外负担,因而对孩子任意打骂、体罚,一味地指责孩子笨、没出息、不学好,并没有冷静地听孩子说明他有什么困难,需要什么帮助,对孩子的学习采取不负责任的态度和做法。第二种,因孩子有缺陷,就百般地给予照顾纵容,全力以赴地为他安排好一切。例如,孩子说话不清楚,大人就替他讲话;孩子手脚不灵活、行动笨拙,大人就什么都替他做好。这种溺爱会使儿童的行为问题表现更为突出,因为他没有机会学习适当的行为,在家里只有被动的行动。由于父母为他做了一切,他就变得更加无能和依赖他人。正确的做法应该是:当家长发现儿童学习上有困难时,应及时地与学校的任课老师取得联系,从老师那里了解儿童的困难在什么地方,该如何进行帮助。同时要主动询问儿童的学习情况,了解他感到最困难的地方在哪里,然后耐心地帮助孩子分析为什么会出现这样的问题,应该如何解决(即对孩子进行专业的具体的帮助)等。对孩子取得的微小进步,家长都要及时地给予肯定、表扬和鼓励。父母的关怀和爱护,家庭生活的温暖,加上儿童克服困难后的成功感会增强他学习的信心和兴趣,今后学习上遇到困难时就会勇敢地、积极主动地去面对和克服。对于那些依赖性较强、行动各方面都较差的孩子,父母应该要求这种儿童在一定时期内掌握什么,达到什么标准,通过每天教会他做某件事来培养他的自信心,以增强他独立生活的能力。例如,①教他如何记住公交车的路号以及到达的站名,学会独自乘车去某个地方。②带他去上学,指给他看走完这条街向左转,学校就在这个胡同的右边,然后让他走在前面,要求他指出学校在何处。③教他用钱买东西,进行简单的计算,如上街买冰棍或去邮局买邮票。④教他认识钟表上的时间,学会感觉时间的间隔,如15 min是多长? 半个小时或2 h有多久? ⑤从事简单的烹调,例如热饭、煮蛋等,也可做简单的家务,如铺床、擦桌子、扫地、倒垃圾、洗衣等。⑥教他学习看报,如何从报上找出体育、电视节目等内容。⑦教他打电话,如何拨号、如何询问天气预报、询问时间、如何记下对方的电话号码等。

此外,父母应该教儿童学会时间安排,如几点上学、几点吃饭、几点玩耍、几点休息等。他会因为自己学会掌握时间而高兴,因而增强自信心。为了更好地帮助孩子学会安排时间,可采用以下的方法:①让孩子给父母留字条,写明白何时到哪里去,什么时候回来。②父母把要求孩子几点干什么的字条贴在门上或孩子屋子的墙上,帮助孩子记住活动的时间和内容。③给孩子大门的钥匙,训练他独立进出,培养他的责任感,但要注意人身安全。④由于学习困难儿童的理解能力较慢,对他交代任务时要多讲几遍,或者把任务写在纸条上,条目要清楚,让他知道要求他按次序做的事。⑤给他单独的抽屉或架子,放置自己的东西,学会上学前能迅速整理书包。⑥预留足够的时间让孩子自己穿鞋、穿外套、戴红领巾上学,大人不要代劳。

老师在教学中应该注意每个学生的特点,分别对待,个别处理。老师在教学时不仅要注意儿童的外表,而且要细心发现学生隐藏的某种缺陷,及时帮助纠正。或对儿童进行特殊的训练和教育,以免缺陷加重,产生另外的行为问题。尤其注意要纠正老师心理上对学习困难儿童的不合理期待以及歧视、厌恶等。老师既要有良好的人格魅力,又要有对所有学生慈母般的关爱。

二、特殊教育

(一)教育环境单纯化

一般认为大多数学习困难儿童是由多动症所致,鉴于这类儿童注意力易分散,难以控制自己的特点,提倡教室布置力求简洁,可用布帘遮蔽窗口,学生的座位安排应尽量避免相互干扰,老师的穿着打扮力求朴实、端庄大方,以避免分散学生的注意力。这种避免无关刺激以减少儿童分心的原则,在学习困难儿童的特殊教育上是十分重要的,应特别强调。

(二)利用儿童的被动注意

许多学习困难的多动症儿童,具有主动注意减弱,被动注意相对增强的特点。在授课时,老师应努力提高自己的讲课艺术,用生动有趣的讲课来吸引儿童注意力,延长他们专心听课的时间;还可以利用挂图、幻灯、模型等形象具体的方式授课,以弥补他们在听课时主动注意不足的弱点,可适当缩短或灵活掌握讲课时间。

(三)知觉动作协调训练

由于不少学习困难儿童的主要障碍在知觉(视知觉或听知觉)与动作的配合方面,所以可用弗罗斯蒂、格德曼(Goldman)、巴契(Bache)等人提出的知觉动作协调训练方法。

（四）多感官技巧训练

有一种学习理论认为,在学习的时候,如有几种感觉同时并用,则有利于学习效果的提高,多感官技巧训练就是基于这一理论提出来的。学习困难儿童在阅读与书写方面通常有困难,不少学者提出了对其改进的技巧训练方法,鼓励儿童在学习一项新技能时,视、听、触觉等多种感觉器官同时并用,如儿童在学习阅读时,同时让他抄写、听录音等。

（五）运动训练

学习困难儿童往往表现笨手笨脚,行动不协调。为此,德利卡(Delicare)特创立了成套的运动体操,以促进脑部结构与功能发育。其内容包括一系列的练习,如爬行、攀登等。

（六）感觉统合训练

有不到30％的学习困难者是由感觉综合失调所引起,对经过评定有此类问题的儿童要进行感觉统合训练,但要注意这种训练不能过滥,不能过分夸大其作用,以免误导老师、家长和学生。此外,对学龄儿童而言,感觉统合训练的强度往往达不到应有的标准要求,也影响了感觉统合训练的效果和作用。

（七）对学习困难学生实行"三给"教育或原则

对学习困难学生实行"三给"教育或原则是笔者自己摸索出的一个经验。"三给":一给机会,让学习困难学生与其他学生具有同等的课堂发言与学习的机会,甚至机会还可以略多于其他正常同学,对其学习能力及正确的学习方法进行反复强化性矫正,让学生感知到老师和全班同学都愿意帮助他,没有歧视他、抛弃他,就如《士兵突击》电视剧所说的那样"不放弃、不抛弃"。二给荣誉,学习困难学生一般具有较强的集体荣誉感,渴望有归属感,希望被认可和尊重,他们关心班集体,热爱劳动,有些人还擅长体育运动或文艺表演、书法绘画等,每当班集体遇有非学习性的集体活动时,他们总是冲在前面,把家中最好的东西拿来给班级使用,使出全身的力气为班级做贡献。对于这些好的行为,老师和班干部要及时给予充分的肯定与大力的表扬,使他们在全班同学面前有荣誉、有地位,从而激发他们战胜学习中的困难、克服自身缺点、努力做一个全面发展好学生的动机和信心。与此同时,对学习困难学生良好的课堂行为要多表扬、多鼓励,赞美之词越多越好,对没有回答出来问题的学习困难学生不要批评、不要讽刺挖苦,而要多鼓励,给其信心。有些学习困难的学生因此而发生了质的改变的正面例子不在少数。三是给责任("权力"),老师可让学习困难学生负责班上某一方面的工作,赋予其一定的"权力"(如当劳动委员、课代表、小组长、纪律监督员等),调动其积极性、责任感。因为他要管理别人、履行其职责,就要为别人做好榜样、起带头作用,这会增强他们对自己不当行为的管理和约束能力,有利于良好行为的建立与强化。同时通过老师的这种"授权"行为,也让学习困难学生学会了情绪控制和忍耐,有利于其良好个性的塑造,是儿童成长的一个好方法。最后,通过这种矫正行为所获得的正性经验,可以迁移到儿童的学习过程和心理成长中,有利于儿童从学习困难中逐渐康复。这种操作有许多细节的要求和注意事项,此处从略。

三、行为矫正

在许多学习困难儿童身上,有多种行为问题,而这往往成为他们学习困难的重要原因,应用学习原理矫正这类行为显然对他们改进学习是有益的。方法是,在儿童学习过程中如出现适宜行为就给予奖励,反复对儿童有利于学习的良好行为进行奖励强化,这类行为的出现频率就会增加并巩固下来。当出现不适于学习的行为时,周围人如老师、父母等就予以漠视,可使这类行为逐渐消失。因为以往当儿童出现不适行为时,老师或父母总是指责、批评、说教,这种给予注意的本身,在一定意义上是对儿童不适当行为的负强化。不予注意,就使这类行为失去强化,随着时间的推移,它们的强度和频率就会逐渐减少,再加上教育及其他行为矫正措施,即可消除这类不良行为。例如,把多动症儿童在上课时"坐不住"视为一个矫正目标,提请老师对此不给予注意。以往老师过多地注意它,过多地提醒,这样做实际上对这种行为是一个强化,致使其出现次数更多。如果老师对此行为不予理睬,久而久之,儿童的这一行为得不到注意的强化,就会逐渐减少。当小儿上课能安静坐着听讲时,老师就及时给予表扬,同时可通知父母给予奖励,如带他去看电影或买他喜欢的东西,这样小儿就可进一步建立良好的学习行为。有研究认为,行为治疗不仅要改善儿童的不适行为,而且还要帮助儿童与父母、老师、同学建立良好的关系,建立好行为(适当行为)远比矫正差行为(不当行为)重要。因此,应用行为矫正技术时,建立儿童正确的学习行为应优于消除不适当行为,特别是要增进学生良好的和成功的学习经验。对于学习困难儿童来说,奖励强化的效果远胜于惩罚的效果,甚至后者会造成相反的效应。如果能够明确目标,并对它进行详细的剖析,制订切实可行的方案,有的放矢地进行系统治疗,那么在增进学习困难儿童的学习能力方面,行为治疗措施确能获得相当的成效。需要指出的是,学习困难儿童的行为问题可能很多,在应用行为治疗时,不要求快、求多,而要抓住最主要的行为问题,重点解决,有所突破,则可起到事半功倍之效。

四、药物治疗

学习困难儿童的治疗是以教育、行为矫正以及其他一些心理训练为主的综合治疗,一般不用药物治疗,药物治疗只是用在有注意缺陷多动症伴学习困难或有情绪问题用其他方法不能矫正的时候。学习成绩的提高是在注意力集中,上课用心听讲,养成良好的学习习惯,提高学习能力,并经过努力学习后方能取得的。

(一)中枢神经系统兴奋药

中枢神经系统兴奋药是治疗 ADHD 应用最多的一类药,也是首选药物,包括苯丙胺、哌醋甲脂片(利他林)、匹莫林等。哌醋甲脂片是目前治疗多动症的首选药物,一般安全的治疗日总量为 20 mg 或按照 $0.1 \sim 0.3$ mg/(kg·d),治疗时宜从小剂量开始,根据儿童情况进行调整。匹莫林与上述二药化学结构不同但作用相似,服用方法是 6 岁及 6 岁以上儿童于早饭前半小时服 1 片(37.5 mg),以后视需要每周加服 18.75 mg 即半片,直至见效,平均有效剂量 56.25 mg 左右,最大剂量不应超过 112.5 mg,6 岁以下儿童禁用。最近几年,哌醋甲脂缓释片(专注达)上市后,对 ADHD 儿童的治疗较过去更为方便,每日 1 次就可以取得稳定的疗效。此外,非兴奋剂托莫西汀(择思达)的临床应用,兼顾了情绪与注意力同时治疗的问题,同时又避免了药物治疗依赖性的问题,在 ADHD 儿童以及学习困难学生的治疗上也很有拓展研究的空间。

(二)抗抑郁药

ADHD 儿童用中枢神经兴奋药无效及有明显的抑郁和焦虑症状的学习困难儿童可考虑选用抗抑郁药,其特点是药物作用时间长。三环类抗抑郁药(TCA)服用方法是:6 岁以下儿童禁用,7~11 岁儿童慎用,12 岁及 12 岁以上儿童开始剂量为 12.5 mg,晚饭时服一次,视需要剂量可逐渐增加,但不能超过 100 mg/d。目前在国内市场上应用较多的新型抗抑郁剂如 SSRIs 类等,药物种类很多,疗效肯定,其副作用较 TCA 少而轻,可改善学习困难儿童的学习动机水平与自信心,可酌情选用,剂量为 0.3~0.5 mg/(kg·d),但要注意治疗中情绪容易转为躁狂的问题。

除上述药物治疗外,这里再介绍一种简便的方法即咖啡因,每日 200~300 mg 亦可获得明显效果。早、中午各服咖啡 1 杯(普通 1 杯滤过的咖啡饮料含咖啡因 100~150 mg)或浓茶 1 杯也有一定效果,但这种治疗一般疗效持续时间短,不宜长期应用。

这里需要说明几点:①学习困难儿童的药物治疗必须慎重用药,必须经过医疗检查后,在医生的指导下用药并随时或定期与医生联系,调整剂量,千万不能私自用药、滥用药。②对诊断为 ADHD 伴有学习困难的儿童,禁止用苯巴比妥类药物,因它对本病不仅无效反而可使症状加剧。③如果患者有明显的破坏行为,用中枢神经兴奋药治疗或非中枢神经兴奋药治疗无效时可慎重地选择使用抗精神病药物。④并非所有 ADHD 伴有学习困难的儿童都要用药物治疗,哪些要用哪些不要用,我国儿童精神病专家陶国泰教授提出了 6 个标准:适用于 6 岁和 6 岁以上的儿童,3~5 岁慎用,3 岁以下禁用;诊断明确,以活动过度为突出表现,而病期在 6 个月以上者;严重影响学习和生活,并扰乱教育秩序和家庭安宁者;经耐心教育和帮助,协调家庭关系和改进父母及老师管教方法后仍不见效者;排除脑器质性损害、儿童精神病、精神发育迟滞、小儿癫痫,或由情绪和躯体因素引起的 ADHD;严重焦虑、紧张、激惹、抑郁、青光眼、高血压,或甲状腺功能亢进者禁用,肝功谷丙转氨酶增高或肾脏功能损害者禁用。

五、预 防

预防学习困难的发生,应从引起学习困难的原因入手,防止这些原因引发学习困难,总结起来有以下几点:

(1)避免可能造成脑损伤的因素。在胎儿期应保证母亲心身健康,营养充足,避免病毒感染。胎儿出生时应采用新法接生,避免产伤,若条件允许争取在医院以科学接生法接生。婴幼儿期要注意预防高热、中枢神经系统的感染性疾病、中毒、防止头部受到外伤等,要尽最大努力减少生命早期可能发生的损伤,要注意体质锻炼和营养,防止营养不良。

(2)从小注意启发,培养儿童对于学习的兴趣、好奇心与自觉性。对于学龄前儿童的教育,主要方式应该是寓教育于游戏之中(玩耍中学习),不应采用与小学生类似的教学方法。对于儿童的早期智力开发,一定要与儿童神经心理发育成熟的水平相一致。发育较快的儿童可以学多一点知识,而对于发育较迟缓的儿童,决不可采用硬塞硬灌的教育方法,这样做会使儿童失去对学习的兴趣,产生焦虑、紧张、抵触情绪,以致对学习发生厌倦、逃避,造成学习困难。对于大多数儿童来说,合适的入学年龄是 6～7 岁,除少数智力发育较早的儿童外,任意提前入学年龄是错误的做法。由于儿童的智力发育跟不上学习的要求,成绩不及别的儿童,自尊心受挫,常常会出现学习困难。对于个别智力发育迟滞的儿童,最好能给予特殊教育,或适当推迟入学年龄,但不宜太晚。

(3)有不少的资料证明,学习困难儿童较正常儿童发育迟缓。有人曾用 X线片比较骨骼年龄,发现 60％的学习困难儿童较正常同龄儿童幼小。另外,这类儿童开始行走、讲话的年龄也比较晚,往往落后于同龄儿童好几年,从学龄前期过渡到学龄期比正常儿童所需的时间长。还有人发现左利手和双利手者发生学习困难的较一般儿童多。当一个孩子有上述这些现象时,提醒大人要务必注意孩子的学习情况,及时帮助他们解决学习中的问题,以免发生学习困难。

(4)父母、老师要关心儿童的学习,对于成绩较差的儿童应早期给予关心和帮助,让他们通过一段时期的个别辅导后,能赶上班级的其他同学,避免学习问题越积越多,以致无法弥补和纠正。

参考文献

[1]陈顺森著。箱庭疗法——摆出心世界[M]。保定:河北大学出版社,2013。

[2]陈彦芳主编。CCMD-3相关精神障碍的治疗和护理[M]。济南:山东科学技术出版社,2001。

[3]David R. Shaffer著。发展心理学——儿童与青少年[M]。第6版。邹泓等译。北京:中国轻工业出版社,2005。

[4]冯江平主编。儿童心理问题咨询与矫正[M]。杭州:浙江教育出版社,2000。

[5]龚耀先主编。医学心理学[M]。第2版。北京:人民卫生出版社,1999。

[6]郝伟,于欣主编。精神病学[M]。第7版。北京:人民卫生出版社,2013。

[7]郝伟主编。精神病学[M]。第4版。北京:人民卫生出版社,2002。

[8]郝伟主编。精神科疾病临床诊疗规范教程[M]。北京:北京大学医学出版社,2009。

[9]胡佩诚主编。医护心理学[M]。北京:北京医科大学出版社,2000。

[10]姜乾金主编。医学心理学[M]。第3版。北京:人民卫生出版社,2002。

[11]劳拉.E.贝克著。吴颖等译。儿童发展[M]。第5版。南京:江苏教育出版社,2002。

[12]李雪荣主编。现代儿童精神病学[M]。长沙:湖南科学技术出版社,1994。

[13]林崇德主编。儿童青少年心理学丛书[M]。杭州:浙江教育出版社,2000。

[14]刘协和,李涛主译。牛津精神病学教科书[M]。成都:四川大学出版

社,2010。

[15]刘兴华等译。心理障碍临床手册[M]。第 3 版。北京:中国轻工业出版社,2004。

[16]沈渔邨主编。精神病学[M]。第 3 版。北京:人民卫生出版社,1995。

[17]苏林雁主编。儿童精神医学[M]。长沙:湖南科学技术出版社,2014。

[18]孙学礼主译。现代精神疾病诊断与治疗[M]。北京:人民卫生出版社,2002。

[19]陶国泰,郑毅,宋维村主编。儿童青少年精神医学[M]。第 2 版。南京:江苏科学技术出版社,2008。

[20]姚树桥,杨彦春主编。医学心理学[M]。第 6 版。北京:人民卫生出版社,2013。

[21]易法建,冯正直主编。心理医生[M]。重庆:重庆大学出版社,1998。

[22]American Psychiatric Assciation. *Diagnostic and statistical manual of mental disorders*. Fifth edition. Arlington,VA:American Psychiatric Association publishing,2013.

[23]Mary Ann Giroux Bruce,Bar bara A Borg. *Psychosocial frames of reference:Core for occupation-based practice*. Third edition. Thorofare,NJ:SLACK Incorporated,2010.

[24]S.I. Mcmillen,David I Stern. *None of these disease*. Grand Rapids:Fleming Revell,2000.

[25]Wright-Strawderman C, Lindsey P, Navarrete L, Elippo J R. Depression in students with disabilites:Recognition intervention strategies. Intervention in School and Clinic, 1996, 31(5):261—275.

鸣　谢

　　本书在写作过程中学习、参考了大量前辈及知名专家的著作以及高校的教科书;我国著名精神病学家、国家《精神病学》教材主编郝伟教授在百忙之中审阅了全稿,对本书的写作提出了许多宝贵的意见和建议,为此书的顺利出版付出了大量心血;我院特聘专家、加拿大阿尔伯塔大学医学院精神卫生系主任李新民教授在获知本书信息后也欣然题写推荐意见;厦门大学出版社宋文艳总编与李峰伟编辑在书籍的编排、设计、校对等方面付出了辛勤的汗水;厦门市委组织部黄学惠副部长及人才工作处领导、具体经办人王艳芳主任科员等积极创造条件支持本书出版,厦门市优秀人才学术技术交流及出版专业论著的基金资助了本书的全部出版费用;我的家人、同事、研究生们在书籍的写作中也给予我不少的启发和帮助。限于篇幅的关系,不能对他们一一表示感谢,敬请谅解。

图书在版编目(CIP)数据

儿童行为与精神障碍症状表现及其干预/王文强著.—厦门:厦门大学出版社,
2015.9
ISBN 978-7-5615-5607-8

Ⅰ.①儿… Ⅱ.①王… Ⅲ.①儿童-行为发育-发育异常-诊疗②儿童-精神障碍-诊
疗 Ⅳ.①R748②R749.94

中国版本图书馆 CIP 数据核字(2015)第 210389 号

官方合作网络销售商:

厦门大学出版社出版发行

(地址:厦门市软件园二期望海路 39 号 邮编:361008)

总 编 办 电 话:0592-2182177 传真:0592-2181406

营销中心电话:0592-2184458 传真:0592-2181365

网址:http://www.xmupress.com

邮箱:xmup @ xmupress.com

厦门市明亮彩印有限公司印刷

2015 年 9 月第 1 版 2015 年 9 月第 1 次印刷

开本:720 mm × 970 mm 1/16 印张:15.75

字数:275 千字

定价:45.00 元

本书如有印装质量问题请直接寄承印厂调换